抗抑郁中药良方

主 编

黄世敬

副主编

张 颖 潘菊华

编著者

（以姓氏汉语拼音为序）

陈 雯 陈宇霞 黄世敬

潘菊华 谭 赛 向晓波

王联生 王彦云 吴 巍

张晓南 张 颖 张永超

周艳萌

金盾出版社

内容提要

本书从科学普及抑郁症防治知识的角度,阐述了抑郁症的含义、病因病机、诊断、治疗、预防与调护方法等。抗抑郁常用中药重点介绍补气、养血、滋阴、助阳、理气、活血、化痰消食、泻火解毒、息风安神等类共50余种,对其抗抑郁特点、临床应用、相关配伍方药及抗抑郁机制等进行了系统阐述。抗抑郁成方制剂重点介绍扶正安神剂和理气活血剂等常用经方验方、成药制剂20余首。全书内容系统全面,资料翔实,层次清晰,实用性强,对临床防治抑郁症、促进大众健康有较好的参考意义。本书适合广大中医药爱好者,临床医生及研究人员阅读参考。

图书在版编目(CIP)数据

抗抑郁中药良方/黄世敬主编·—北京:金盾出版社,2016.2
(2018.1重印)
ISBN 978-7-5186-0511-8

Ⅰ.①抗… Ⅱ.①黄… Ⅲ.①抑郁症—中医治疗法 Ⅳ.①
R277.794

中国版本图书馆 CIP 数据核字(2015)第 203251 号

金盾出版社出版、总发行
北京市太平路5号(地铁万寿路站往南)
邮政编码:100036 电话:68214039 83219215
传真:68276683 网址:www.jdcbs.cn
封面印刷:北京印刷一厂
正文印刷:北京万博诚印刷有限公司
装订:北京万博诚印刷有限公司
各地新华书店经销
开本:850×1168 1/32 印张:10.5 字数:263千字
2018年1月第1版第2次印刷
印数:4001~7000册 定价:31.00元

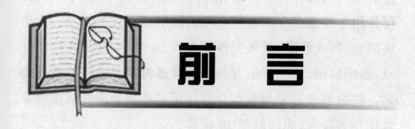

前　言

　　抑郁症为常见情感精神障碍性疾病,发病率为 3%~11%,致残率高,易复发,自杀率达 15%,是全球疾病负担较重的三大疾病之一,约占所有疾病负担的 4.4%。2012年世界卫生组织指出,目前全球抑郁症患者约有 3.5 亿,每年因该病自杀者近百万人。但目前抗抑郁药存在延迟起效、缓解率低(单胺类抗抑郁药为 30% 左右)、耐受性差、易出现不良反应等问题。传统中医药在治疗抑郁症方面积累了丰富的实践经验,采用辨证施治及中西医结合等综合治疗,不但可提高抑郁症治疗缓解率,缩短药物起效时间,降低药物不良反应,而且有希望从中医药中发现更加有效的治法和方药。基于以上原因,我们组织有关专家编写了《抗抑郁中药良方》一书。本书强调中医药在抑郁症防治中的重要作用,通过对抑郁症防治知识的普及,旨在帮助大众,尤其是提高情感障碍人群对抑郁症的正确认识,掌握中药防治抑郁症的知识,并提供相关防治方药,有助于抑郁症积极预防和治疗。

本书从科学普及抑郁症防治知识的角度,阐述了抑郁症的含义、病因病机、诊断、治疗、预防与调护方法等。抗抑郁常用中药重点介绍补气、养血、滋阴、助阳、理气、活血、化痰消食、泻火解毒、息风安神等类共50余种,对其抗抑郁特点、临床应用、相关配伍方药及抗抑郁机制等进行了系统阐述。抗抑郁成方制剂重点介绍扶正安神剂和理气活血剂等常用经方验方、成药制剂20余首。

全书内容系统全面,资料翔实,层次清晰,实用性强,对临床防治抑郁症、促进大众健康有较好的参考意义。本书可供抑郁障碍人群,广大中医药爱好者,临床医生及研究人员阅读参考。

在本书编写过程中,参考了许多公开发表的书刊等,在此向有关作者表示感谢。由于科学研究进展迅速,书中内容难免有错谬之处,敬请读者批评指正。

黄世敬

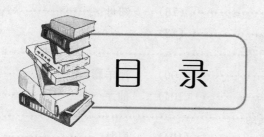

目　录

第一章　抑郁症基础知识

第二章　抗抑郁常用中药

第三章　抗抑郁成方制剂

第一章　抑郁症基础知识

第一节　概　述

抑郁症,也称为抑郁性障碍,是由各种原因引起的以抑郁为主要症状的一组心境障碍或情感性障碍,以显著而持久的心境低落、思维迟缓、言语减少、动作迟缓为主要临床特征。临床可见心境低落与其处境不相称,情绪的消沉可以从闷闷不乐到悲痛欲绝,自卑抑郁,甚至悲观厌世,可有自杀企图甚或自杀行为;可发生木僵;部分病例有明显的焦虑和运动性激越;严重者可出现幻觉、妄想等精神病性症状。每次发作持续至少 2 周以上,长者甚或数年,多数病例有反复发作的倾向,每次发作大多数可以缓解,部分可有残留症状或转为慢性。抑郁症属中医学"郁证"等病范围。郁证是指因情感怫郁,气机郁结不舒,而逐渐引起五脏气机阻滞所致的一类病证。广义的郁证包括情志、外邪、饮食等因素所致的郁滞之证。狭义郁证多指因七情所伤而致的气机郁滞之证。其主要症状如《景岳全书·郁证》所言:"忧郁伤脾而吞酸呕恶,若忧郁伤脾肺而困倦、怔忡、倦怠食少,若忧思伤心脾,以致气血日消,饮食日减。"又如《赤水玄珠·郁证门》所云:"心郁者,神气昏昧,心胸微闷,主事健忘。肝郁者,两胁微膨,嗳气连连有声。脾郁者,中脘微满,生涎少食,四肢无力。肺郁者,皮毛燥而不润,欲嗽而无痰。肾郁者,小腹微硬,精髓乏少,或浊或淋,不能久立。"因此,郁证所表现出的饮食减少,倦怠乏力,健忘等症与抑郁症表现是一致的。

抑郁症发病常为多因素引起,包括遗传因素、体质因素、中枢神经递质的功能及代谢异常、精神因素等。一般处于社会层次高、经济条件好的人更容易患上抑郁症,而且女性的发病率比男性也高很多。

抑郁症发病率很高,几乎每 7 个成年人中就有 1 个抑郁症患者,因此被称为精神病学中的感冒。截至 2011 年,在世界范围内抑郁症的发病年龄提早,发病率增加。终身患病率在不同国家中不尽相同。有调查显示,我国的患病率约为 6%,而日本的患病率则高达 20%。另一方面,抑郁症的就诊率低,主要原因是社会对抑郁症缺乏正确的认识,偏见使患者不愿到精神科就诊。在我国,仅有 2% 的抑郁症患者接受过治疗,大量的患者得不到及时的诊治,病情恶化,甚至出现自杀的严重后果。而且,由于民众缺乏有关抑郁症的知识,对出现抑郁症状者误认为是闹情绪,不能给予应有的理解和情感支持,对患者造成更大的心理压力,使病情进一步恶化。此外,抑郁症是精神科自杀率最高的疾病,约 15% 的抑郁症患者死于自杀。抑郁症患者的自杀率比一般人群高 20 倍,因此抑郁症危害严重。据研究,社会自杀人群中可能有 50% 以上是抑郁症患者。由于患者思维逻辑基本正常,实施自杀的成功率也较高。有些不明原因的自杀者可能生前已患有严重的抑郁症,只不过没被及时发现罢了。世界卫生组织、世界银行和哈佛大学的一项联合研究表明,抑郁症目前已成为全球疾病中给人类造成沉重负担的第二位重要疾病,抑郁症严重困扰患者的生活、工作和社会交往,给患者及其家属造成的痛苦,对社会造成的损失是其他疾病所无法比拟的。

抑郁症宜早发现、早治疗。由于自杀是在疾病发展到一定的严重程度时才发生的,所以及早发现疾病,及早治疗,对抑郁症的患者非常重要。一旦患者疑似有抑郁症,需引起患者及家人的重视,及时去精神卫生机构进行专业诊断和治疗。需要特别指出的是:抑郁症一经识别最好接受及时、充分且彻底的治疗(即急性期治疗获得临床痊愈,并有充分的巩固治疗和维持治疗),否则会导致疾病的慢性化、难治化。

第二节 病因病理

一、致病因素

抑郁症的病因并不清楚,但可以肯定的是,生物、心理与社会环境诸多方面因素参与了抑郁症的发病过程。生物学因素主要涉及遗传、神经生化、神经内分泌、神经再生等方面;与抑郁症关系密切的心理学易患素质是病前性格特征,如抑郁气质。成年期遭遇应激性的生活事件,是导致出现具有临床意义的抑郁发作的重要触发条件。然而,以上这些因素并不是单独起作用的,目前强调遗传与环境或应激因素之间的交互作用,以及这种交互作用的出现时点在抑郁症发生过程中具有重要的影响。

1. 遗传因素 临床资料显示,患抑郁症的母亲所生的子女患此症的较多。这是因为如果父母患有抑郁症,沉默少言,害怕各种社会活动,患者对事物的知觉过于敏感,身体稍有不适或遭遇一些挫折就十分焦虑和悲观,这些都会直接影响到孩子的情绪和个性发展。本病与患者个人体内的遗传基因有关,有一定遗传倾向,这与人类遗传病的一般规律相符。例如,父母有共同的血缘关系,不一定是近亲;父母生殖遗传给子代;孕前接触致畸物质;出生前的不明原因基因突变等。

2. 心理社会因素 各种重大生活事件突然发生,如亲人死亡、家庭破裂、失恋、严重的躯体疾病、学习和工作中的困难和挫折等应激事件容易使人自尊心受到打击,或长期持续存在会引起强烈或者(和)持久的不愉快的情感体验、悲观消极的思维习惯,诱发此病症。而且主观判断这些负性社会应激事件的危害程度越大,个体可利用的应对方式越缺乏,则抑郁情绪越严重。

3. 个性特征 本病的发生也与患者病前的性格有关。多数患者其有明显的内向、孤僻的性格,他们往往比一般人更多愁善感、思虑过多、处世悲观。

二、发病机制

1. 单胺类神经递质低下 通常情况下,脑干去甲肾上腺素和5-羟色胺神经元向上投射至额皮质的腹内侧部和杏仁核,调节情感;向下投射至脊索,抑制躯体痛觉。当去甲肾上腺素和5-羟色胺低下时,向上不能调节情感,引起抑郁症和焦虑障碍,后者包括创伤后应激障碍和惊恐障碍,而抑郁症、焦虑障碍者又倾向用酒精或非法药物自我治疗,引起酒精或药物的滥用。向下不能抑制痛觉,引起慢性疼痛,故去医院看病频度高。

抑郁症患者因为大脑神经递质在神经突触间的浓度相对或绝对不足,导致整体精神活动和心理功能的全面性低下状态。临床观察到抑郁症患者大脑缺少5-羟色胺和去甲肾上腺素,抗抑郁药就是通过抑制神经系统对这两种神经递质的再摄取,使得突触间隙这两种递质浓度增加而发挥抗抑郁作用。

2. 神经回路受损 因为患者皮质-纹状体-丘脑-皮质回路出现信息传导不畅而引起强迫、焦虑和压抑。杏仁核和梭状回等脑区的过度激活。

(1)杏仁核过度激活与抑郁症患者对负性刺激自下而上的情绪加工增强有关。抑郁症患者杏仁核过度激活、双侧杏仁核和扣带回膝上部的功能联合性降低,而与扣带回膝下部的功能联合性增加,并且随着抑郁症状的加重,双侧杏仁核与扣带回膝上部的功能联合性越差。由于扣带回膝上部与情绪的认知调控有关,扣带回膝下部与负性自我相关信息的加工有关,故抑郁症患者对情绪的认知调控能力越差,越容易加工与自我相关的负性信息。

（2）梭状回过度激活与抑郁症患者对负性刺激自下而上的情绪加工增强有关。抑郁高风险人群的右梭状回、颞叶左中回的活性显著增加，右杏仁核、小脑、额叶左中回及双侧顶叶的活性均显著增加，经过抗抑郁治疗后，抑郁症患者加工负性信息时，其右梭状回、眼窝前额皮质、右杏仁核等区域的活性出现显著下降。

3. 下丘脑-垂体-肾上腺轴功能亢进 人在童年时缺乏单独应付应激的能力，如受虐待，发生冲突，又不能寻求父母保护（如父母离异或死亡，或父母仅责骂自己的孩子，以求息事宁人），可引起持久的应激反应，表现为下丘脑-垂体-肾上腺轴功能亢进，其中皮质醇持续升高在海马激动糖皮质激素 II 型受体，导致海马缺血和细胞凋亡，海马萎缩，这种改变常不可逆。海马本来能抑制下丘脑-垂体-肾上腺轴，在海马萎缩后，下丘脑-垂体-肾上腺轴失去抑制性因素，表现为室旁核神经元促肾上腺皮质激素释放激素的 mRNA 水平增加，促肾上腺皮质激素释放激素和促肾上腺皮质激素分泌亢进，伴垂体和肾上腺肥大。到成年后，每遇应激事件，下丘脑-垂体-肾上腺轴的应激反应比常人强而持久。其中促肾上腺皮质激素释放激素在杏仁核中央核能激动促肾上腺皮质激素释放激素 1 受体，引起焦虑反应，可解释他们比常人易感焦虑障碍。当皮质醇水平长期升高时，能诱导肝脏酪氨酸氨基转化酶和色氨酸吡咯化酶，后两者分别降解酪氨酸和色氨酸。酪氨酸是去甲肾上腺素前体，色氨酸是 5-羟色胺前体，当酪氨酸和色氨酸被降解后，中枢去甲肾上腺素和 5-羟色胺合成减少。其中皮质醇还促进 5-羟色胺降解，进一步降低中枢 5-羟色胺能传导。反复发作性抑郁症导致皮质醇持续增加，海马进一步缩小，下丘脑-垂体-肾上腺轴进一步易感功能亢进，导致抑郁更易复发，更易慢性化，更难治。

4. 神经再生障碍 神经再生障碍是抑郁症的重要发病机制之一。诱发抑郁症的慢性应激事件，除引起脑内单胺递质系统功能失调如单胺类递质水平低下、转运代谢障碍及其受体表达失衡，还导致长期下丘脑-垂体-肾上腺轴激活和糖皮质激素释放增多,炎症免疫等信号通路激活,神经血管单元稳态失衡,海马神经元受损,成年海马神经再生显著减少,海马体积缩小。在此过程中,凋亡相关基因、自噬相关基因参与了慢性应激损伤过程,而脑源性神经营养因子通过激活酪氨酸激酶受体B对中枢神经系统5-羟色胺能神经元、γ氨基丁酸能神经元、多巴胺能神经元有促进和再生作用并参与其重塑。血管内皮生长因子及其受体Flk-1表达是连接血管生成和神经发生的重要通路,血管内皮生长因子表达依赖于转录因子环磷酸腺苷反应元件结合蛋白。一些抗抑郁药能通过丝裂原活化蛋白激酶信号通路,激活环磷酸腺苷反应元件结合蛋白,上调血管内皮生长因子和凋亡抑制因子Bcl-2的表达,发挥神经保护作用。有效抗抑郁治疗或抑郁病情改善时神经再生可发生逆转。因此,抗凋亡损伤,促神经再生,维持神经血管单元稳态,已成为治疗抑郁症的重要防治方法。

此外,过氧化损伤、炎症应激、免疫功能异常等也参与了抑郁症的发病过程。

三、中医病因病机

抑郁症应属中医学"郁证、脏躁、癫证、梅核气"等病范畴。抑郁症的主要病因为肝失疏泄、脾失健运、心失所养,虽然与肝、脾、心、肾等脏腑皆有关,但各有侧重。肝、肺之郁滞多与气、血、火相关,而食、湿、痰主要与脾相关,虚证则与心、脾、肾关系密切,如心神失养、心血不足、心阴亏虚、脾肾两虚等;也有一些属于正虚邪实,虚实夹杂的证候。抑郁症初病在气,久病及血,故气滞血瘀的证候在临床上十分多见,抑郁症日久不愈,往往损及脾、肾,造成阳气不振、精神衰退证候。

1.病涉五脏

(1)肝:一般认为,抑郁症主要病位在肝。肝藏血主疏泄,喜调达而恶抑郁,疏泄功能失常则气机郁结而致情志不畅,血、津液输布受到阻碍,停而成瘀、成痰甚至郁而化火。如《医碥》曰:"郁而不舒则皆肝木之病矣。"肝病抑郁症者,治疗上大多医家采用疏肝理气治疗肝气郁结,疏肝理气祛痰治疗肝气郁结,痰湿停滞,养阴清肝治疗肝郁化火伤阴等。

(2)心:心藏神,为君主之官、五脏六腑之大主。《灵枢·口问》谓:"悲哀愁忧则心动,心动则五脏六腑皆摇。"抑郁症涉及心病者,医家多以心阳气不足及心阴血不足致使神不能安立论,治疗上应用补益心气,温扶心阳,补养心血,润养心阴等治法。另外,尚有心火炽盛,治疗需清热泻火兼以养阴。

(3)脾:脾藏意,在志为思,多思则气结伤脾。如《类经》指出:"有曰脾忧愁而不解则伤意者,脾主中气,中气受抑则生意不伸,故郁而为忧"。脾胃为气血生化之源,若脾虚则气血生化无源,无以养神而致头晕神疲、多思善虑甚至悲观失望。《灵枢·平人绝谷》云:"神者,水谷之精气也。"脾胃又为气机升降之枢纽,运化无力则气机壅滞,生痰生饮,上蒙清窍而致情志异常。故脾病致抑郁症者,在治法上多采用健脾益气以助生化之源,佐以理气、祛痰、除湿之品,偏阳虚、气虚者加以温阳补气,偏阴虚、血虚者加以养阴补血,使脾运得健,气机得舒,神明得养。

(4)肺:肺主气,通调水道,朝会百脉,主司全身之气机,若肺气宣降失常则可致气郁、水停、血瘀而发情志病。如《素问·至真要大论》曰:"诸气膹郁,皆属于肺。"肺藏魄,在志为忧,肺气不足则气机郁滞不能宣降而悲忧,肺阴不足失却濡润则焦躁难耐。肺病抑郁症者,治疗上多采用以宣降肺气、养阴润肺、益气化痰、理气化瘀等方法。

(5)肾:肾藏精,为先天之本,元阴元阳之根。肾精不足则精不生髓,不能充养脑窍,故神疲乏力,健忘痴呆,反应迟钝,行为退缩,兴趣减退,情绪低落。肾虚可以肾阴虚和肾阳虚单见或并见,阳虚者无以养神,多精神萎靡,情绪低落,形寒肢冷,性欲减退,大便溏薄;阴虚者不能濡润,多心情烦躁,多梦易惊,身热盗汗,大便干燥。肾在志为恐,恐可伤肾,反之肾虚亦可致恐。如《金匮要略·奔豚气病脉证治》云:"奔豚病从少腹起,上冲咽喉,发作欲死,复还止,皆从惊恐得之。"肾病抑郁症者,治疗上多采用补肾填精之法,阳虚火衰者酌加温阳助火之品,以助生发之气;阴虚火旺者酌加清相火之品,以泻火坚阴。需要注意的是,若阳虚而致停痰留瘀,则不可过于滋腻,当补肾之际添加化痰祛瘀之品。

2.病机演变

(1)初期病在肝脾,涉及少阳,病性为实,主肝失疏泄、脾失健运。肝主疏泄与情志有关,脾胃为气机升降枢纽,抑郁症常常导致气机阻滞,所以抑郁症和肝脾关系密切。抑郁症的初期多以肝脾不和、阳气郁滞为主。临床多见情绪低落、手足逆冷,属于抑郁症之轻证。另外,抑郁症初期病变可涉及少阳,致少阳枢机不利,常见胸胁苦满、默默不欲饮食等,治疗应和解少阳、调畅气机,方用小柴胡汤。

(2)中期肝郁较重,病位涉及肝胆脾胃,病性亦实,主肝气郁滞、痰浊内生。抑郁症中期,常常肝郁较重,其病位可涉及少阳胆,中焦脾胃等。由于肝失条达、疏泄不及而致肝郁气滞,患者表现为精神抑郁、胸部满闷、胁肋胀痛、脘闷嗳气、喜太息、不思饮食、苔薄腻、脉弦等,临床可用柴胡疏肝散加减。

(3)末期多虚,病位涉及心、肺、肝、肾,可兼痰浊瘀血阻滞。抑郁症后期,其病位除肝、胆、脾、胃之外,可涉及心、肺、肝、肾,往往有痰浊瘀血等有形之邪阻滞。阴虚者,可有心肺阴虚,如《金匮要略》记载百合病是一种典型的抑郁症,因情志刺激,日久郁结化火,销铄阴液而成,主要表现为心肺阴虚内热引起的心神不安及饮食行为失调等症状。张仲景提出了治疗原则和治疗禁忌,如"百合病见于阴者,以阳法救之;见于阳者以阴法救之。见阳攻阴,复发其汗,此为逆;见阴攻阳,乃复下之,此亦为逆",方用百合地黄汤。

综上所述,抑郁症病位涉及肝、脾、心、肺、肾五脏,与脏腑气血阴阳失调有关。临床上有阴虚和阳虚之别,其病机有气滞、化火、血瘀、痰凝、气虚、血虚、阴虚、阳虚等表现。初期为郁滞轻证,以肝失疏泄为主;中期则肝郁气滞较重;末期以虚证为主,可兼痰浊瘀血的形成。

第三节　诊　断

一、诊断标准

抑郁症的诊断主要应根据病史、临床症状、病程及体格检查和实验室检查,典型病例诊断一般不困难。目前,国际上通用的诊断标准有《国际疾病分类标准》(ICD-10)和美国《诊断与统计手册》(DSM-IV)。国内主要采用《中国精神病症诊断标准》(CCMD-3)及《国际疾病分类标准》,是指首次发作的抑郁症和复发的抑郁症,不包括双相抑郁。患者通常具有心境低落、兴趣和愉快感丧失、思维迟滞、运动迟缓、精力不济或疲劳感等典型症状(核心症状)。其他常见的症状(非核心症状)是集中注意和注意的能力降低;自我评价降低;自罪观念和无价值感(即使在轻度发作中也有);认为前途暗淡悲观;自伤或自杀的观念或行为;睡眠障碍;食欲下降。

病程持续至少2周。在患者既往生活中,不存在足以符合轻躁狂或躁狂标准的轻躁狂或躁狂发作。需除外的最常见情况:此种发作不是由于精神活性物质使用或任何器质性精神障碍所致。

抑郁症属功能性疾病,通常实验室检查可有尿5-羟色胺排出减少及脑脊液5-羟色胺含量减低。但临床上需排除因脑炎、脑肿瘤、脑血管病、帕金森病所伴发的抑郁情绪;同时需排除躯体疾病所伴发的抑郁情绪,如甲状腺功能低下,慢性肝炎、系统性红斑狼疮等。

二、抑郁症主要临床表现特征

1. 心境低落　主要表现为显著而持久的情感低落,抑郁悲观。轻者闷闷不乐、无愉快感、兴趣减退,各种情感体验能力低下,表现无精打采,对一切事物都不感兴趣。重者痛不欲生、悲观绝望、度日如年、生不如死。典型患者的抑郁心境有晨重夜轻的节律变化。在心境低落的基础上,患者会出现自我评价降低,产生无用感、无望感、无助感和无价值感,常伴有自责自罪,严重者出现罪恶妄想和疑病妄想,部分患者可出现幻觉。

2. 思维迟缓　患者思维联想速度缓慢,语速慢,语音低,语量少,反应迟钝,思路闭塞,一举一动都需克服重大阻力,自觉"脑子好像是生了锈的机器,脑子像涂了一层糨糊一样"。临床上可见主动言语减少,语速明显减慢,声音低沉,对答困难,严重者交流无法顺利进行,最严重时,可呈木僵状态。

3. 意志活动减退　患者意志活动呈显著持久的抑制。临床表现行为缓慢,生活被动、疏懒,不想做事,不愿和周围人接触交往,常独坐一旁,或整日卧床,闭门独居、疏远亲友、回避社交。严重时连吃、喝等生理需要和个人卫生都不顾,蓬头垢面、不修边幅,少数抑郁状态严重者,可缄默不语,卧床不动,不食,称为"抑郁性木僵",但仔细做精神检查,患者仍流露痛苦抑郁情绪。伴有焦虑的患者,可有坐立不安、手指抓握、搓手顿足或踱来踱去等症状。严重的患者常伴有消极自杀的观念或行为。消极悲观的思想及自责自罪、缺乏自信心可萌发绝望的念头,认为"结束自己的生命是一种解脱,自己活在世上是多余的人",并会使自杀企图发展成自杀行为。这是抑郁症最危险的症状,应提高警惕。

4. 认知功能损害　研究认为,抑郁症患者存在认知功能损害。主要表现为近事记忆力下降、注意力障碍、反应时间延长、警觉性增高、抽象思维能力差、学习困难、语言流畅性差、空间知觉、眼手协调及思维灵活性等能力减退。认知功能损害导致患者社会功能障碍，而且影响患者远期预后。

5. 躯体症状　主要有患者面容憔悴苍老，目光迟滞，睡眠障碍、乏力、食欲减退、体重下降、便秘、身体任何部位的疼痛、汗液和唾液分泌减少，性欲减退、阳痿、闭经等。躯体不适的主诉可涉及各脏器，如恶心、呕吐、心慌、胸闷、出汗等。自主神经功能失调的症状也较常见。病前躯体疾病的主诉通常加重。睡眠障碍主要表现为早醒，一般比平时早醒 2～3 小时，醒后不能再入睡，这对抑郁发作具有特征性意义。有的表现为入睡困难，睡眠不深；少数患者表现为睡眠过多。体重减轻与食欲减退不一定成比例，少数患者可出现食欲增强、体重增加。

三、抑郁症分类

1. 传统的分类方法

（1）外源性抑郁症与内源性抑郁症

①外源性抑郁症。通常是指由外部环境事件所引起的抑郁症，是对挫折、生活中的不幸事件、工作和学习的压力等精神刺激事件反应的结果。例如，反应性抑郁症即由各种精神刺激，挫折打击所导致的抑郁症；在生活中，突遇天灾人祸、失恋婚变、重病、事业挫折等，心理承受力差的人，容易患反应性抑郁症。抑郁性神经症是一定的心理社会因素为诱因，慢性起病，肯定而不太严重的抑郁伴有神经症症状，工作、交际、生活能力受影响较轻，有求治欲望，人格完整，病程持续 2 年以上是诊断抑郁性神经症的主要依据。

②内源性抑郁症。则是由躯体"内部"因素所引起的抑郁症，带有明显的生物学特点，如遗传成分比较突出，是抑郁症的一种常见类型，即有懒、呆、变、忧、虑临床五征，大脑生物胺相对或绝对不足。但要注意，内源性抑郁除单相抑郁症外，还包括双相情感障碍

（既有抑郁发作，也有躁狂发作），以及与精神分裂症有关的抑郁症。

（2）精神病性抑郁症和神经症性抑郁：精神病性抑郁不仅有抑郁症的症状，也有精神病的症状，如自责，自罪，被害等妄想，自杀企图都很明显的患者。神经症性抑郁是由社会心理因素引起的，也往往与患者的个性偏离有关；是以持久的心境低落为主要特征的神经症性障碍，严重程度可起伏波动；常伴有焦虑、躯体不适和睡眠障碍。患者有治疗要求，但无明显的运动性抑制或幻觉、妄想，生活工作不受严重影响。诊断抑郁性神经症的参考：病前有抑郁性格；有精神因素诱发；精神运动性抑制不明显；无体重减轻、厌食等生物学症状；心境抑郁为主要症状；伴有焦虑症状；无严重的自责；无妄想、幻觉等精神病性症状；有主动治疗要求；以往没有发作间歇。

2. 抑郁症其他分类及鉴别

（1）隐匿性抑郁症：情绪低下和忧郁症状并不明显，常常表现为各种躯体不适症状，如心悸、胸闷、中上腹不适、气短、出汗、消瘦、失眠等。

（2）以学习困难为特征的抑郁症：这类抑郁症可导致学生产生学习困难，注意力涣散，记忆力下降，成绩全面下降或突然下降，厌学、恐学、逃学或拒学。

（3）药物引起的继发性抑郁症：如有的高血压患者在服用降压药后引起情绪持续忧郁、消沉。

（4）躯体疾病引起的继发性抑郁症：又称为体因性抑郁症，常见的有中风后抑郁。心脏病、肺部疾病、内分泌代谢疾病、肿瘤，甚至重感冒、高热等，都可引发这类抑郁症。

（5）孕产妇抑郁症：怀孕期间，妇女体内的激素水平会发生显著变化，进而引起大脑中调节情绪的神经递质的变化。随着腹中胎儿的日益长大，孕妇体型发生了明显变化，加上孕妇平时接触到的一些医学常识,如剖宫产、难产等,这些都无形中增加了孕妇的心理负担,诱发或导致抑郁症的发生。另外,孕妇生产后,心理变化较大,神经敏感而脆弱,如果再由于孩子的性别引起家庭内部矛盾,也很容易导致产后抑郁症的发生。对自己的婴儿产生强烈内疚,自卑(尤其是农村妇女生女婴后,受到婆母或丈夫的歧视时),痛恨,不爱或厌恶孩子的反常心理。哭泣、失眠、吃不下东西、忧郁,是这类抑郁症患者的常见症状。

(6)更年期抑郁症:在女性又称围绝经期抑郁症。

(7)老年抑郁症:多发生于65岁以上,常伴有脑白质损害的病理变化。

3. 量表分级 抑郁症以持续的心情低落为特征。在情绪方面,心情压抑、郁闷、沮丧,对日常活动缺乏兴趣,对前途悲观失望,病前的精神创伤常盘踞在脑中,以致精神不振,脑力迟钝,患者为此感到羞愧和内疚。在认知方面,注意力无法集中,记忆力降低,思维迟缓,自尊心和自信心降低,自我评价下降,常夸大自己的缺点和失误,认为自己没有价值,没人关爱,并为此自责和自罪。在行为方面,动作迟滞,无精打采,表现为被动、依赖、退缩,不愿意与人主动交往。甚至会有自杀的倾向。抑郁程度可按抑郁自评量表、汉密顿抑郁量表进行分类。

(1)抑郁自评量表:请根据您近一周的感觉来进行评分,数字的顺序依次为从无、有时、经常、持续。注意:有反向记分10题(表1)。评定时应让自评者理解反向评分的各题,如不能理解则会影响统计结果。例如,心情忧郁的患者常常感到生活没有意思,但题目之中的问题是感觉生活很有意思,那么评分时应注意得分是相反的。这类题目中加上 * 号,提醒各位检查及被检查者需特别注意。

表 1　抑郁自评量表

序号	表　现	无	有时	经常	持续
1	我感到情绪沮丧,郁闷	1	2	3	4
2*	我感到早晨心情最好	4	3	2	1
3	我要哭或想哭	1	2	3	4
4	我夜间睡眠不好	1	2	3	4
5*	我吃饭像平时一样多	4	3	2	1
6*	我的性功能正常	4	3	2	1
7	我感到体重减轻	1	2	3	4
8	我为便秘烦恼	1	2	3	4
9	我的心跳比平时快	1	2	3	4
10	我无故感到疲劳	1	2	3	4
11*	我的头脑像往常一样清楚	4	3	2	1
12*	我做事情像平时一样不感到困难	4	3	2	1
13	我坐卧不安,难以保持平静	1	2	3	4
14*	我对未来感到有希望	4	3	2	1
15	我比平时更容易激怒	1	2	3	4
16*	我觉得决定什么事很容易	4	3	2	1
17*	我感到自己是有用的和不可缺少的人	4	3	2	1
18*	我的生活很有意义	4	3	2	1
19	假若我死了别人会过得更好	1	2	3	4
20*	我仍旧喜爱自己平时喜爱的东西	4	3	2	1

　　结果分析:指标为总分。将 20 个项目的各个得分相加,即得粗分。标准分等于粗分乘以 1.25 后的整数部分。总粗分的正常上限为 41 分,标准总分为 53 分。

　　抑郁严重度=各条目累计分/80。结果判定:0.5 以下者为无抑郁;0.5～0.59 为轻微至轻度抑郁;0.6～0.69 为中度抑郁;0.7以上为重度抑郁。

(2)汉密顿抑郁量表:为他评量表,可用于疗效评价(表2)。

表2 汉密顿抑郁量表

项目	评分标准	无	轻度	中度	重度	极重度
抑郁情绪	0. 未出现 1. 只在问到时才诉述 2. 在访谈中自发地描述 3. 不用言语也可以从表情,姿势,声音或欲哭中流露出这种情绪 4. 患者的自发言语和非语言表达(表情,动作)几乎完全表现为这种情绪	0	1	2	3	4
有罪感	0. 未出现 1. 责备自己,感到自己已连累他人 2. 认为自己犯了罪,或反复思考以往的过失和错误 3. 认为疾病是对自己错误的惩罚,或有罪恶妄想 4. 罪恶妄想伴有指责或威胁性幻想	0	1	2	3	4
自杀	0. 未出现 1. 觉得活着没有意义 2. 希望自己已经死去,或常想与死亡有关的事 3. 消极观念(自杀念头) 4. 有严重自杀行为	0	1	2	3	4
入睡困难	0. 入睡无困难 1. 主诉入睡困难,上床半小时后仍不能入睡(要注意平时患者入睡的时间) 2. 主诉每晚均有入睡困难	0	1	2		

项目	评分标准	无	轻度	中度	重度	极重度
睡眠 不深	0. 未出现 1. 睡眠浅多噩梦 2. 半夜(晚 12 点钟以前)曾醒来(不包括上厕所)	0	1	2		
早醒	0. 未出现 1. 有早醒,比平时早醒 1 小时,但能重新入睡 2. 早醒后无法重新入睡	0	1	2		
工作和 兴趣	0. 未出现 1. 提问时才诉说 2. 自发地直接或间接表达对活动、工作或学习失去兴趣,如感到无精打采,犹豫不决,不能坚持或需强迫自己去工作或劳动 3. 病室劳动或娱乐不满 3 小时 4. 因疾病而停止工作,住院病者不参加任何活动或者没有他人帮助便不能完成病室日常事务	0	1	2	3	4
迟缓	0. 思维和语言正常 1. 精神检查中发现轻度迟缓 2. 精神检查中发现明显迟缓 3. 精神检查进行困难 4. 完全不能回答问题(木僵)	0	1	2	3	4
激越	0. 未出现异常 1. 检查时有些心神不定 2. 明显心神不定或小动作多 3. 不能静坐,检查中曾起立 4. 搓手、咬手指、咬头发、咬嘴唇	0	1	2	3	4

项目	评分标准	无	轻度	中度	重度	极重度
精神焦虑	0. 无异常 1. 问及时诉说 2. 自发地表达 3. 表情和言谈流露出明显忧虑 4. 明显惊恐	0	1	2	3	4
躯体性焦虑	指焦虑的生理症状,包括口干、腹胀、腹泻、打嗝、腹绞痛、心悸、头痛、过度换气、叹息及尿频、出汗等 0. 未出现 1. 轻度 2. 中度,有肯定的上述症状 3. 重度,上述症状严重,影响生活或需要处理 4. 严重影响生活和活动	0	1	2	3	4
胃肠道症状	0. 未出现 1. 食欲减退,但不需他人鼓励便自行进食 2. 进食需他人催促或请求和需要应用泻药或助消化药	0	1	2		
全身症状	0. 未出现 1. 四肢,背部或颈部沉重感,背痛、头痛、肌肉疼痛、全身乏力或疲倦 2. 症状明显	0	1	2		

项目	评分标准	无	轻度	中度	重度	极重度
性症状	指性欲减退、月经紊乱等 0. 无异常 1. 轻度 2. 重度 不能肯定，或该项对被评者不适合（不计入总分）	0	1	2		
疑病	0. 未出现 1. 对身体过分关注 2. 反复考虑健康问题 3. 有疑病妄想，并常因疑病而去就诊 4. 伴幻觉的疑病妄想	0	1	2	3	4
体重减轻	A. 按病史评定 0. 不减轻 1. 患者述可能有体重减轻 2. 肯定体重减轻 B. 按体重记录评定 0. 一周内体重减轻 0.5 千克斤以内 1. 一周内体重减轻超过 0.5 千克 2. 一周内体重减轻超过 1 千克	0	1	2		
自知力	0. 知道自己有病，表现为忧郁 1. 知道自己有病，但归咎伙食太差、环境问题、工作过忙、病毒感染或需要休息 2. 完全否认有病	0	1	2	3	4
总分						

评分标准：总分＜7分：正常；总分在 7～17 分：可能有抑郁症；总分在 17～24 分：肯定有抑郁症；总分＞24分：严重抑郁症

第四节　治　疗

一、辨证论治

1. 肝气郁结

临床表现：精神抑郁,情绪不宁,胸部满闷,胁肋胀痛,痛无定处,脘闷嗳气,不思饮食,大便不调,苔薄腻,脉弦。

基本治法：疏肝解郁,理气畅中。

处方用药：柴胡舒肝散加减。基本方:柴胡9克,香附9克,枳壳10克,陈皮7克,川芎7克,芍药10克,甘草7克。

加减:肝郁脾虚、腹胀便溏者,加党参、白术;肝胃不和、恶心呕吐者,加胆南星、竹茹;气郁血瘀者,加益母草、玫瑰花。

针灸疗法:期门、太冲、阳陵泉、内关、支沟。

2. 气郁化火

临床表现:性情急躁,易怒,胸胁胀满,口苦而干,或头痛,目赤,耳鸣或嘈杂吞酸,大便秘结,舌质红、苔黄,脉弦数。

基本治法:疏肝解郁,清肝泻火。

处方用药:丹栀逍遥散合左金丸加减。牡丹皮9克,栀子9克,白术10克,当归12克,茯苓15克,甘草7克,薄荷5克,煨姜5克,黄连6克,吴茱萸2克。

加减:肝火盛者,加龙胆草、虎杖;火盛伤阴者,加生地黄、山药、黄精。

针灸疗法:期门、太冲、阳陵泉、内关、支沟、行间、侠溪。

3. 痰气郁结

临床表现:精神抑郁,胸部闷塞,胁肋胀满,咽中如有异物阻塞,吞之不下,吐之不出,舌苔白腻,脉弦滑。

基本治法:行气开郁,化痰散结。

处方用药:半夏厚朴汤加减。厚朴9克,紫苏9克,半夏10克,茯苓12克,生姜3片。

加减:咽痛者,加连翘、桔梗、牛蒡子;伴肺气不宣、咳喘明显者,加杏仁、枇杷叶。

针灸疗法:期门、太冲、阳陵泉、内关、支沟、神门、心俞。

4. 心神失养

临床表现:精神恍惚,心神不宁,多疑易惊,悲忧善哭,喜怒无常,舌质淡,脉弦。

基本治法:甘润缓急,养心安神。

处方用药:甘麦大枣汤加减。甘草10克,小麦50克,大枣10个。

加减:心神不宁、失眠健忘者,加酸枣仁、远志;心血不足;心悸怔忡者,加丹参、人参、阿胶。

针灸疗法:神门、三阴交、脾俞、心俞、内关。耳针选穴:神门、交感、内分泌、心、肾;电针选穴:足三里、内关、太冲、三阴交;穴位注射:风池、心俞、内关(用丹参注射液注射双侧心俞、内关及单侧风池,如失眠重者则睡前注射)。

5. 心脾两虚

临床表现:多思善疑,头晕神疲,心悸胆怯,失眠,健忘,纳差,面色不华,舌质淡,苔薄白,脉细弱。

基本治法:健脾养心,补益气血。

处方用药:归脾汤为主方加减。党参10克,茯苓15克,白术10克,炙甘草7克,黄芪15克,当归10克,龙眼肉10克,炒酸枣仁20克,远志12克,木香5克。

加减:脾虚食滞者,加炒山楂、焦神曲;心血瘀阻者,加桃仁、红花。

针灸疗法:神门、三阴交、脾俞、心俞、内关、足三里。耳针、电针选穴、穴位注射方法同心神失养型。

6. 心肾阴虚

临床表现:情绪不宁,心悸,健忘,失眠,多梦,五心烦热,盗汗,口咽干燥,舌红少津,脉细数。

基本治法:滋养心肾。

处方用药:天王补心丹和六味地黄丸加减。人参 10 克,玄参 6 克,丹参 12 克,茯苓 15 克,五味子 6 克,远志 12 克,桔梗 3 克,当归 10 克,天冬 12 克,小麦 12 克,柏子仁 15 克,酸枣仁 15 克,朱砂 1 克,生地黄 15 克,山药 10 克,牡丹皮 7 克,泽泻 5 克,山茱萸 7 克。

针灸疗法:神门、三阴交、脾俞、心俞、内关、太冲。耳针、电针选穴、穴位注射方法同心神失养型。

7. 脾肾阳虚

临床表现:情绪低落,反应迟缓,倦卧少动,腹胀便溏,阳痿(或闭经),腰酸畏寒,舌淡胖,苔白滑,脉沉。

基本治法:温补脾肾。

处方用药:肾气丸加减。人参 10 克,茯苓 15 克,远志 12 克,当归 10 克,生地黄 15 克,山药 10 克,牡丹皮 7 克,泽泻 5 克,山茱萸 7 克,巴戟天 10 克,肉桂 2 克,制附片 6 克。

加减:脾虚便溏者,加益智仁、炒白术;阳虚明显者,加淫羊藿、补骨脂;阳虚水停湿阻者,加车前子;伴瘀血者,加牛膝、桃仁、红花。

针灸疗法:神门、足三里、脾俞、肾俞。

8. 气虚血瘀

临床表现:情绪低落,慢言少动,动则气短,心悸头晕,胸胁疼痛,舌暗或有淡紫,苔白滑,脉沉细。

基本治法:益气活血。

处方用药:开心散合血府逐瘀汤加减。人参 6 克,远志 10 克,石菖蒲 10 克,茯苓 10 克,桃仁 6 克,红花 6 克,当归 10 克,川芎 10

克,赤芍 10 克,生地黄 15 克,柴胡 10 克,牛膝 10 克,桔梗 10 克,枳壳 10 克,巴戟天 6 克,甘草 6 克。

加减:心悸失眠者,加酸枣仁、丹参;头晕者,加葛根、天麻。

针灸疗法:神门、足三里、脾俞、肾俞、肝俞、心俞、内关。

二、西医治疗

第一代抗抑郁药物有两种,即单胺氧化酶抑制药和三环类抗抑郁药,由于不良反应大,目前临床较少使用。而某些抗精神病药(如舒必利),抗焦虑药(阿普唑仑、罗拉、丁螺环酮)和中枢兴奋药(哌甲酯)的抗抑郁作用尚存在争议,故从略。目前常用的抗抑郁药以选择性 5-羟色胺再摄取抑制药为主,近年这类药物发展迅速,目前已达 30 多种,主要应用的有氟西汀(氟苯氧丙胺、忧克、百忧解),帕罗西汀,氟优草胺,舍曲林及氨肽氟苯胺。以氟西汀为例,此药不仅有抗抑郁、振奋情绪作用,对治疗强迫症也有效。治疗方法较简便,每日早餐后服 1 粒。主要的不良反应在服药后 1 周内明显,以后逐渐适应。表现为胃肠道反应,如恶心、呕吐、厌食、腹泻。其他不良反应为兴奋、焦虑、口干、多汗、头痛,白天嗜睡,晚上失眠,便秘及性功能障碍等。本药可减轻体重及降低血糖。对肝、肾功能不良及老年患者应慎用;对儿童、孕妇、哺乳期妇女、癫痫及有药物过敏史者应禁用。此类药物及三环类药物均不能与单胺氧化酶抑制药合用。如需要服用时,要停药至少 2 周以上,而氟西汀则需停药 5～7 周。

三、其他疗法

对于传统西医不能治疗的抑郁症,可以使用替代性疗法,包含从饮食、运动到社会环境、生活方式等一系列手段;包括针灸、意向引导、瑜伽、催眠、草药、按摩、放松疗法、香料按摩疗法、脊柱指压疗法、生物反馈疗法。但单独使用替代性疗法只能对轻度抑郁症有作用,对重度抑郁症效果并不明显。此外,还可结合磁场疗法、穿颅磁刺激疗法、心理疗法、食物疗法等进行综合治疗。

第五节　预防与调护

一、正确认识抑郁症

抑郁症的产生,看似伴随很多躯体症状,如心悸、胸闷、中上腹不适、气短、出汗、消瘦、睡眠紊乱、乏力或精力减退、食欲下降、性功能减退、体重下降、便秘、全身疼痛不适等,这些症状从医学角度来看,似乎都能找到"对症下药"的良方,而患者也的确服用了大量的药物,有的甚至久病成医,对抗抑郁药物了如指掌。但是,长期服药后病情似乎并没有好转,有的却反而对药物渐渐形成依赖性,更严重的甚至损害了身体的健康。造成这种结果的主要原因在于,过分夸大对躯体症状的治疗与消除,而忽视了造成抑郁障碍的心理因素,即患者潜在的有缺陷的认知方式,这种根深蒂固的消极心理障碍,往往影响抑郁症的产生、维持和发展。而药物治疗并不能从根本上改变患者的状况。抑郁症正确的治疗理念应是找到产生抑郁症的心理根源,并引导患者改变消极的认知模式,这样才能真正为他们解除病痛提供帮助。多种抗抑郁药物、物理治疗(如镇痛安眠枕)、心理治疗都可以治疗抑郁症。对有些患者来说,抗抑郁药物更有效;对另外一些患者来说,物理治疗或者心理治疗更为有效;而对大多数患者来说,药物治疗和物理治疗一起使用可能最有效。特别是对严重抑郁症患者,物理疗法可以用来相对迅速地减轻抑郁症状,而药物则通过清脑安神药治疗可达到满意的疗效。患抑郁症后首先要使用抗抑郁的药物,坚持服用一段时间以后,再配合心理医生进行心理治疗。进行心理治疗的过程中还是要坚持服药。一般来说,抑郁症确诊后第一次患病如果坚持用药 5 年以上是可以治愈的。

抑郁症自杀率高,有 75％～80％的患者多次复发,故抑郁症患者需要进行预防性治疗。发作 3 次以上应长期治疗,甚至终身服药。维持治疗药物的剂量多数学者认为应与治疗剂量相同,还应定期门诊随访观察。心理治疗和社会支持系统对预防本病复发也有非常重要的作用,应尽可能解除或减轻患者过重的心理负担和压力,帮助患者解决生活和工作中的实际困难及问题,提高患者应对能力,并积极为其创造良好的环境,以防复发。

二、调节饮食与营养

抑郁多半是肝气郁结,多吃些疏肝导气和清淡的食物,有利于调整不良情绪。例如,春季是百合上市的季节,做菜的话可以选择西芹素炒百合,也可以用西芹、百合和黑木耳、甜菜椒等做成凉拌菜;亦可以用小米和枸杞子煲粥,放冰糖调味,或用黑米、碎玉米和大米煲粥。忌吃姜辣及油煎炸烤等刺激性食品。此外,可多吃些提高情绪的食物,如香蕉、巧克力等。

一般而言,抑郁症宜多吃糖类食物,能提高脑部色氨酸的含量,因而有安定的作用。可多食谷类、薯类、豆类等食物。多吃含钙食物,可增进食欲,促进消化吸收,易使人保持愉快的情绪。多吃含镁食物,有抑制神经应激性的作用。身体缺镁时,常常会使人郁郁寡欢,乏力倦怠,情绪消极,有人还会发生惊厥。应多吃杂粮、粗粮,最好粗、细粮搭配食用。补充氨基酸,对振奋人精神起着十分关键的作用。补充 B 族维生素,能够帮助体内氨基酸代谢,对调节神经系统作用很大。

三、调节生活起居

抑郁症初病在气,久病及血,故气滞血瘀的证候在临床上十分多见。抑郁症日久不愈,往往损及脾、肾,造成阳气不振、精神衰退证候。因此,预防抑郁症要尽量做到以下几点:早睡早起,吃顿营养丰富的早餐,打扮整洁出门。不宜整日持续工作,除了中午外,上午10时,下午3时宜放下工作,喝杯茶,休息片刻。每日加班不宜超过2小时,否则会导致慢性疲劳,日子一长,便容易患上隐匿性抑郁症。还要根据季节变化调整生活和工作,如冬季阳光的减少,情绪紊乱的患者便会增多,因此秋冬季预防抑郁症或其他情绪问题可增加户外活动,多晒晒太阳;同时改善居住的光照环境,居室的墙壁可以使用鲜艳的色彩,室内采用较大功率的灯泡照明。

四、加强运动

最简单实用的运动是散步,尤其适合于中老年人。尽量选择在优美、安静的环境中散步,能在改善心肺功能及提高摄氧的同时,使人感到愉快。开始散步应坚持每天步行1 500米,并力争在15分钟内走完;以后逐渐加大散步距离,直到45分钟走完4 500米。对于青壮年,跑步更为合适。人在跑步时,大脑会大量分泌内啡肽,也被称为快乐激素或者年轻激素。它能让人产生欢乐、愉快、满足的感觉,可以帮助人排遣压力和忧郁。跑步的时间以傍晚为宜,速度应至少每分钟跑120步,频率为每周至少跑3次,每次持续跑30~50分钟。跳绳亦是有益的运动。一方面跳绳能增加人体的协调性;另一方面由于在跳绳过程中,头部需要上下快速移动,能有效加强前庭功能。这些都能产生良好的心理感受,提高自信心。跳绳速度为每分钟30~60次,隔天1次,每次持续10分钟。太极拳、八段锦、瑜伽等练习对改善抑郁症均有益处。

总之,不管是有抑郁症倾向的人,还是健康的人,都应该多做运动,这样才能远离疾病,远离抑郁症。

第二章 抗抑郁常用中药

第一节 补气药

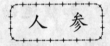

近年来,中药人参抗抑郁的研究愈来愈受到人们的重视,对人参、人参活性成分及相关复方制剂的抗抑郁作用进行了大量研究。

一、单味人参

人参为五加科多年生草本植物,素有"百草之王"的美称,《神农本草经》中把人参列为上品。其性平,味甘、微苦。归脾、肺、心经。具有"主补五脏,安精神,定魂魄,止惊悸,明目,开心益智功效。Lee 等应用野生人参提取物,可以减轻重复吗啡给药大鼠撤药后焦虑和抑郁的行为。进一步研究证明,其作用机制可能是通过抑制下丘脑促肾上腺皮质激素释放激素表达和激活神经肽 Y 的表达而实现的,表明人参提取物有望开发治愈或缓解吗啡戒断症状和防止吗啡复用的新药。Kim 等通过使用不同红参对强迫游实验小鼠进行干预研究表明,红参及麦芽水解红参、醋酸发酵红参均对改善抑郁显著疗效。

二、活性成分

1. 人参总皂苷 人参皂苷是人参的主要活性成分。人参茎叶和人参根之人参皂苷及其代谢物,均具有显著的生物活性。动物实验研究表明,人参总皂苷、人参皂苷 Rg1、Re、Rb1 及其代谢产物原人参二醇、原人参三醇均具有一定的抗抑郁作用。陶震等[1]通过小鼠自主活动实验、小鼠强迫游泳实验和小鼠悬尾实验研究发现,人参总皂苷 125mg/kg、250mg/kg、500mg/kg 均可以显著缩短小鼠强迫游泳及小鼠悬尾不动时间,表明人参总皂苷在小鼠"行为绝望"模型中有一定的抗抑郁作用。孙秀萍等[2]为确定人参总皂苷和远志总苷抗抑郁配伍剂量比例,采用析因设计方法,通过 C57BL/6J 小鼠(用于悬尾实验)和 ICR 小鼠(用于强迫游泳实验)灌胃给药 7 天,结果发现,人参总皂苷和远志总苷以 2:1 的比例形成的参远苷制剂具有较好抗抑郁作用,且质量容易控制。刘丽琴等[3]给予慢性应激抑郁大鼠人参皂苷 6 周后,发现其能显著改善模型大鼠抑郁行为及生化指标,其抗抑郁作用机制可能为通过调节下丘脑-垂体-肾上腺(HPA)轴功能,进而提高脑组织脑源性神经营养因子表达水平。Dang 等采用经典抑郁模型强迫游泳实验和慢性温和应激模型评估人参总皂苷的抗抑郁活性,发现给予人参总皂苷 50mg/kg、100mg/kg,7 天后明显降低小鼠强迫游泳实验不动时间,逆转慢性温和应激小鼠蔗糖偏好指数减少等,还可完全逆转慢性温和应激诱导海马单胺神经递质浓度和脑源性神经营养因子表达减少,表明其抗抑郁作用是通过提高单胺神经递质浓度和海马脑源性神经营养因子的表达介导的。由于人参皂苷的抗抑郁作用与其中枢神经系统分布缺乏,存在药动学和药效学的矛盾现象,Kang 等通过人参总皂苷干预脂多糖诱导的抑郁行为模型,使用强迫游泳实验、悬尾实验和蔗糖偏好测验进行评估。脑组织、血浆的人参总皂苷的抗炎功效和干预脂多糖损伤的RAW264.7 细胞使用 ELISA 和定量实时 PCR 验证。结果发现,在干预脂多糖损伤小鼠证实人参皂苷大脑分布缺乏。人参总皂苷明显减轻干预脂多糖诱导的抑郁行为,显著减少干预脂多糖诱导大脑内 5-羟色胺与色氨酸逆转增加,明显降低在干预脂多糖损伤小鼠和 RAW264.7 细胞的各种促炎细胞因子。而人参总皂苷对干预脂多糖诱导抑郁行为的相关恢复,是与海马白细胞介素-1β、白细胞介素-6、肿瘤坏死因子-β 水平减少平行。表明人参总皂苷的抗抑郁疗效可能主要归因于其外周的抗炎活性。

2. 人参皂苷 Rg1 吴海芬等[4]采用慢性不可预见性温和应激法造成大鼠抑郁模型,给予不同剂量人参皂苷 Rg1(20mg/kg、40mg/kg)灌胃连续给药 21 天,随机对照观察发现,人参皂苷 Rg1 干预后,模型大鼠糖水消耗量和偏爱率增加;水平活动和垂直活动次数明显增加;海马谷氨酸、天冬氨酸含量下降,氨基丁酸和牛磺酸含量上升。表明人参皂苷 Rg1 对抑郁症状有明显改善作用,其机制可能与调节长期慢性应激反应的海马氨基酸水平,防止兴奋性氨基酸的神经毒性作用有关。

3. 人参皂苷 Rb1 李玉倩等[5]给予动物不同剂量的人参皂苷 Rb1 后,分别进行小鼠悬尾实验和强迫游泳实验,观察人参皂苷 Rb1 对小鼠不动时间的影响;通过大鼠强迫游泳实验,观察人参皂苷 Rb1 对大鼠不动时间和不动潜伏期的影响;利用大鼠构建 21 天的慢性中度应激模型,定期进行敞箱实验和糖水喜好实验。结果发现,人参皂苷 Rb1 剂量依赖性地降低动物在绝望状态下的不动时间,并延长了大鼠出现不动状态的潜伏期。慢性中度应激逐渐降低了大鼠的自主活动、对新奇环境的探测行为及对糖水的喜好,人参皂苷 Rb1 对此具有减缓作用。这表明人参皂苷 Rb1 在动物行为学方面具有明显的抗抑郁作用。Yamada 等使用卵巢切除术,诱导在强迫游泳实验中不动时间的延长。在卵巢切除术后开始持续 14 天慢性治疗,每日给予人参皂苷 Rb1 前的 15 分钟予 5-羟色胺 2A 受体拮抗药利坦色林预处理,拮抗效应与单独给予人参皂苷 Rb1 进行比较。结果发现,人参皂苷 Rb1 可剂量依赖性阻止卵巢切除术诱导的不动时间的延长。与 5-羟色胺 2A 受体拮抗药利坦色林联合给药,使人参皂苷 Rb1 效应受到拮抗。表明人参皂苷 Rb1 是人参的抗抑郁成分,5-羟色胺 2A 受体在调节人参皂苷 Rb1 的抗抑郁效应方面可能起重要作用。

4. 人参皂苷 Re Lee B 等使用强迫游泳实验,高架十字迷宫,主动回避条件作用实验,评估了用人参皂苷 Re(GRe)对反复束缚应激诱导的行为改变的影响。并通过观察神经元酪氨酸羟化酶免疫反应性和脑源性神经营养因子 mRNA 表达的变化,研究了人参皂苷 Re 对大鼠大脑中枢肾上腺素能系统的影响。雄性大鼠每天暴露重复束缚应激(2 小时/天)之前 30 分钟接受人参皂苷 Re 10mg/kg,20mg/kg 或 50mg/kg(腹膜内给药 10 天)。由于重复束缚应激引起的下丘脑-垂体-肾上腺轴活性用测量血清皮质醇水平和下丘脑促肾上腺皮质激素释放因子的表达。重复束缚应激增加强迫游泳实验的不动性和减少高架十字迷宫试验的开臂探索。在主动回避条件作用试验还增加了逃跑失败的可能性,表明回避反应减少。在这些行为测试中,在重复束缚应激期间每日给予人参皂苷 Re 显著地抑制应激诱导的行为缺陷。给予 GRe 还显著阻断在蓝斑核 TH 表达的增加和在海马的脑源性神经营养因子 mRNA 的表达的减少。表明束缚应激之前给予人参皂苷 Re 显著改善无助行为和认知障碍,可能是通过调节大鼠中枢去甲肾上腺素能递质系统。这些发现表明,人参皂苷 Re 对治疗抑郁症、焦虑和认知障碍的复杂症状可能是一个有用的药物。

5. 20(S)-原人参二醇 20(S)-原人参二醇是人参皂苷元中非常重要的一类。Xu 用动物测试包括悬尾实验、大鼠强迫游泳实验和嗅球切除抑郁模型测定口服给予人参肠代谢物 20(S)-原人参二醇的抗抑郁活性,证明 20(S)-原人参二醇抗抑郁活性同氟西汀效果相当。在嗅球切除动物,20(S)-原人参二醇提高大脑单胺神经递质水平更明显,还显著降低大脑氧化应激和下调血清皮质酮浓度。毛晶晶等[6]查阅近 15 年来国内外有关中药活性化合物 20

(S)-原人参二醇的近 30 篇文献资料,对其药理活性进行概括。结果表明,其具有抗肿瘤、抗抑郁、抗癫痫、增强学习能力、激活氯离子通道和抑制钠离子通道去极等作用。

6. 人参多糖 现代中药学研究表明,人参具有抗疲劳、抗抑郁等作用。人参多糖是人参的有效成分,对人参的抗疲劳和抗抑郁活性起重要作用。小鼠的强迫游泳实验及血清生化实验结果表明,人参多糖具有抗疲劳活性,其活性主要是通过抗氧化过程或是修饰几种抗氧化酶的活性从而减少对细胞膜及细胞内线粒体膜的损伤,减少了氧化应激介导的疲劳;促进脂肪动员,节约糖原,保持血糖浓度的稳态,减少了能源耗竭引起的疲劳;减少疲劳代谢产物乳酸的蓄积,减少了毒性物质对中枢的抑制。其抗抑郁活性可能是通过上调脑源性神经营养因子和 β-Catenin 的蛋白表达,激活细胞外信号调节激酶及糖原合成酶激酶-3β 神经信号转导通路而实现的。

三、复方制剂

人参抗抑郁复方制剂较多,包括人参归脾丸、香砂六君子丸等传统方药。近年来,主要集中在开心散、芪参复康胶囊等成方制剂的研究。开心散(人参、远志、石菖蒲、茯苓)是治疗抑郁和健忘等相关性病症的传统中药经方。Zhu 等通过开心散对慢性温和应激抑郁大鼠干预研究表明,可显著增强抑郁大鼠蔗糖水消耗量,显示了显著抗抑郁作用。进一步观察了大鼠脑内抑郁相关分子生物标志物的表达,包括多巴胺、去甲肾上腺素和 5-羟色胺的水平;神经递质代谢相关蛋白的转录水平;神经营养因子及其受体的转录水平。结果表明,开心散具有增加脑内神经递质和神经营养因子及其相应受体的表达,从而介导其抗抑郁作用。芪参复康胶囊(西洋参、黄芪等 16 味)具有益气养血、滋养肝肾、解郁安神等作用,用于治疗肝郁血虚,虚热内扰之抑郁症,近年用于抑郁症、高原反应性焦虑抑郁取得较好效果。杨来启等将 1024 例抑郁症患者随机分对照研究表明,芪参复康胶囊具有显著抗抑郁作用。张彦等通过比较芪参复康胶囊与红景天高原环境下抗焦虑抗抑郁,发现芪参复康胶囊具有明显的抗焦虑、抗抑郁的作用,抗抑郁作用优于红景天。开心解郁方(人参、柴胡等 8 味)具有益气开郁功效,用于元气亏虚、气血郁滞之血管性抑郁症。黄世敬等经临床及动物实验表明,开心解郁方具有显著抗抑郁作用,并能调节单胺类递质及其受体表达,改善神经血管单元稳态作用。参松养心胶囊(人参、麦冬等 11 味)具有益气养阴、活血通络、清心安神功效,主要用于治疗气阴两虚、心络瘀阻引起的冠心病室性早搏等病证。近年来,用于心肌梗死后抑郁症、中风后抑郁、更年期抑郁症的治疗亦取得了较好效果。如刘道喜等用于心肌梗死后抑郁症的治疗,发现参松养心胶囊和黛力新抗抑郁疗效相当,联合治疗可提高疗效。廖峻等用于中风后抑郁的治疗,发现参松养心胶囊联合帕罗西汀治疗抗抑郁疗效优于帕罗西汀。安洪泽用参松养心胶囊治疗女性更年期抑郁症,取得较好效果。人参调脾散(人参、山药等 10 味)具有健脾运脾、消食和胃、调理脏腑功能,可以有效治疗消化道、睡眠、躯体化等症状,减轻文拉法辛的不良反应。李丽娜等用人参调脾散合文拉法辛治疗中、重度抑郁症取得较好疗效。参龙宁心胶囊(人参、麦冬等 9 味)具有益气养阴、宁心复脉的功效。张惠用参龙宁心胶囊治疗心绞痛并抑郁症取得确切疗效。

四、结论与展望

通过大量的动物实验和临床研究表明,人参及其多种活性成分及其代谢产物均具有肯定的抗抑郁作用。其作用机制涉及单胺递质及其受体的表达、下丘脑-垂体-肾上腺轴的调节、神经元可塑性调节及神经元再生,外周抗炎症损伤。因其抗抑郁机制有别于西药抗抑郁药,如人参皂苷在大脑分布缺乏、对单胺递质作用相对较弱等,拓展了外周炎症细胞因子的调节作用、神经再生等领域的深入研究,从而既丰富了对抑郁症发病机制的认识,又为开发抗抑郁新药提供了新思路。但由于其活性成分类别众多、代谢复杂,所以对其抗抑郁活性部位的进一步验证或优选,作用机制的进一步阐明,还有待今后结合现代前沿技术,引入创新思维,开展广泛的科研合作。相信其必将为人类健康事业增光添彩。

参考文献

[1] 陶震,鲁毅,司梁宏,等. 人参总皂苷对小鼠的抗抑郁作用[J]. 药学与临床研究,2010,18(4):360-362.

[2] 孙秀萍,李腾飞,石哲,等. 人参总皂苷和远志总苷配伍对小鼠抗抑郁作用[J]. 中国比较医学杂志,2012,22(6):30-36.

[3] 刘丽琴,罗艳,张瑞睿,等. 人参皂苷对慢性应激抑郁模型大鼠行为学及下丘脑-垂体-肾上腺轴、BDNF的影响[J]. 中国中药杂志,2011,57(10):1342-1347.

[4] 吴海芬,朱春辉,郭建友. 人参皂苷Rg1对抑郁症模型大鼠行为学及海马氨基酸的影响[J]. 中国中药杂志,2012,58(20):3117-3121.

[5] 李玉倩,王芳,陈建国. 人参皂苷Rb1抗抑郁作用的动物行为学研究[J]. 河南医学研究,2011,20(3):257-260,263.

[6] 毛晶晶,张彤,王冰,等. 20(S)-原人参二醇的药理作用研究进展[J]. 中国实验方剂学杂志,2011,17(24):274-277.

黄　芪

近年来,经过动物实验和临床研究,已证明黄芪具有明确的抗抑郁作用。何咏梅等[1]检索抗抑郁中药主要有黄芪、巴戟天、柴胡、石菖蒲、刺五加、银杏、槟榔等。黄芪为补气要药,在治疗抑郁症中多以复方配伍,单味黄芪的抗抑郁作用报道较少。

黄芪为豆科植物蒙古黄芪或膜荚黄芪的根。其性微温,味甘。归肝、脾、肺、肾经。具有益气固表,敛汗固脱,托疮生肌,利水消肿的功效。因其补肺助宣肃、养心益气血、健脾升阳气、护肝利疏泄,益肾助气化,而具有安五脏,益气利水,解郁消滞之功效,可用于抑郁症的治疗。

一、养心通血脉,益气开郁

心主血脉,藏神,总统精神情志活动。《素问·灵兰秘典论》曰:"心者,君主之官也,神明出焉。"心气足,心血充,血脉流畅,神清志宁。反之,气血亏虚,或痰瘀阻滞,心主血脉的功能异常,则心神失养,必然出现神志的改变,如心悸怔忡、神思恍惚、失眠多梦等。《景岳全书·郁证》曰:"至若情志之郁,则总由乎心,此因郁而病也。"黄芪补益气血,充养心脉。如《本草便读》曰:"(黄芪)之补,善达表益卫,温分肉,肥腠理,使阳气和利,充满流行,自然生津生血。"《本经逢原》云:黄芪"性虽温补,而能通调血脉,流行经络,可无碍于壅滞也"。临床上心郁之证用黄芪,常与人参、当归、茯苓等益气养血,宁心安神药配伍。如刘铭用黛力新联合芪苈强心胶囊(黄芪、人参、附子、丹参、葶苈子、泽泻、玉竹、桂枝、红花、香加皮、陈皮)治疗慢性心力衰竭合并焦虑抑郁 31 例,明显改善心力衰竭患者的情绪障碍,并能促进心脏功能改善。王晓燕等用清心莲子饮(由黄芪、人参、茯苓、石莲子、地骨皮、柴胡、车前子、麦冬、炙甘草组成《太平惠民和剂局方》)治疗忧思抑郁,发热烦躁;或肾阴虚,心火上炎,熏灼肺金,口苦咽干,渐成消渴,或遗精淋漓;或因火热扰动营血而致血崩等证获良效。徐京育等用心脑通络液(黄芪、人参、当归、川芎、三七粉、瓜蒌、赤芍等)对不稳定型心绞痛抑郁患者取得满意疗效。

此外,《本草汇言》指出"贼风之疴,偏中血脉而手足不随者,黄芪可以荣筋骨",因此黄芪还常用于中风后抑郁的治疗,多与活血化痰开窍药配伍。如范文涛等用醒脑解郁方(黄芪、石菖蒲、郁金、柴胡、巴戟天)配合心理辅导治疗中风后抑郁30例,在改善抑郁程度和神经功能缺损方面的疗效均优于单纯中药组及百优解组,表明醒脑解郁方配合心理治疗对中风后抑郁有较好疗效。张习东等用黄芪、当归注射液穴位注射治疗中风后抑郁31例,有效率为80.6%,与氟西汀疗效相当,表明黄芪、当归注射液分型穴位注射能有效地治疗中风后抑郁,且无毒副作用。张茉莉等自拟参芪郁黄汤(黄芪、丹参、大黄、郁金)治疗中风后抑制50例临床观察,取得了满意疗效。

二、益肺利宣肃,固表解郁

肺主气,司宣发和肃降以调节全身气机,与抑郁发病密切相关。《素问·至真要大论》曰:"诸气膹郁,皆属于肺。"《宣明五气》也指出"精气并于肺则悲"。《医述·郁》曰:"所谓郁者,清气不升浊气不降也。然清浊升降皆出于肺,使太阴失治节之令,不唯生气不生,收气也不降,上下不交而郁成矣。"黄芪补气利肺之宣发,利水行肺之肃降,实卫敛汗,和营济津。《本草汇言》曰:"阳虚之人,自汗频来,乃表虚而腠理不密也,黄芪可以实卫而敛汗;伤寒之证,行发表而邪汗不出,乃里虚而正气内乏也,黄芪可以济津以助汗。"《本草正义》云:黄芪"其皮味浓质厚,力量皆在皮中,故能直达人之肤表肌肉,固护卫阳,充实表分,是其专长,所以表虚诸病,最为神剂"。《本草备要》曰:"黄芪生用固表,无汗能发,有汗能止。"黄芪治肺郁之证,临床常与杏仁、桔梗、枳壳、地龙等配伍应用利肺之宣发,配瓜蒌、半夏、陈皮、茯苓助肺之肃降,配桂枝、芍药以和营,配白术、防风以固表。如王婕琼等采用芪白平肺胶囊(黄芪、川芎、地龙、人参、薤白等)治疗慢性阻塞性肺疾病合并抑郁障碍29例,可显著改善患者血液流变性,调节T淋巴细胞亚群,降低汉密尔顿抑郁量表评分。丁德正用黄芪桂枝五物汤（黄芪、桂枝、芍药、生姜、大枣）治疗阳气虚欠、营卫不和之精神疾病，效果颇佳。马作峰等用桂枝汤加黄芪等（桂枝、白芍、白术、黄芪、当归、远志等）治疗更年期综合征 57 例，总有效率为 94.7%，表明该方具有滋阴和阳，调和营卫之功。

三、护肝利疏泄，和中解郁

肝主疏泄，藏血。肝以血为体，以气为用，体阴而用阳，其气升发，喜条达而恶抑郁。肝为风木之脏，肝郁易侮脾土，形成肝郁脾虚，或横逆犯胃，则为肝胃不和。故抑郁症的治疗中疏肝不忘健脾和胃。黄芪具有健脾和中，升阳益气，培土涵木，助脾之运化，利肝之疏泄。临床上肝郁之证用黄芪，常配柴胡、郁金、香附等以疏肝，配当归、芍药以养血柔肝，配白术、党参、茯苓加强扶脾之功，治疗肝郁脾虚之抑郁症。如白洁等[2]治疗抑郁症按"阴中求阳、阳中求阴"之理念，在滋补肝阴的同时佐以吴茱萸、黄芪等振奋肝阳（气）之品，以恢复肝的主疏泄调畅气机的生理功能，可以更快地缓解肝阴虚型抑郁症患者的临床症状。王玉霞等采用益气养阴解郁法（黄芪、太子参、柴胡、枳壳、白芍、酸枣仁等）治疗糖尿病伴发抑郁症 33 例，可明显改善糖尿病伴发抑郁症患者的汉密尔顿抑郁量表评分、改善患者神疲乏力、少气懒言、忧愁善感、烦躁易怒等临床症状，总有效率为达到 83.3%，优于盐酸氟西汀对照组。杨来启等、赵瑾等、张彦、杜春燕通过芪参复康胶囊（西洋参、黄芪、天麻、枸杞子、白芍、白术、茯苓、当归、远志等）与氟西汀治疗抑郁症的随机对照研究表明，芪参复康胶囊可明显改善抑郁症状和认知功能，疗效肯定，起效快，不良反应小，依从性好，长期治疗疗效尤佳。

四、健脾助运化，升阳解郁

脾主中焦，为气机升降之枢。饮食物通过胃之受纳腐熟，脾的运化转输,浊者以降,化为糟粕;清者以升,化为水谷精微。故脾胃为后天之本,气血生化之源,脾胃健,气血充,人体始有生生之机,思维活动才能活跃。若脾不健运,痰湿阻滞,蒙蔽气机,中焦脾胃之气升降失常,郁而发病。因此,健脾助运化、升发中焦阳气,是治疗抑郁症的重要治法。如《证治汇补》记载,郁证"治宜开发运动,鼓舞中州。"黄芪健脾益气,升阳郁郁,脾虚或中阳下陷者当用之。《药品化义》曰:"黄芪,性温能升阳,味甘淡,用蜜炒又能温中,主健脾,故内伤气虚,少用以佐人参,使补中益气。"《本草正义》云:黄芪"补益中土,温养脾胃,凡中气不振,脾土虚弱,清气下陷者最宜凡饥饱劳役,脾阳下陷,气怯神疲者,及疟久脾虚,清气不升,寒热不止者,授以东垣之补中益气汤,无不捷效,正以黄芪为参、术之佐,而又得升、柴以升举之,则脾阳复辟,而中州之大气斡旋矣"。脾郁之证用黄芪,常与党参、茯苓、白术以健脾助运化,配木香、砂仁、石菖蒲、柴胡醒脾以升清,配半夏、陈皮、竹茹等化痰以降浊。如韦韩荣用归脾汤合甘麦大枣汤(黄芪、炒白术、茯神、党参、当归、远志、浮小麦、木香、酸枣仁、龙眼肉、大枣、炙甘草)治疗心脾两虚型抑郁证 56 例,总有效率为 92.86%。谢珍用该方加减治疗更年期抑郁症 57 例总有效率为达 96.5%。莫婷婷等运用黄芪建中汤(黄芪、大枣、白芍、桂枝、生姜、甘草、饴糖)治疗功能性消化不良合并抑郁症取得满意疗效。

五、益肾助气化,利水解郁

肾藏志,肾与精神意识活动亦密切相关。在所有七情反应中,意志是决断力,是其枢纽和关键。肾藏精生髓,元气(肾气)之根本,资助和促进各脏腑之气及其阴阳;肾主水,主司和调节着机体水液代谢的各个环节。若肾气虚衰,一方面,精气不足,髓海失充,则神明失用,另一方面蒸腾汽化作用失调,则津液停留,湿聚为水,积水成饮,饮凝成痰,阻滞气机,发生或加重抑郁。《本经疏证》曰:

"夫气以润而行,水以气而运,水停即气阻,气阻则水淤。"因此,治当助肾之气化,利水解郁。黄芪为补肾助气化,行水解郁。临床上,肾郁之证用黄芪常与培元补肾、利水渗湿药合用,如李乐军采用中药参精煎方(何首乌、人参、枸杞、黄芪、女贞子、菟丝子、五味子、黄精、淮山药、益智仁、合欢皮、郁金)治疗慢性疲劳综合征 62 例,疲劳积分、抑郁自评量表及焦虑自评量表均有明显改善。

六、黄芪抗抑郁作用的实验研究

黄芪及其复方的抗抑郁作用近年来通过动物实验进一步获得证实。如艾群等[3]研究表明,黄芪穴位缓释埋植剂和黄芪注射液穴位注射对慢性应激抑郁模型大鼠具有明显抗抑郁作用。苗裕等[4]用黄芪注射液穴位注射抑郁大鼠脾俞、足三里穴,可显著改善模型动物的行为学指标,降低大鼠血浆中的白细胞介素(IL)-1β、白细胞介素-6 的含量。丁艳平等[5]研究表明,黄芪注射液能显著提高慢性应激抑郁模型大鼠体重、探究能力、奖赏反应程度和海马区超氧化物歧化酶活力,降低丙二醛的含量,防止神经细胞变性,减小细胞受损程度。朱学莉等[6]研究发现,芪参复康胶囊中、大剂量能明显抑制尾部悬吊塑造抑郁模型大鼠下丘脑-垂体-肾上腺轴功能的兴奋性,提高抑郁模型大鼠的免疫功能。

七、结论与展望

综上所述,抑郁症发病多为气血津液运行失常、影响气机升降出入所致,涉及心肺肝脾肾等脏腑功能。黄芪具有补气固表、利水退肿、托毒排脓、生肌等功效,广泛用于高血压、心脏病、糖尿病、肾炎、上消化道溃疡、肿瘤化疗放疗,以及手术后、贫血、感冒、抑郁症、骨质疏松、颈椎病、腰椎病、外科疮疡、皮肤病等多种疾病。黄芪的药用迄今已有 2000 多年的历史。现代研究表明[7],膜荚黄芪主要含黄酮、皂苷类等成分,蒙古黄芪主要含黄芪多糖,具有增强机体免疫功能、保肝、利尿、抗衰老、抗应激、降血压和较广泛的抗菌等多种药理作用。由于临床上黄芪治疗抑郁症主要在复方中应用,因此单味黄芪的抗抑郁成分及其作用机制还有待进一步深入研究,特别是黄芪与其他抗抑郁中药的协同作用及其机制的研究,将为黄芪应用于抑郁症治疗提供科学依据。另外,黄芪用于抑郁症,当以气虚、脏气不足或虚实并见者用之为宜,单纯气机郁滞者或阴虚有热者当慎用。如《本草经疏》曰:"胸膈气闷,肠胃有积滞者勿用;阳盛阴虚者忌之;上焦热甚,下焦虚寒者忌之;患者多怒,肝气不和者勿服;痘疮血分热甚者忌之。"

参考文献

[1] 何咏梅,杜绍礼.抗抑郁中药的研究进展[J].湖南中医药导报,2003,10(6):71-73.

[2] 白洁,徐静,臧东静,等.浅析振奋肝阳(气)在肝阴虚型抑郁症治疗中的作用[J].中国中医基础医学杂志,2013,19(2):138,153.

[3] 艾群,张建华,田舸,等.黄芪穴位缓释埋植剂对慢性应激抑郁模型大鼠行为学影响[J].大连医科大学学报,2010,32(4):405-407.

[4] 苗裕,艾群.脾俞、足三里穴位注射对抑郁大鼠行为学及细胞因子IL-1β、IL-6的影响[J].中国康复医学杂志,2007,22(8):696-698.

[5] 丁艳平,马丽梅,李艳萍.黄芪注射液对慢性应激抑郁模型大鼠行为及海马区SOD活力和MDA含量的影响[J].西北师范大学学报(自然科学版),2011,38(6):75-79,115.

[6] 朱学莉,林昱,杨来启,等.芪参复康胶囊对抑郁模型大鼠下丘脑-垂体-肾上腺轴功能的影响[J].陕西中医,2011,32(4):493-494.

[7] 胡明月,王新雨,王丽.黄芪的药理作用及临床研究进展[J].中国民族民间医药,2013,20(7):20-21.

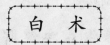

白术

白术为菊科苍术属植物白术的干燥根茎,是著名的道地药材和"浙八味"之一。其性温,味甘、苦。归脾、胃经。具有健脾益气,燥湿利水,止汗安胎的功效。主要用于脾虚食少,腹胀泄泻,目眩心悸,痰饮水肿,自汗,胎动不安等病证的治疗。洪霞等[1]通过数据挖掘技术分析周绍华教授治疗抑郁症用药次数,白术排14位。施学丽等[2]在治疗抑郁症的中药专利复方中,健脾益气类中白术排第三位。根据抑郁症病机证治研究及相关文献,白术治疗抑郁症的临床应用具有如下特点。

一、补气健脾开郁

毕国伟等[3]认为气血津液代谢失常是抑郁症发生的重要病机之一,气、血、津之中,以气为要,然气行通畅以阳气振奋为其先导。抑郁症发病多因情志所伤、肝失疏泄、脾失健运、痰浊内生引起。而脾司运化,能运化水谷、运化水液,为水谷精微运转之枢纽,气血生化之源。《丹溪心法·六郁》:脾失健运,"当升者不得升,当降者不得降,当变化者不得变化,此为传化失常,六郁之病见矣"。《本草求真》记载:白术具有补气健脾作用,"其性最温,服则能以健食消谷,为脾脏补气第一要药也"。《本草正义》曰:"颐谓白术、苍术在古不分,而今已各别,则凡古人所称燥湿逐水之用,今必以茅山苍术当之,其补益脾胃,则宜用白术。盖今之所谓冬白术者,质润而气香,健运脾阳,滋养胃阴之力不小,且其气既盛,致呆守满中,允为健脾益胃之专剂矣。"从上可以看出,白术为补气健脾的第一要药[4]。林巧[5]以参苓白术散(党参10克,茯苓10克,白术15

克,白扁豆10克,陈皮6克,砂仁6克,山药10克,莲子9克,薏苡仁9克,甘草6克,桔梗6克,大枣6枚)为基本方,以健脾益气法治疗抑郁症,有效率达91%。

二、燥湿养血健脾开郁

金东明[6]认为抑郁症患者因长期忧思抑郁致七情郁结,肝木失条达后克脾土,形成肝郁脾虚,脾虚运化无力,湿聚为痰,表现情志不遂,喜悲伤欲哭,甚则轻生;思虑过度,伤心脾,气血生化乏源,出现神思恍惚,饮食减少,语无伦次,常言人捕之。中医学认为,脾为湿土,喜燥恶湿。湿盛可以导致脾虚,脾虚也可以生湿,往往互为因果。因脾虚失运,水湿停留,多属本虚标实之证。《经》曰:"湿客于胃则滞而生痰,客于脾则生水,脾虚湿胜,则为水肿,湿客中焦则心下急满,脾胃俱虚,则中焦不治,而湿邪客之,则为霍乱吐下不止也"。《本草汇编》曰:"脾恶湿,湿胜则气不得施化,津何由生?膀胱者,津液之府,气化则能出焉。用白术以除其湿,则气得周流而津液生矣。"《本经逢原》曰:"白术生用有除湿益燥,消痰利水,治风寒湿痹,死肌痉疸,散腰脐间血,及冲脉为病,逆气里急之功。"从上可以看出,白术气久味芳烈,温脾暖胃,祛脾胃湿邪,湿邪去,则脾胃健运,谷气上升,气血得以生化,津液得以输布,机体得以康健。邵辉等用逍遥散加减(当归、赤芍、白术、桃仁、炮姜、柴胡、茯苓、薄荷、炙甘草)联合阿米替林治疗产后抑郁症,疗效优于单用西药组。

三、消痞化滞开郁

《丹溪心法·六郁》曰:"气血冲和,万病不生,一有怫郁,诸病生焉。故人身诸病,多生于郁。"抑郁症是因郁怒、思虑、悲哀、忧愁等情志不遂,导致肝失疏泄、脾失运化、心神失常、脏腑阴阳气血失调而成。初起多见实证,可因气滞而夹痰、夹食、夹热;久病由气转血,由实转虚,可见到久郁伤心神、心脾气血两虚、阴虚火旺等虚证。白术甘温健脾,以助脾之运化;白术与枳实相配,健脾消痞,对脾弱气滞,失于输转,水气痞结所见的心下坚,如盘如杯者,颇为有效。陈丽用四逆散加减(柴胡、枳实各 12 克,白术 18 克,白芍 10克,陈皮 12 克,大腹皮 20 克,郁金 12 克,茯神 20 克)治疗功能性消化不良伴抑郁症,有效率达 98%。

四、温中健脾

毕国伟等[3]认为,抑郁症患者神、形、行的变化主要为患者体内阳气不足,消长迟滞,不能主动。阳气不足在抑郁症的发生、发展过程中起着举足轻重的作用。正如张景岳所说:"忧郁病者……此多以衣食之累,利害之牵,及悲忧惊恐而致郁者,总皆受郁之类……此其戚戚悠悠……神志不振……皆阳消证也。"《医学启源》记载:白术"除湿益燥,和中益气,其用有九:温中,一也,去脾胃中湿,二也,除胃中热,三也,强脾胃,进饮食,四也,和胃生津液,五也,止肌热,六也,四肢倦卧,嗜卧,目不能开,不思饮食,七也,止渴,八也,安胎,九也"。《名医别录》认为,白术治"心腹胀满,腹中冷痛,胃虚下痢,多年气痢,除寒热,止呕逆"。《本草纲目》认为,"脾胃有劳倦内伤,有饮食内伤,有湿热,有虚寒"。白术气味芳香,其性最温,可温中补虚,健运脾阳,散脾胃中寒。

五、结论与展望

综上所述,抑郁症发病多为元气亏虚、气血郁滞所致,因元气亏虚与气血郁滞相互影响,而脏腑阴阳又各有偏损,这就形成抑郁症复杂的病机变化[7]。白术具有健脾益气,燥湿利水,止汗安胎的功效。现代研究表明,白术主要含有挥发油和内酯类成分,其中内酯类成分具有抗炎、抗肿瘤、抗衰老,调节胃肠运动等作用。由于临床上白术治疗抑郁症主要在复方中应用,因此单味白术的抗抑郁成分及其作用机制还有待进一步深入研究,特别是白术与其他抗抑郁中药的协同作用及其机制的研究,将为白术应用于抑郁症治疗提供科学依据。

参考文献

[1] 洪霞,毛丽君,吴小明,等.周绍华教授抑郁症医案数据挖掘分析[J].陕西中医,2010,31(12):1571-1573.

[2] 施学丽,陈贵海,赵晓芳,等.基于数据挖掘技术的中药专利复方治疗抑郁症用药规律分析[J].时珍国医国药,2013,24(11):2822-2824.

[3] 毕国伟,卢政男,江永.抑郁症发病的基础病机之论阳气不足论[J].成都中医药大学学报,2011,34(3):88-90.

[4] 马继兴.神农本草经辑注[M].北京:人民卫生出版社,1995,71.

[5] 林巧.健脾益气法治疗老年抑郁症患者 23 例[J].现代中西医结合杂志,2011,20(14):1755-1756.

[6] 于海艳,金东明.金东明教授治疗慢性反应性精神病抑郁状态案[J].四川中医,2014,32(6):137-138.

[7] 黄世敬,王永炎.培元开郁法治疗血管性抑郁症用药规律探讨[J].中国实验方剂学杂志,2012,18(10):313-315.

红 景 天

红景天作为补肺益肾、理气活血的传统中草药,在世界范围内用于刺激神经系统、增强体质、心理调节和治疗疲劳已有数百年历史,特别是经抗抑郁临床试验,对轻、中度抑郁状态已显示了初步实证效果。因此,近年来红景天其抗抑郁作用受到较多关注。

红景天为景天科红景天属植物,为多年生草本植物,具有很强的生命力和特殊的耐寒、耐低氧等特性[1],是珍稀药用植物之一,被誉为"高原人参"。红景天性寒、味甘、涩。归肺、心经。红景天被列为"草本上品",能"祛邪恶气,补诸不足",具有补气清肺、益智养心、收涩止血、散瘀消肿的功效。适用于气虚血瘀、病后体弱、气短畏寒、倦怠乏力、白带腹泻、胸痹心痛,中风偏瘫,肺热咳嗽、气喘咯血、跌打损伤等多种病症。现代大量研究发现,除抗抑郁作用外,还具有抗氧化、抗缺氧、抗疲劳、抗衰老、抗炎、抗病毒、抗肿瘤、抗辐射、抗肝纤维化、调节免疫、改善心血管系统功能、增强脑功能、保护器官免受自由基损伤等广泛的药理作用。由于抑郁症的病因复杂,这些药理作用可能与抗抑郁机制有关。红景天作为治疗抑郁症的常用中药,在此仅对其抗抑郁相关研究及其主要机制研究简述如下。

一、红景天抗抑郁作用

1. 实验研究 慢性应激抑郁模型是目前应用和研究较多的抑郁症模型,已被广泛应用于抑郁症的基础研究和药物筛选。Mattioli 等研究表明,红景天提取物对急性应激大鼠具有抗应激作用和抗压力作用。进一步用红景天水醇提取物治疗慢性轻度应激雌性大鼠,结果红景天可提高模型大鼠的蔗糖的摄入量,增加其运动行为和体重,和改善其发情周期,因此红景天能有效抑制慢性应激诱导的抑郁行为和生理变化。陈巧格等[2]采用红景天对慢性应激抑郁模型大鼠灌胃 4 周,发现低剂量红景天能够促使抑郁大鼠恢复体质量和糖摄取量。白延丽等[3]、隋汝波等[4]用红景天对中风后抑郁大鼠灌胃 21 天,发现红景天低、中、高剂量组均能提高抑郁的行为学评分,其中红景天中、高剂量组较低剂量组作用更明显。关伟等[5]采用红景天提取物对小鼠不同抑郁模型进行干预研究表明,高山红景天提取物的中、高剂量给药可显著缩短小鼠强迫性游泳和悬尾不动时间,并且高山红景天中剂量的作用优于氟西汀的作用。朴美香[6]采用不同剂量红景天提取物对慢性应激抑郁模型小鼠灌胃 21 天发现,红景天中、高剂量组的糖水消耗量明显增多,纯水消耗量显著降低,红景天提取物具有良好的抗抑郁作用,而且中剂量组抗抑郁作用最显著。

2. 临床研究　杜欣柏等、韩国玲等通过临床研究表明,红景天能提高高原老年抑郁症患者对西药抗抑郁药治疗的耐受性,氟西汀＋红景天疗效可靠、不良反应小,是治疗高原地区老年抑郁症的理想药物。张彦观察红景天高原环境下抗焦虑抗抑郁作用,发现红景天及中药芪参复康胶囊均具有明显的抗焦虑、抗抑郁的作用。Darbinyan 等采用红景天根茎标准化提取物 shr-5 治疗轻中度抑郁患者,将患者分为 3 组:A 组(31 例)接受每日 340 毫克的shr-5;B 组(29 例)接受每次 340 毫克,每日 2 次的 shr-5(每日 680毫克);C 组(29 例)接受每日 2 次安慰剂片,疗程 6 周。治疗后,A、B 组抑郁症状明显改善,疗效明显优于安慰剂组,且无不良反应。这些研究表明,红景天具有较肯定的抗抑郁疗效。

二、抗抑郁机制

1. 调节单胺类神经递质　脑内单胺类递质水平降低是抑郁发病的经典学说之一。慢性应激可引起脑组织单胺递质水平失调,如 5-羟色胺水平降低,从而发生抑郁症。秦亚静等采用红景天对慢性应激抑郁大鼠灌胃 3 周发现,红景天能够提高慢性应激所致抑郁大鼠降低的大脑海马 5-羟色胺水平。为进一步探讨红景天提取物的抗抑郁机制,Mannucci 等采用红景天对尼古丁依赖动物戒断后的抑郁行为干预,红景天治疗后 5-羟色胺含量显著增加,并有 5-羟色胺$_{1A}$受体显著增加,这表明红景天对尼古丁戒断者产生的有益作用,与其调节 5-羟色胺有关。

2. 促进海马神经再生、保护神经细胞　抑郁症的发病机制复杂,与大脑海马的变化密切相关。慢性应激可引起海马神经再生发生障碍,这些可以导致海马功能下降,最终引起抑郁症的发生。

秦亚静等采用红景天对慢性应激抑郁大鼠灌胃 3 周发现,红景天治疗组大鼠的大脑海马 5-溴脱氧尿嘧啶标记细胞数量、β-微管蛋白Ⅲ和 5-溴脱氧尿嘧啶双标记细胞百分率,以及神经元数量恢复性到正常对照组大鼠的水平。表明红景天能够促进慢性应激导致的抑郁大鼠海马神经干细胞增殖和分化、促进神经元再生,同时具有保护受损伤海马神经元的作用。

3. 调节细胞因子、抗炎症损伤　近年的研究提出,海马损伤及炎症因素参与了抑郁症的发生发展,故如果能减少抑郁症的海马损伤及稳定细胞因子网络,将能够有效治疗抑郁症。细胞因子中,白细胞介素-6 延迟性表达对海马神经元有保护作用,抑制白细胞介素-1β 及肿瘤坏死因子-α 的合成,对抗谷氨酸引起的细胞损伤。而肿瘤坏死因子-α 及白细胞介素-1β 对海马神经元有损伤作用,具体机制还需进一步研究。白延丽等、隋汝波等用红景天对中风后抑郁模型大鼠灌胃 21 天,发现红景天低、中、高剂量组均能不同程度地改善神经细胞的核深染、核固缩程度,减少细胞及间质的水肿,使胞膜清楚,形态正常,核仁清晰可见的神经细胞数目增多。均能不同程度减少海马组织肿瘤坏死因子-α、白细胞介素-1β含量,升高白细胞介素-6 含量,减少海马神经细胞的受损程度,提高抑郁的行为学评分,其中红景天中、高剂量组较低剂量组作用更明显,提示红景天对中风后抑郁脑组织具有保护作用。

此外,红景天苷是红景天的主要活性成分,近年研究发现红景天苷具有神经保护、清除自由基、调节中枢神经递质、促进神经修复及抗神经细胞凋亡等多种作用。

4. 其他作用　红景天抗抑郁、抗疲劳疗效确切,其作用机制复杂,并与其广泛的药理活性具有协同效果。如 Eagon 等报道红景天一直用于缓解围绝经期症状如疲劳、抑郁,认知和记忆障碍,有免疫调节、抗突变、抗癌、保护骨髓干细胞和肝细胞等作用,而无雌激素风险。张新胜等发现红景天苷能促进骨髓抑制性贫血模型小鼠骨髓细胞中基质金属蛋白酶表达、升高骨髓造血微环境中基质金属蛋白酶活性,进而引起 ECM 中或基质细胞膜上细胞因子的释放、骨髓微血管损伤的修复,以及造血干细胞增殖、迁移和分化能力的增加来促进骨髓造血功能的恢复;促使骨髓抑制贫血小鼠骨髓细胞解除 G0/G1 期阻滞,加速骨髓 G0/G1 期细胞向 S 期细胞、S 期细胞向 G2/M 期细胞的转化,以及升高骨髓细胞抑凋亡基因 Bcl-2 的表达、降低促凋亡基因 Bax 的表达来抑制骨髓细胞凋亡,促进骨髓造血功能的恢复。罗晶等用红景天生地黄合剂,可促进骨髓抑制小鼠骨髓细胞与集落的产生及集落刺激因子等细胞因子的合成,对造血系统进行调控,增加外周血白细胞数量,恢复机体造血功能。

三、结论与展望

综上所述,抑郁症是一个严重的健康问题,通过基础与实验研究,红景天显示了肯定的抗抑郁效果和良好的安全性。中国是红景天属植物的分布中心,种类多,野生资源丰富,约占世界红景天资源总量的 80%。近年的研究表明,红景天主要含红景天苷、酪醇、肉桂醇苷、络塞琳和松脂等多种活性成分,具有保护心脑血管系统(抗心肌缺血、抑制心肌细胞凋亡、抗脑缺血再灌注、保护神经细胞等),抗病毒,防辐射,抗疲劳,抗肝纤维化,消炎镇痛,治疗骨质疏松等作用。此外,红景天多糖具有抗病毒、抗疲劳、抗辐射、免疫调节、抗肿瘤、抗伤害、降血糖、调血脂等作用。临床使用安全性好,应用前景广阔。然而,这些作用与抗抑郁机制之间的相互关系应谨慎解释,因为许多研究都需要进一步验证,特别是在体外和体内的证据更需要较大规模的前瞻性人体试验确证。而且红景天抗抑郁活性成分较多,其发挥作用的机制及途径复杂。对其活性成分的开发利用和作用机制的研究,还需结合现代前沿技术、引入创新思维,开展广泛合作。特别是应进一步结合"草药组学"等新兴的基因技术和网络药理学相关技术,加强其对神经-免疫-内分泌的综合调控作用研究,如对神经血管单元稳态、免疫炎症损伤信号转导、下丘脑-垂体-肾上腺及性腺轴、突触可塑性及神经再生调控等干预,分别从药材、饮片、有效部位、有效成分,在整体、细胞、分子等不同水平,开展基础与临床研究,不仅有望开发更加高效、安全、可控的中药新药,而且还可通过研究,进一步明确抑郁症的发病机制,整体提升对抑郁症的诊治水平。

参考文献

[1] 刘硕,陈玉芬,吕克诚,等.红景天苷对心血管保护作用的研究概况[J].中国实用医药,2013,(9):239-240.

[2] 陈巧格,曾园山,唐久余,等.红景天对慢性应激导致的抑郁大鼠体质量和摄取糖、水量的影响[J].中西医结合学报,2008,6(9):952-955.

[3] 白延丽,隋汝波,薛欣.红景天对卒中后抑郁大鼠海马组织细胞因子干预作用的实验研究[J].中国中医药信息杂志,2010,17(5):38-41.

[4] 隋汝波,张磊,臧丽娥.红景天对卒中后抑郁大鼠海马细胞因子干预作用的实验研究[J].中国中医基础医学杂志,2010,16(9):816-818.

[5] 关伟,杨长青.高山红景天提取物对小鼠不同抑郁模型的影响[J].中国民康医学,2012,24(21):2602-2604.

[6] 朴美香.红景天提取物对小鼠慢性应激抑郁模型的影响[J].中国民康医学,2009,22(23):2997-2998.

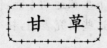

甘 草

近年来,甘草的抗抑郁作用愈来愈受到人们的重视。姚李吉、何媛媛等查阅国内外相关文献,在抗抑郁中药中甘草排前6位。施学丽等应用数据挖掘技术分析治疗抑郁症的128首中药专利复方,发现应用甘草的配伍频数排在前5位等;其中柴胡、白芍、甘草、茯苓、当归等为核心药物组成的逍遥散为治疗抑郁症的基本方。段艳霞总结历年来发表的治疗中风后抑郁的常用方药中,甘草的应用频次居前5位。故对甘草及其活性成分、相关复方制剂的抗抑郁研究进行概述。

一、甘草抗抑郁有效部位

甘草是豆科甘草属多年生草本甘草的根茎部分,为常用的补益中草药。其性平,味甘。归心、肺、脾、胃经。具有补脾益气,清热解毒,祛痰止咳,缓急止痛,调和诸药的功效。甘草化学成分及药理作用复杂,目前从甘草中已分离得到300多种黄酮类混合物、20余种三萜皂苷类化合物及多糖成分。甘草及甘草提取物或有效部位均具有明确的抗抑郁作用。

1. 改善抑郁行为 程瑞凤等分别给小鼠灌服甘草水提物、甘草总黄酮、甘草苷(其苷元即甘草素)和异甘草苷(其苷元即异甘草素),均显著减少强迫游泳实验小鼠和悬尾实验小鼠的不动时间,对小鼠自发活动无明显影响。果嘉、樊紫周、华冰等发现甘草总黄酮可增加慢性不可预见性温和应激大鼠在旷场实验中的直立次数、穿格数和修饰次数、减少粪便粒数;减少强迫游泳和悬尾实验不动时间。赵志宇等研究发现,甘草苷可以改善慢性应激抑郁模型大鼠快感缺乏的症状(糖水消耗量增加,缩短不动时间),并能对抗绝望行为。程瑞凤等发现,甘草总黄酮能够拮抗给予利血平1小时后引起的小鼠上睑下垂和运动不能,但不能够拮抗4小时后引起的小鼠体温降低。这些研究表明,甘草及其提取物具有明确的抗抑郁作用。

2. 抗氧化、抗凋亡、保护神经细胞 赵志宇等发现甘草苷,能有效逆转慢性不可预见性应激大鼠抑郁行为,并提高红细胞超氧化物歧化酶的活性,抑制血浆脂质过氧化反应和丙二醛的生成,认为其抗抑郁作用与清除自由基,防止氧化应激有关。此外,在多项缺血脑损伤实验中,甘草的多种有效成分均具有抗自由基和抗凋亡损伤作用。异甘草素可抑制脑组织丙二醛的含量和脑超氧化物歧化酶、过氧化氢酶和谷胱甘肽过氧化物酶的活性。甘草苷可上调还原型谷胱甘肽/氧化型谷胱甘肽的比值、超氧化物歧化酶、过氧化氢酶和谷胱甘肽过氧化物酶,降低髓过氧化物酶的活性和细胞间黏附分子-1 的表达。光甘草定能抑制十字孢碱对体外培养的大鼠皮质神经元的细胞毒作用和凋亡作用,同时能对抗十字孢碱升高的 Bax 蛋白和半胱天冬酶-3 酶原,逆转 bcl-2 降低和降低过氧化物产生,从而延长神经细胞寿命。

3. 调节内分泌和突触可塑性,促进神经元再生　樊紫周等研究发现,甘草总黄酮能降低应激抑郁大鼠血清皮质酮水平,同时恢复大鼠海马齿状回颗粒细胞层下区中 5-溴脱氧尿嘧啶核苷标记的新生祖细胞数量。甘草提取物又是环磷酸腺苷磷酸二酯酶的抑制药,还可提高脑内环磷酸腺苷产生抗抑郁的作用。华冰等研究发现,甘草总黄酮能够明显增加慢性不可预知应激抑郁大鼠海马组织中突触结构蛋白突触素的蛋白表达,降低突触后致密物质-95 蛋白及 mRNA 的表达,表明甘草总黄酮可能是通过对突触可塑性关键蛋白表达的调节发挥其抗慢性不可预知应激抑郁作用。

4. 抑制单胺氧化酶和磷酸二酯酶、调节单胺类递质　各种甘草提取物对单胺氧化酶的活性有抑制作用。异甘草素和甘草素对大鼠脑线粒体单胺氧化酶 A 呈非竞争性抑制,对单胺氧化酶 B 呈混合竞争性抑制。甘草苷和异甘草苷可增加动物海马、下丘脑和皮质中主要神经递质 5-羟色胺和去甲肾上腺素的浓度,可减少脑区中 5-羟吲哚乙酸/5-羟色胺比值,减慢 5-羟色胺的代谢,从而发挥抗抑郁效果。程瑞凤等研究发现,甘草总黄酮在急性绝望小鼠模型上具有抗抑郁样作用,并能明显协同增加注射 5-羟色氨酸后甩头次数,其抗抑郁机制可能与其直接增强脑内 5-羟色胺能神经功能有关。光甘草定、4'-O-甲基光甘草定和光甘草素可抑制 HEK-293 细胞(表达有重组人 5-羟色胺载体)再摄取 5-羟色胺,因此认为这些化合物可提高中枢 5-羟色胺能神经功能产生抗抑郁的作用。甘草水提取物能抑制 cAMP 磷酸二酯酶的活性。甘草酸、异甘草素、光甘草定、甘草西定、甘草香豆素、甘草醇和甘草查尔酮 A 等黄酮类化合物对 cAMP 磷酸二酯酶有不同程度的抑制作用。可见,甘草是通过其多种成分抑制单胺氧化酶和 cAMP 磷酸二酯酶的活性及 5-羟色胺再摄取等作用机制产生抗抑郁的作用。

二、抗抑郁复方

抗抑郁中药复方较多,主要有柴胡剂、逍遥散类、温胆汤类、小建中汤、柴胡加龙骨牡蛎汤、抗抑郁胶囊等。因甘草具有健脾宁心、和中缓急、和药解毒等功效,而成为抗抑郁复方的常用中药。以甘草为组成抗抑郁复方,近年来有较多报道。

1. 健脾宁心安神 脾为气血生化之源,气机升降之枢。心主血脉,与精神情志活动密切相关。若脾不健运,气机升降失常,气血亏虚,则心神失养,必然出现精神情志的改变。《景岳全书·郁证》曰:"至若情志之郁,则总由乎心,此因郁而病也。"《证治汇补》曰:郁证"治宜开发运动,鼓舞中州"。因此,健脾宁心安神是治疗抑郁症的重要治法之一。《雷公炮制药性解》云:甘草"入心、脾二经"。临床上甘草常配大枣、茯苓、白术、酸枣仁、龙骨、牡蛎、石菖蒲等,治疗心脾亏虚之抑郁症。如甘麦大枣汤及其成药郁乐静(甘草、浮小麦、大枣)治疗抑郁症具有良好疗效。周喜燕等用该方加味(甘草、淮小麦、大枣、郁金、合欢皮)治疗中风后抑郁,疗效不低于氟西汀,且不良反应少。如陶建青用解郁丸(甘草、小麦、大枣、白芍、柴胡、当归、郁金、茯苓、百合、合欢皮)治疗抑郁症 41 例,疗效优于文拉法辛,且不良反应少。韦韩荣用该方合归脾汤(浮小麦、炒白术、茯神、党参、当归、远志、木香、黄芪、酸枣仁、龙眼肉、大枣、炙甘草)治疗心脾两虚型抑郁症 56 例,总有效率为 92.86%。艾群等[1]研究表明,加味六君子汤(党参、白术、茯苓、制半夏、陈皮、甘草、石菖蒲、龙骨、牡蛎)可改善慢性应激抑郁大鼠模型的行为学(增加水平活动得分与垂直活动得分),降低白细胞介素 1β、白细胞介素 6 的含量。

若伴心神不宁,伴心血瘀阻者,常配当归、川芎、姜黄、郁金等。崔维强等[2]采用自拟解郁活血汤(柴胡、陈皮、枳壳、旋覆花、川芎、当归、白芍、甘草)结合黛力新治疗急性心肌梗死支架术后合并抑郁 32 例,可显著改善患者抑郁症状,提高患者生活质量。赵洁萍采用解郁汤(柴胡、郁金、白芍、当归、党参、茯苓、百合、合欢皮、酸枣仁、小麦、甘草、大枣)治疗冠心病伴发抑郁焦虑症状 30 例,改善心绞痛、心电图及中医症候疗效优于单纯基础治疗组。杨毓强采用解郁化瘀汤(柴胡、枳实、白芍、竹茹、茯苓、橘皮、香附、石菖蒲、郁金、白蒺藜、合欢花、半夏、炙甘草、胆南星)治疗老年脑梗死后抑郁 20 例,有效率 95.0%,疗效优于帕罗西汀组(80.0%),且不良反应少。王彦华等采用针刺联合振瘫解郁汤(炒枣仁、合欢花、石菖蒲、远志、龙骨、牡蛎、炒栀子、姜黄、郁金、夏枯草、柴胡、白术、佛手、炒白芍、黄芪、黄精、地龙、甘草)治疗中风后抑郁 27 例,有效率 92.7%,疗效显著高与阿米替林组(52.2%),且无不良反应。

另外,对心肾阳虚者,甘草可加桂枝、巴戟天以辛甘化阳,温阳解郁。如龚梦鹃等[3]研究表明,桂枝解郁胶囊(桂枝、巴戟天、甘草等)可改善慢性不可预知温和应激抑郁模型大鼠的体质量、敞箱实验增加水平运动得分和垂直运动得分,增加糖水消耗及缩短强迫游泳的不动时间。

2. 和中柔肝解郁 肝以血为体,以气为用,体阴而用阳,集阴阳气血于一身,其气升发,喜条达而恶抑郁,其病理变化复杂,每易形成肝气郁滞。肝为风木之脏,肝郁易侮脾土,形成肝郁脾虚,或横逆犯胃,则为肝胃不和。甘草具有健脾益气,甘缓防疏泄太过,常配柴胡、芍药、茯苓、郁金、枳实等,用于肝气郁结或肝郁脾虚抑郁症。高孟翠等以逍遥散(柴胡、当归、白芍、白术、甘草、生姜、茯苓、薄荷)治疗肝气郁结之抑郁症,取得较好疗效。夏小玉等用逍遥丸合并帕罗西汀治疗抑郁症起效快、疗效好,不良反应少而轻,复发率低。武春丽采用逍遥散配合小剂量氟西汀治疗糖尿病抑郁症 25 例,总有效率为 91.4%。杨靖等采用逍遥散、疏肝药+健脾药(柴胡、薄荷、白术、茯苓、生姜、炙甘草),养血药+健脾药(当归、白芍、白术、茯苓、生姜、炙甘草)两组均能显著缩短小鼠悬尾实验及强迫游泳实验中的不动时间,且不影响小鼠自主活动。张瑜等发现逍遥散加减能增加慢性应激性抑郁大鼠海马区的神经生长因子表达,从而起到抗抑郁作用。塔光等用柴胡加龙骨牡蛎汤(柴胡、黄芩、煅龙骨、煅牡蛎、人参、炙甘草等)治疗中风后抑郁 24 例,总有效率为 83.3%,疗效不低于百忧解(79.1%)。

3. 和药解毒治郁　元气亏虚、气血郁滞是抑郁症的主要病机,证候既有气血阴阳亏损,又有气郁痰阻血瘀毒聚,本虚标实,因此治当培元补虚、行气活血化痰解毒,虚实兼顾。甘草具有益气补中、清热解毒、调和诸药之功,既可作为治抑郁之君药(如前述甘麦大枣汤),又可作为臣辅或佐使之用。临床常配牡丹皮、栀子、黄连等加强清热解毒作用。如郑万利等采用黄连温胆汤(黄连、陈皮、茯苓、半夏、甘草、枳实等)配合百忧解治疗中风后抑郁 60 例,总有效率为 91.7%,明显高于单纯百忧解治疗组(80%),且不良反应小。郑宗和采用解郁合剂(柴胡、知母、百合、夏枯草、郁金、炒白芍、牡丹皮、炒栀子、甘草)加减联合氟西汀辨证分型治疗抑郁症 80 例,总有效率为 95.00%,疗效优于单纯西药对照组(78.75%),且无不良反应。高孟英等采用丹栀逍遥丸(柴胡、当归、白芍、白术、茯苓、甘草、牡丹皮、栀子、生姜、薄荷)联合米氮平片治疗脑中风后抑郁 32 例,有效率为 93.75%,显著高于对照组(83.87%)。乐文等发现栀子甘草豉汤在小鼠悬尾和强迫游泳模型中具有抗抑郁作用,其药效部位包括环烯醚萜苷类、黄酮类和三萜皂苷类。

三、结论与展望

　　甘草是益气补中、解毒调和的传统中药。近年的研究表明,甘草主要含三萜皂苷和黄酮类活性成分。此外,甘草还含有香豆素、脂肪酸、多糖、葡萄糖、蔗糖、淀粉、醇类化合物等多种其他成分。现代药理研究发现,甘草具有抗炎、抗菌、抗病毒、抗氧化、保肝、抗癌、抗疟原虫、保护中枢神经系统、保护心脑血管系统、抗肾损伤、治疗呼吸系统疾病、调节内分泌、增强免疫功能等诸多活性。虽然大量的动物实验和临床研究表明,甘草的抗抑郁作用显著,但其活性成分较多,临床用途广泛,且多以复方取效,其发挥作用的机制及途径还有待进一步研究。其活性成分的开发利用和作用机制的研究,还需结合现代前沿技术,引入创新思维,开展广泛合作。特别是应加强其对神经-免疫-内分泌的综合调控作用研究,如对神经血管单元稳态、免疫炎症损伤信号转导、下丘脑-垂体-肾上腺及性腺轴、突触可塑性及神经再生调控等干预,分别从药材、饮片、复方、有效部位、有效成分,在整体、细胞、分子等不同水平,开展基础与临床研究,不仅有望开发更加高效、安全、可控的中药新药,而且还可通过研究,将进一步明确抑郁症的发病机制,整体提升对抑郁症的诊治水平。

参考文献

　　[1]　艾群,张红,苗裕. 加味六君子汤对抑郁大鼠行为学及白细胞介素 1β 和白细胞介素 6 的水平调整[J]. 中国临床康复,2006,10(47):55-57.

[2] 崔维强,张兴会.中西医结合治疗急性心肌梗死支架术后合并抑郁 32 例[J].中医研究,2008,21(6):35-36.

[3] 龚梦鹃,何伟,唐春萍,等.桂枝解郁胶囊抗抑郁作用的药理实验研究[J].中成药,2011,33(7):1121-1125.

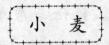

小 麦

小麦性凉,味甘。归心,脾,肾经。具有养心除烦,健脾益肾,除热止渴的功效。主要用于脚气病,末梢神经炎,产妇回乳,自汗,盗汗,多汗,口干舌燥、心烦失眠。《本草拾遗》中提到:"小麦面,补虚,实人肤体,厚肠胃,强气力",所含的 B 族维生素和矿物质对人体健康很有益处。对于更年期妇女,食用未精制的小麦还能缓解更年期综合征。因此,小麦成为抑郁症的常用中药之一。临床多用于复方中,常用方剂为甘麦大枣汤,养心安神,和中缓急,为《金匮要略·妇人杂病脉证并治篇》治疗脏躁的代表方,其症状描述为:"妇人脏躁,喜悲伤欲哭,如神灵所作,数欠伸,甘麦大枣汤主之"。目前甘麦大枣汤主治精神恍惚,常悲伤欲哭,不能自主,心中烦乱,睡眠不安,甚则言行失常,哈欠频作,舌淡红苔少,脉细微数者,属现在的癔症、更年期综合征、神经衰弱、小儿夜啼等。现代医家认为,甘麦大枣汤病机为心肝血虚,神失濡养,为抑郁属心阴不足,肝气失和者的常用方,并且通过临床观察其疗效与西药相似。如徐天舒等以甘麦大枣汤为主方,加地龙和合欢皮临床治疗抑郁有效率与盐酸氟西汀相似,且不良反应少于盐酸氟西汀。赵凤鸣等临床对 50 例患者观察发现,甘麦大枣汤与西酞普兰疗效相似,研究证实,甘麦大枣汤合西药氯丙咪嗪治疗抑郁症不但临床疗效显著,而且会减少不良反应,明显提高药物治疗依从性。药理学研究[1]显示,抑郁与脑内去甲肾上腺素和 5-羟色胺含量及海马等部位有关,甘麦大枣汤能够提高抑郁模型大鼠脑内去甲肾上腺素和

5-羟色胺的含量和海马区脑源性神经营养因子表达[2]，甘麦大枣汤常配合其他抗抑郁方药联合应用可增加抗抑郁效果，如与百合地黄汤配合治疗脑梗死后抑郁，与定志丸配合治疗脑中风后抑郁，与归脾汤合用治疗心脾两虚型抑郁等，临床疗效都很满意。甘麦大枣汤组方配伍严谨、简练，由甘草、小麦、大枣 3 味药组成。小麦乃甘凉之品，有甘缓凉润、养心气而安心神功效。故《金匮要略论注》曰："小麦能和肝阴之客热，而养心液，且有消烦利溲止汗之功故以为君。"《神农本草经》谓其："味甘，微寒止……烦渴、咽燥……养肝气"，功能补养心肝之血，除脏燥之热，敛心气而安神。可见小麦的养心宁神功效早在古代就已经记载并应用于临床治疗。

参考文献

[1] 秦竹,毕秀华,唐瑶瑶,等.甘麦大枣汤对慢性温和不可预知应激大鼠行为学及中枢递质 5-羟色胺和去甲肾上腺素的影响[J].辽宁中医杂志,2013,40(3):563-565.

[2] 严余明.加味甘麦大枣汤对抑郁症大鼠海马区脑源性神经营养因子表达的影响[J].浙江中医杂志,2010,45(8):604-605.

第二节 养血药

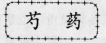

芍药首载于汉代《神农本草经》。有"主邪气腹痛,除血痹,破坚积寒热,疝瘕,止痛,利小便,益气"的记载,被列为中品药,但未区分赤芍、白芍。芍药的赤白之说始于梁·陶弘景的《本草经集注》,谓"今出白山、蒋山、茅山最好,白而长大。余处亦有而多赤,赤者小利"。至宋·苏颂的《本草图经》才正式区分赤白二芍。"芍药二种,一者金芍药,二者木芍药。救病用金芍药,色白多脂肉,木芍药色紫瘦多脉"的记载。2010版《中华人民共和国药典(一部)》规定,白芍为植物芍药水煮去皮之后使用的干燥根;赤芍为毛茛科植物芍药或川赤芍直接使用的干燥根。两者所含化学成分相似,但含量比例有所不同,药理活性相似但作用强度不同。芍药应用于心血管系统、神经系统、内分泌系统等多个系统,发挥包括抗血栓、抗凝血、抗动脉粥样硬化、抗缺血损伤、抗抑郁、抗氧化、抗肝纤维化等多重作用。其中,抗抑郁作用是芍药主要的作用之一,得到临床和科研方面的广泛研究。

一、白芍的抗抑郁作用

白芍性平,味酸。归肝、脾经。具有敛阴止汗,养血柔肝,缓中止痛的功效。白芍中提取的有效成分为白芍总苷,主要含芍药苷(PF)、芍药内酯苷、苯甲酰芍药苷、羟基芍药苷等单萜苷类化合物。邵继红等[1]采用小鼠强迫游泳实验、小鼠悬尾实验和拮抗利血平所致抑郁症状实验,研究白芍单味药的抗抑郁作用,结果表明中、高剂量白芍组不仅能显著缩短小鼠强迫游泳时间、悬尾不动时间,还具有拮抗利血平所致小鼠运动不能作用和眼睑下垂作用,在3种小鼠抑郁模型中,白芍均表现出很强的抗抑郁作用。所以,可以从抑郁症发病机制的角度出发,研究白芍抗抑郁作用的起效途径。

1. 单胺类递质 单胺类递质学说是抑郁症发病机制的经典学说之一,脑内 5-羟色胺、去甲肾上腺素等单胺类神经递质功能的减退可导致情绪障碍,诱发抑郁症。临床上,也将 5-羟色胺再摄取抑制药作为控制和缓解抑郁症的主要药物。王景霞等[2]采用乙醇提取、大孔树脂精制方法制备白芍提取物(芍药苷 48.9% 和芍药内酯 19%),并使用慢性轻度不可预见性温和应激方法建立抑郁症大鼠模型,发现白芍提取物能够改善慢性温和不可预知应激模型大鼠体质量下降,提高模型大鼠前额皮质内 5-羟色胺、去甲肾上腺素的含量,说明白芍提取物对前额皮质的单胺神经递质具有调节作用。此外,还有研究发现利血平诱导的小鼠抑郁模型脑内去甲肾上腺素、多巴胺和 5-羟色胺等单胺类递质含量明显下降,而芍药苷能使利血平化小鼠脑内的去甲肾上腺素、多巴胺和 5-羟色胺的含量明显升高,具有一定增强单胺递质的作用[3]。

2. 下丘脑-垂体-肾上腺轴 抑郁症的发生与神经内分泌关系密切,尤以下丘脑-垂体-肾上腺轴的功能异常为多。下丘脑-垂体-肾上腺轴中,下丘脑分泌促肾上腺皮质激素释放激素作用于垂体,促使垂体分泌促肾上腺皮质激素;促肾上腺皮质激素作用于肾上腺,刺激皮质醇的合成,皮质醇可以负反馈调节下丘脑-垂体-肾上腺轴。抑郁症患者常出现下丘脑-垂体-肾上腺轴功能亢进,皮质醇过度分泌,进而损伤患者脑内的海马神经元,导致认知功能的下降。Mao 等研究发现,赤芍总苷可能是通过激活下丘脑-垂体-肾上腺轴来发挥抗抑郁作用。同时,赤芍总苷降低单胺氧化酶活性,减少其在脑内的浓度,对缓解抑郁症状有一定作用。崔广智等通过观察芍药苷对小鼠自主活动、悬尾不动时间、强迫游泳不动时间及对皮质酮导致 PC12 细胞损伤的影响发现芍药苷具有显著抗抑郁作用,其可能机制多是神经细胞保护作用和对下丘脑-垂体-肾上腺轴的影响。

3. 神经细胞凋亡 神经元损伤假说是抑郁症发病可能机制之一,海马神经元丢失、神经细胞凋亡与抑郁症发病密切相关,诸多急性或慢性应激刺激都会促使海马组织中脑源性神经营养因子表达减少。Mao 等还发现赤芍总苷能够增加模型大鼠脑组织中神经生长因子及脑源性神经营养因子表达,是赤芍总苷发挥抗抑郁作用的可能机制之一。

4. 单胺氧化酶 单胺氧化酶在神经组织过多表达,会产生过量的胺代谢产物,这类产物是引发各类精神疾病的重要原因。有研究表明,人工慢性不可预见性应激造模方法形成的抑郁模型小鼠的单胺氧化酶活性增强,小鼠脑中氧化还原型谷胱甘肽及丙二醛浓度增加,赤芍总苷不仅可以抑制单胺氧化酶的活性,还能衰减氧化性应激在大脑中的作用。在强迫游泳致抑郁的大鼠抑郁模型中,赤芍总苷主要通过抑制单胺氧化酶的活性间接发挥抗抑郁作用。

5. 脑白质病变 抑郁症的发病与心脑血管疾病密切相关,某些难治的重症抑郁症患者经常被发现其海马和前额叶皮质脑血流和代谢的降低,对存在脑深部白质病变的老年人群的调查发现,即使尚不符合抑郁症的诊断标准,也容易表现出抑郁状态,表明存在脑白质病变患者更易患抑郁症。研究发现,芍药苷具有一定的神经保护作用,对于 SD 大鼠大脑中动脉阻塞再灌流脑缺血模型,芍药苷能显著降低模型大鼠死亡率,并且可以缩小因缺血导致的大脑皮质的梗死面积,同时可以改善大鼠的神经损伤状况和空间学习记忆能力,对于双侧颈总动脉结扎慢性脑缺血模型,芍药苷亦能显著改善因慢性缺血应激造成的模型大鼠的空间学习记忆能力并保护受损的海马 CA1 区神经元。杨煜等[4]研究发现,赤芍总苷对静脉血栓模型大鼠血小板聚集和血栓形成具有抑制作用。也有研究[5]提示,赤芍总苷可以通过促进巨噬细胞内胆固醇外流发挥潜在的抗动脉粥样硬化作用。赤芍总苷对神经系统的作用包括对脑缺血再灌注损伤大脑皮质、海马、纹状体等脑组织的病理改变具有重要的保护作用,提高病变部位超氧化物歧化酶活性的同时,降低丙二醛的含量[6]。

以上证据可以说明,赤芍总苷不仅具备抗抑郁作用,同时可以抗动脉粥样硬化和抗脑缺血损伤,对于动脉粥样硬化、脑缺血等应激状态下形成的血管性抑郁症可发挥双重作用。

二、赤芍的抗抑郁作用

　　赤芍性寒,味苦。归肝经。具有清热凉血,化瘀止痛的功效。赤芍总苷是赤芍的总提取物,组成与白芍总苷大体相同,含量比例有所差异,除具有改善异常血液流变,抗血小板聚集,抗血栓形成等作用外,对损伤的神经细胞有一定的保护作用,并且可以提高学习记忆能力。吴芳[7]的研究发现,赤芍总苷可以影响实验性抑郁行为,缩短动物绝望时间,并且能增强去甲肾上腺素和 5-羟色胺的神经毒性,下调海马组织 β-肾上腺素和大脑皮质 5-羟色胺受体密度,具有一定的抗抑郁作用。

　　赤芍总苷对脑缺血样损伤模型大鼠的神经细胞同样具有保护作用,对缺氧损伤、缺糖损伤、自由基损伤、咖啡因损伤、一氧化氮损伤和 N-甲基-D-天冬氨酸毒性损伤等 6 种脑缺血性损伤模型大鼠的神经细胞均具有保护作用,可提高神经细胞存活数,这种保护作用可能与直接抑制 N-甲基-D-天冬氨酸受体依赖性的钙通道相关。马仁强等的实验研究发现,白芍总苷注射液能够改善通过大脑中动脉闭塞法建立的局灶性脑缺血模型大鼠的行为学状态,显著增加缺血部位的脑血流量,减轻脑水肿及降低脑梗死面积。所以,针对脑缺血损伤,赤芍比白芍发挥的作用更大,对于合并心脑血管病的血管性抑郁症、血管性痴呆等类型的疾病,赤芍的选择更多。但国内关于从抑郁症发病机制的角度研究赤芍起效途径的研究偏少,也可作为未来研究重点方向之一。

三、芍药药对的抗抑郁作用

　　药对,亦称"对药",多指临床常用且较为固定的中药配伍形式。药对并非单纯两味药物的药效的累加,而是诸多医家临床用药经验的升华。对单味药的研究有时难以反映出药物在复方中的真实作用,但是复方又因药味过多,成分复杂,研究难度过大,所以,选用药对进行研究可以克服这些困难。

1. 柴胡和白芍　柴胡和白芍是疏肝解郁、调畅情志最基本的配伍药对,为多个抗抑郁方剂(如四逆散、柴胡疏肝散、逍遥散等)的基础药物。李越兰等[8]对绝望抑郁小鼠模型进行研究发现,柴胡-白芍水煎剂具有明显的抗抑郁作用,且无中枢兴奋性作用。不同剂量的柴胡-白芍药对及单用柴胡、白芍均有明显的抗抑郁作用,但抗抑郁作用强度存在差异[9]。对慢性应激性大鼠模型,柴胡白芍水煎剂能提高其海马内的多巴胺、去甲肾上腺素、5-羟色胺的再摄取有关,可以通过增加突触间隙中的单胺类神经递质,从而起到抗抑郁作用。

2. 赤芍和淫羊藿　吴芳[7]研究发现,赤芍总苷和淫羊藿总黄酮均有一定的抗抑郁作用,但白芍总苷作用可能更为广泛,两者不同比例复合物作用相类似,优于单独给予白芍总苷或淫羊藿总黄酮,尤以 2∶1 比例配伍最佳,认为白芍总苷和淫羊藿总黄酮对治疗血管性抑郁的机制可能较广泛,可能与去甲肾上腺素、5-羟色胺等单胺类神经递质及其在脑内不同区域的受体相关。

3. 赤芍和石菖蒲　石菖蒲和赤芍也是临床传统复方中的抗抑郁药对之一。陈文伟[10]相关研究发现,石菖蒲、赤芍醇提取物 400mg/kg 能显著缩短抑郁模型小鼠悬尾和游泳的不动时间且不影响动物的自主活动。320mg/kg 能显著升高未预知慢性应激所致抑郁大鼠血浆、结肠、垂体血管活性肠肽(VIP)含量和结肠 P 物质(SP)含量,降低血浆和垂体、结肠 P 物质含量,提示其抗抑郁作用机制可能与此相关。

四、结论与展望

中医并无抑郁症这一病名,抑郁症应该归属为中医郁证、虚劳等疾病的范畴。白芍柔肝养血、平肝止痛、敛阴收汗的作用,赤芍清热凉血、活血祛瘀的作用,都广泛用于郁证、虚劳等疾病的防治之中。中医临床讲究配伍应用,较少使用单味药物,现今诸多临床及科研治疗抑郁症选用的中医经典复方中,芍药是其中重要的药物之一,如逍遥散、四逆散、柴胡疏肝散等。所以,芍药的抗抑郁作用可以从中医辨证论治的角度得到印证。

芍药的主要成分白芍总苷和赤芍总苷,对抑郁症的治疗均有一定疗效,合理的配伍应用也有助于其作用的发挥。目前,对于芍药抗抑郁的研究主要集中在芍药的主要成分芍药苷上,并针对抑郁症的发病机制进行相关研究,研究芍药发挥作用的可能机制,同时针对以芍药为主组成的抗抑郁药对进行分析,研究配伍对其抗抑郁作用的影响,这为临床使用芍药治疗抑郁症提供了一定的科学证据。虽然赤芍和白芍从化学成分方面大体相同,但含量有所差别,从中医辨证用药的角度也存在较大的差别,两者发挥抗抑郁作用的关键步骤还有待甄别。同时,赤芍、白芍同用也是中药常用的药对之一,两者配伍是否能够增强抗抑郁作用这一假设也可以进行深入研究。

参考文献

[1] 邵继红,韩珍,杨艳,等. 白芍抗抑郁作用的实验研究[J]. 宁夏医学杂志,2008,30(6):490-491.

[2] 王景霞,张建军,李伟,等. 芍药苷抗抑郁作用与 NO/cGMP 通路相关性研究[J]. 中药与临床,2012,25(11):27-28.

[3] 崔广智,金树梅. 芍药苷对利血平诱导抑郁模型的影响[J]. 中国实验方剂学杂志,2012,18(22):272-274.

[4] 杨煜,吕文伟,宋瑛士,等. 白芍总苷抗血栓形成作用[J]. 中草药,2006,37(7):1066-1068.

[5] 魏毅,张贵平. 黄芪多糖与白芍总苷对 THP-1 巨噬细胞源性泡沫细胞内脂质的影响[J]. 中药新药与临床药理,2007,18(3):189-191.

[6] 刘玮,吴华璞,祝晓光,等．白芍总苷对全脑缺血再灌损伤的保护作用[J]．中国药理学通报,2004,20(2):211-214.

[7] 吴芳．赤芍总苷/淫羊藿总黄酮对实验性抑郁及脑5-羟色胺和β-肾上腺素受体的影响[J]．现代预防医学,2005,32(7):744-746.

[8] 李越兰,张世亮,张丽英,等．柴胡-白芍水煎剂对行为绝望抑郁模型小鼠的影响[J]．甘肃中医学院学报,2012,29(3):7-9.

[9] 于春泉,李苒,张敏,等．柴胡-白芍药对抗抑郁作用的实验研究[J]．中国实验方剂学杂志,2012,18(23):286-289.

[10] 陈文伟．石菖蒲、赤芍醇提取物对实验性抑郁及血管活性肠肽和P物质的影响[J]．华西医学,2006,21(2):321-322.

当　归

当归是伞形科植物当归的干燥根。其性温,味甘、辛。归肝、心、脾经。具有补血活血,调经止痛,润肠通便的功效。当归是临床治疗抑郁症的常用中药。段艳霞[1]等通过研究历年来发表的中药治疗中风后抑郁文献发现,当归应用频次居前10位;治疗中风后抑郁的中药种类中,补益药和活血化瘀药的应用频次位居前两位,分别为21.56%和17.66%,而当归是临床最常用的补血活血药之一。当归既能补血以养肝体,利于肝主疏泄之功,又有活血化瘀通心脉之用,同时兼有润肠通便的功效,当归作为治疗抑郁症的主要药物,其理论根据即来源于此。

一、补血以养肝体,养血开郁

当归自古被誉为"补血圣药",补血的同时还有行血的功用,如《本草正》有云:"当归,其味甘而重,故专能补血,其气轻而辛,故又能行血,补中有动,行中有补,诚血中之气药,亦血中之圣药也。大约佐之以补则补,故能养营养血,补气生精,安五脏,强形体,益神志,凡有形虚损之病,无所不宜",故以其为主药的临床方剂常被用于抑郁症的治疗中。

当归芍药散原载于《金匮要略》,主要药物包括当归、芍药、川芎、茯苓、泽泻、白术,其中当归养血和血,养肝之本,近年来被广泛用于抑郁症的治疗。许钒等[2]研究发现,当归芍药散对应用孤养和长期不可预见性温和应激造成大鼠抑郁模型具有治疗作用,可显著升高该抑郁模型大鼠额叶皮质中多巴胺、5-羟色胺、5-羟基吲哚乙酸的含量。舒斌等[3]研究发现,当归芍药散除调节单胺类递质,还具备抗氧化作用,可显著抑制脑内单胺氧化酶-b的活性,改善模型动物学习记忆功能。针刺配合当归芍药散治疗抑郁症也取得了显著效果。

逍遥散出自宋代《太平惠民和剂局方》,由当归、柴胡、白芍、白术、茯苓、生姜、薄荷、炙甘草组成,功效疏肝养血、解郁健脾,凡属肝郁血虚,脾胃不和者,皆可化裁应用,是临床治疗抑郁症的主要方剂之一。熊静悦等研究逍遥散具有抗抑郁作用,作用机制可能与拮抗5-羟色胺2A受体从而影响5-羟色胺系统有关,能明显缩短悬尾实验和强迫游泳实验中小鼠的不动时间,显著减少5-羟基色氨酸所致小鼠甩头次数。彭希等[4]还发现,逍遥散可以提高慢性不可预见性温和应激叠加孤养抑郁模型动物血清中脑源性神经营养因子的含量。临床也多有报道逍遥散及其加减方用于治疗抑郁症,疗效肯定,也可与化学药物联合使用,起到增效作用。施学丽等通过数据挖掘技术研究治疗抑郁症中药专利,强关联规则提示以柴胡、白芍、甘草、茯苓、当归等为核心药物组成的逍遥散是治疗抑郁症的基本方。

二、活血以通心脉,活血开郁

当归为心经本药。《主治秘诀》云:"当归,其用有三:心经本药一也,和血二也,治诸病夜甚三也。治上、治外,须以酒浸,可以溃坚,凡血受病须用之。眼痛不可忍者,以黄连、当归根酒浸煎服。"《主治秘诀》又云:"血壅而不流则痛,当归身辛温以散之,使气血各有所归。"《注解伤寒论》曰:"脉者血之府,诸血皆属心,凡通脉者必先补心益血,故张仲景治手足厥寒,脉细欲绝者,用当归之苦温以助心血。"当归的活血补血之功正应心主血脉之用。临床以当归为主要的方剂也被广泛用于抑郁症的治疗,其中尤以补阳还五汤和血府逐瘀汤应用最多。

补阳还五汤出自王清任的《医林改错》,方中当归、川芎、赤芍、桃仁、红花活血化瘀,地龙通经活络,并重用黄芪大补元气,使全方具有补气而不留邪,活血而不伤正,主要用于治疗卒中及卒中后遗症。周强等临床应用补阳还五汤联合氟西汀治疗脑中风后抑郁41例,治疗组总有效率为87.8%,高于对照组的67.5%;治疗组汉密尔顿抑郁量表评分改善程度优于对照组,治疗组改良爱丁堡-斯堪的那维亚卒中量表评分改善程度优于对照组,而且起效快于对照组,说明加味补阳还五汤治疗气虚血瘀型脑梗死后抑郁状态与氟西汀有协同作用。唐华等应用补阳还五汤和柴胡疏肝散治疗中风后抑郁,入选71例患者,使用舍曲林作为对照,治疗2周时,中药组总有效率为82.50%,显著高于舍曲林组(61.29%);8周时,两组总有效率为85.00%、80.65%,差异无统计学意义。研究认为,补阳还五汤治疗中风后抑郁可能与减少谷氨酸等递质、减少神经细胞凋亡有关。

血府逐瘀汤亦出自《医林改错》,全方以桃红四物汤为君活血化瘀,以四逆散为臣药疏肝理气,活血与行气同行。李显雄等临床应用血府逐瘀汤治疗中风后抑郁或焦虑,对照组口服盐酸氟西汀,结果显示治疗组有效率为80.66%,对照组为83.33%,治疗组不良反应发生率低于对照组。胡翠平等[5]研究发现,加减血府逐瘀汤可降低血浆皮质醇水平,对脑中风后抑郁有较好临床疗效。韩辉等将

60 例脑中风后抑郁患者分为 A、B、C 组。A 组(卒中常规治疗,帕罗西汀每日 20 毫克和血府逐瘀汤;B 组卒中常规治疗,帕罗西汀每日 20 毫克;C 组卒中常规治疗。并使用汉密尔顿抑郁量表、神经功能量表和日常生活量表观察疗效。治疗 1 个月后,A 组和 B 组三量表评分均优于 C 组;治疗 2 月后,A 组和 B 组三量表评分均优于 C 组,且 A 组汉密尔顿量表评分优于 B 组。A 组未见不良反应。

三、通便以利肠腑,润燥开郁

《素问·灵兰秘典论》曰:"大肠者,传道之官,变化出焉。"大肠主传化糟粕,若其功能失常,则出现排便异常,常见的包括大便秘结或泄泻。同时大肠主津,即水液的重吸收功能。若此功能失常,亦会导致肠道失润,而出现秘结不通。便秘的发生涉及饮食、疾病、精神等多方面因素,抑郁情绪不断刺激中枢神经系统,会抑制排便反射,影响胃肠动力,从而引发便秘。越来越多的研究表明,抑郁症与便秘之间存在相关性。丁淑萍等在 26 省按照城乡和男女分层抽样,对 2 600 名老年人进行问卷调查,并对其中有效的 2414 份问卷进行数据统计学处理,结果发现老年人便秘患病率 37.0%,老年人便秘与抑郁和焦虑的发生情况相关,差异有统计学意义。夏瑾等[6]研究表明功能性便秘患者具有明显的内向和神经质、焦虑、抑郁个性,并与负性生活事件有关。由此可见,抑郁症的治疗中不可忽略便秘的存在。

《本草纲目》曰:"当归治头痛,心腹诸痛,润肠胃、筋骨、皮肤。"当归具有养血润燥,润肠通便的功用,临床常用于血虚肠燥导致的虚性便秘。济川煎源自《景岳全书》,药物组成包括当归、肉苁蓉、怀牛膝、枳壳、升麻和泽泻,是治疗虚性便秘的经典方剂,临床应用十分广泛。孔芳丽应用腹针联合济川煎、王孝东和陈奕樑等分别运用济川煎治疗老年功能性便秘,都取得了较好的临床效果。

临床以当归为主药治疗血虚肠燥型便秘的方剂较多,如孙静等运用自拟的白术当归通便汤(白术、当归、黄芪、白芍、肉苁蓉、玄参、麦冬、生地黄、枳壳、杏仁、牛膝、甘草)治疗老年性便秘,68例患者使用白术当归通便汤口服治疗10天,临床治愈42例,总有效率为100%。李恒运用《尊生》润肠丸(当归、生地黄、火麻仁、桃仁、枳壳、白术、黄芪、大枣)加减治疗55例老年人气血亏虚性便秘,总有效率为100%。

四、结论与展望

抑郁症的发病机制目前尚无定论,但中医的"郁证"很早就有其病因病机的概括,因郁而病多为实证,包括气郁、血郁、痰郁、湿郁等;因病而郁者多属虚证,其中以气虚、血虚为主,虚实夹杂,反复难愈。治疗时需要虚实兼顾,养血益气,行气活血,化痰利湿等治法联合辨证应用。当归多与柴胡、白芍等共治郁病,气郁化热者可加牡丹皮、栀子等清热药,气郁日久生痰者可加半夏、厚朴,有瘀血者可加丹参、赤芍等。当归因其具有养血滋阴,活血化瘀,润肠通便的功效被广泛用于抑郁症的治疗,其物质基础多认为是当归多糖、阿魏酸钠等。具体治疗机制、作用途径等方面研究较少,有待进一步深入研究。

参考文献

[1] 段艳霞,李洁,史美育.中药治疗中风后抑郁症用药规律探讨[J].中华中医药学刊,2011,29(6):1419-1421.

[2] 许钒,宋欣,陶春蕾,等.当归芍药散对慢性应激抑郁模型大鼠行为及中枢单胺类神经递质的影响[J].中国中药杂志,2011,36(13):1824-1826.

[3] 舒斌,马世平,瞿融.当归芍药散对动物学习记忆功能及其单胺递质系统的影响[J].江苏中医药,2002,23(6):34-35.

[4] 彭希,曾南,龚锡萍,等.逍遥散抗抑郁作用的脑源性神

经营养因子/CREB 信号机制[J]. 中药药理与临床,2012,28(3)：9-12.

　　[5]　胡翠平,韩辉,鲍远程,等. 加减血府逐瘀汤对脑卒中后抑郁患者血浆皮质醇的影响[J]. 中国中医急症,2010,19(11)：1831-1837.

　　[6]　夏瑾,陈建永,潘峰,等. 功能性便秘患者社会心理状况分析及护理对策[J]. 中华护理杂志,2006,41(3)：207-210.

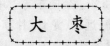

大枣为鼠李科枣属植物枣的干燥成熟果实。其性温,味甘。归脾、胃经。具有补脾胃,安心神,益气血,调营卫,解药毒,和药性的功效。《神农本草经》中记载:"大枣味甘、平,无毒。主心腹邪气,安中养脾,助十二经。平胃气,通九窍,补少气、少津液,身中不足;大惊,四肢重,和百药"。《名医别录》中记载:"补中益气,强力,除烦闷,疗心下悬,肠僻澼"。《日华子本草》中记载:"润心肺,止嗽。补五脏,治虚劳损,除肠胃癖气"。《本草求真》中记载:"大枣专入脾胃,味甘气温,色赤肉润。为补脾胃要药,经曰:里不足者,以甘补之,形不足者,温之以气"。

一、抗抑郁研究与应用

　　单味大枣的抗抑郁成分及其作用机制研究较少,临床上大枣治疗抑郁症多在复方中应用。秦竹等[1]观察甘麦大枣汤对慢性不可预见性轻度应激抑郁症模型大鼠行为学及脑内去肾上腺素和5-羟色胺的影响。结论表明,甘麦大枣汤具有改善慢性温和不可预知应激抑郁症模型大鼠行为学的特征,明显提高大鼠脑内去甲肾上腺素和5-羟色胺的含量,提示甘麦大枣汤通过提高大鼠脑内单胺神经递质去甲肾上腺素和5-羟色胺的含量或活性,从而达到治疗抑郁症的目的。张晟等[2]探讨甘麦大枣汤加味对模型大鼠海马及下丘脑-垂体-肾上腺轴的调节作用。结果中药组大鼠血浆皮质酮含量显著下降,血浆促肾上腺皮质激素含量有下降趋势,海马糖皮质激素受体、脑源性神经营养因子 mRNA 表达增高。该结果表明,甘麦大枣汤加味对海马有保护作用,抑制下丘脑-垂体-肾上腺轴过度亢进,从而纠正模型大鼠行为学异常。赵仕奇等[3]采用加味甘麦大枣汤(甘草、淮小麦、大枣、合欢皮)为基本方治疗抑郁症患者,有效率为 62.5%。余向东等[4]用定志丸合甘麦大枣汤加减(党参、茯苓、石菖蒲、远志、龙骨、甘草、浮小麦、大枣)治疗脑中风后抑郁患者,总有效率为 81.03%。杨秋霞等[5]采用甘麦大枣解郁汤(炙甘草、淮小麦、大枣、炙远志、酸枣仁、制香附、柴胡、郁金、香橼皮)治疗老年抑郁症患者,总有效率为 93.75%,显效率71.88%。缪卫红[6]采用甘麦大枣汤合百合地黄汤加减(淮小麦、炙甘草、大枣、百合、生地黄、柴胡、当归、茯苓、姜半夏、白术、酸枣仁)治疗老年抑郁症患者,有效率 89.5%。韦韩荣[7]采用归脾汤合甘麦大枣汤(浮小麦、炒白术、获神、党参、当归、远志、木香、黄芪、酸枣仁、龙眼肉、大枣、炙甘草)治疗心脾两虚型抑郁症患者,有效率 92.86%。李红亮[8]采用四逆散合甘麦大枣汤(柴胡、白芍、枳实、炙甘草、当归、川芎、浮小麦、大枣、合欢皮)治疗中风后抑郁患者,有效率 90%。段飞茹等[9]采用逍遥散合甘麦大枣汤加味(当归、白芍、白术、柴胡、茯苓、甘草、煨姜、薄荷、淮小麦、大枣)治疗抑郁症患者,有效率 91.3%。

二、结论与展望

抑郁症发病多为元气亏虚、气血郁滞所致,因元气亏虚与气血郁滞相互影响,而脏腑阴阳又各有偏损,这就形成抑郁症复杂的病机变化[10]。大枣具有补脾胃、安心神、益气血、调营卫、解药毒、和药性等功效。药理研究表明,大枣含有三萜酸、皂苷、生物碱、黄酮及糖苷类等。大枣具有多种药理活性,主要表现在保护心脑血管、免疫调节、抗氧化、保肝降脂、抗肿瘤等方面。由于临床上治疗抑郁症时大枣主要在复方中应用,因此单味大枣的抗抑郁成分及其作用机制还有待进一步深入研究,特别是大枣与其他抗抑郁中药的协同作用及其机制的研究,将为大枣应用于抑郁症治疗提供科学依据。

参考文献

[1]　秦竹,毕秀华,唐瑶瑶,等. 甘麦大枣汤对慢性温和不可预知应激大鼠行为学及中枢递质 5-羟色胺和去甲肾上腺素的影响[J]. 辽宁中医杂志,2013,40(3):563-565.

[2]　张晟,戴薇薇,张学礼. 甘麦大枣汤加味对抑郁症模型大鼠海马-下丘脑-垂体-肾上腺轴的调节作用[J]. 中国老年学杂志,2012,32(24):5450-5452.

[3]　赵仕奇,朱莉,赵鹏,等. 加味甘麦大枣汤治疗抑郁症临床观察[J]. 中医药临床杂志,2012,24(8):731-733.

[4]　余向东,成晓霞,孟利琴. 定志丸合甘麦大枣汤加减治疗脑卒中后抑郁 58 例[J]. 实用中医药杂志,2013,29(7):562.

[5]　杨秋霞,范红展. 甘麦大枣解郁汤治疗老年抑郁症 32 例临床观察[J]. 河南中医,2012,32(6):734-735.

[6]　缪卫红. 甘麦大枣汤合百合地黄汤治疗老年抑郁症 19 例临床观察[J]. 中医药导报,2012,18(5):39-40.

[7]　韦韩荣. 归脾汤合甘麦大枣汤治疗心脾两虚型抑郁证 56 例[J]. 实用中医内科杂志,2013,27(3):50-51.

[8]　李红亮. 四逆散合甘麦大枣汤治疗中风后抑郁 40 例临床观察[J]. 内蒙古中医药,2013,7(24):39-40.

[9]　段飞茹,王志勇,高少才. 逍遥散合甘麦大枣汤治疗抑郁症 23 例[J]. 中国中医药现代远程教育,2012,10(15):107-108.

[10]　黄世敬,王永炎. 培元开郁法治疗血管性抑郁症用药

规律探讨[J]. 中国实验方剂学杂志,2012,18(10):313-315.

第三节 滋阴药

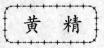

黄精为百合科草本植物根茎。其性平、味甘。归肺、脾、肾经。黄精具有养血补心,滋阴养肝,健脾补中,润肺生津,补肾纳气,补五脏之虚损,充气血阴阳之不足等功效。主治虚损寒热,肺痨咯血,病后体虚食少,筋骨软弱,风湿疼痛,风癞癣疾。近年来用于失眠、心悸、健忘、抑郁症等神经精神疾病的治疗,取得较好效果。黄精的一般用量为10~20克,鲜者30~60克。

一、润肺生津,降气解郁

肺主气,司宣发和肃降以调节全身气机,反之则气郁发病。故《素问·至真要大论》曰:"诸气膹郁,皆属于肺。"《医述·郁》曰:"所谓郁者,清气不升浊气不降也。然清浊升降皆出于肺,使太阴失治节之令,不唯生气不生,收气也不降,上下不交而郁成矣。"肺为娇脏,位居上焦,喜润恶燥,最易受邪。《赤水玄珠》曰:"肺郁者,皮毛燥而不润,欲嗽而无痰。"黄精补气润肺,养阴润燥,降气解郁,可用于阴虚肺郁,悲伤欲哭,失眠心悸之证,或伴阴虚咳嗽、肺痨咯血、内热消渴等。凡对阴虚肺燥所致的咳嗽痰少或干咳无痰等症,用黄精殊有佳效。《本草纲目》曰:"黄精补五劳七伤,益脾胃,润心肺。"若肺气不足或气阴亏虚之忧郁失眠,与党参、白术、五味子等相伍;若肺燥津亏,咳嗽咯血,与白及、黄芪、丹参、百部等配伍;如郁热伤肺,余热未尽,与沙参麦冬汤配伍。另外,黄精为还具有益气固表止汗,镇静止咳作用,遇有因频咳影响夜间睡眠的患者,随症加入黄精（重用30～40克），具有显著的效果。

二、养血补心，宁神解郁

心主血脉、藏神，主司精神情志活动。《灵枢·邪客》曰："心者，五脏六腑之主也，精神之舍也。"《素问·阴阳应象大论》云："人有五脏化五气，以生喜怒悲忧恐。"心气赖水谷精微充养，津盈血充，血脉流畅，神清志宁。反之，气血亏虚，或痰瘀阻滞，心主血脉的功能异常，则心神失养，必然出现神志的改变，如心悸怔忡、神思恍惚、失眠多梦等。《景岳全书·郁证》云："至若情志之郁，则总由乎心，此因郁而病也。"强调了心在抑郁症发病中的重要作用。《日华子诸家本草》谓："黄精润心肺。"黄精具有养血补心，宁神解郁之功，凡遇心血不足所致的情绪抑郁、神志不宁、津液枯竭、怔忡健忘等证，常配地黄、当归、炒酸枣仁、远志、丹参等治之；若心气不足，心神不宁，情绪抑郁，失眠多梦，或癔症等，常配百合、地黄、莲子心、酸枣仁等获效。杨丁友[1]认为，黄精补气养阴，性润而柔，善补五脏虚损，益气无助火之弊，可提高人体免疫功能，增加冠状动脉血流量，对阴血不足所致惊悸怔忡有较好的治疗作用，用黄精30～50克，可明显减轻心悸、失眠、低热、多汗等症状。吴丕中采用解郁宁神治法，以黄精为主药，配郁金、茯神、丹参、酸枣仁等治疗失眠60例，取得较好疗效。

三、滋阴养肝，柔肝解郁

肝藏血，主疏泄。其气升发，喜条达而恶抑郁，体阴而用阳，集阴阳气血于一身，其病理变化复杂多端，每易形成肝气郁滞。肝为风木之脏，肝郁易侮脾土，形成肝郁脾虚，故抑郁症的治疗中疏肝不忘健脾。黄精具有健脾益气之功，凉润以护肝，以防疏泄太过。凡由肝阴不足所致的胁肋疼痛，头晕目眩，舌红少苔等症，均可配伍用之；若肝血不足，目暗模糊、视物不清等症常用黄精配当归、生地黄、蔓荆子、决明子、白芍、酸枣仁、木瓜等治之；若肝郁血虚，口干口苦，久不愈者常与沙参、麦冬、生地黄、枸杞子、川楝子、白芍、郁金等同用；亦可嘱患者用黄精、薏苡仁、枸杞子、大米、大枣等煮粥食之，有利于康复。李美玲以疏郁安神，益气养阴为法，应用黄精丹合小柴胡汤、酸枣仁汤加减，对 27 例糖尿病合并抑郁症患者进行治疗，在情绪抑郁、心悸心烦、胸脘痞满、食欲不振、失眠多梦症状改善方面明显优于 30 例对照组。武琳妍以疏肝解郁，行气活血方法，自拟参芪丹鸡黄精汤加减治疗妇科气血郁滞之病症，每多获效。

四、健脾补中，升阳解郁

脾主中焦，为气机升降之枢。饮食物通过胃之受纳腐熟，脾的运化转输，浊者以降，化为糟粕；清者以升，化为水谷精微，上输至心、肺、头目，布散全身，则元气才能充沛，人体始有生生之机，思维活动才能活跃。若脾虚不运，蒙蔽气机，中焦脾胃之气升降失常，郁而发病。因此，健脾和胃以复其升降之功是治疗抑郁症的重要治法。如《四圣心源》曰："脾升则肝肾亦升，故水木不郁，胃降则心肺亦降，故金水不滞。中气者，和济水火之机，升降金木之枢。"《医学衷中参西录》中亦有"欲治肝者，原当升脾降胃，培养中宫"之精辟论述[2]。黄精既补脾气升清阳，又补脾阴以缓肝急。如《日华子诸家本草》谓："黄精益脾胃。"常用于脾胃虚弱，抑郁不欲食，面黄肌瘦，神疲乏力，舌干苔少，脉象虚弱等症；若脾阴不足所致的食欲不振，食后胀满，水谷不消等症，常以黄精配太子参、石斛、麦冬、山药、陈皮、炒麦芽等；若郁久体弱，中气下陷伴胃下垂、内脏下垂患者，与黄芪、党参、大枣同用，健脾补中，升阳解郁，有相得益彰之效；若脾虚胃弱，抑郁伴慢性萎缩性胃炎、浅表性胃炎，胃脘嘈杂者，黄精与沙参、麦冬、薏苡仁配伍，治疗尤佳。

五、补肾益精，纳气治郁

肾藏志，志是对神志活动的高度概括，是精神活动的集中体现。因此，肾与精神意识活动亦密切相关，具有调节、控制各种心理活动和行为活动的作用。在所有七情反应中，意志是决断力，是其枢纽和关键。黄精具有补肾益精、滋阴润燥的作用，《本经》云：其能"多年不老，发白更黑，齿落更生"。用黄精补肾，文献记载颇多。若高血压、动脉硬化症、糖尿病等合并抑郁，肾阴虚，水不涵木者，黄精与六味地黄汤、枸杞子合用，有相得益彰之效；若老年肾不纳气或虚阳浮越的胸闷喘咳之证，与金匮肾气丸或沉香等同用。肾虚耳鸣耳聋与抑郁密切相关，罗凯诚用黄精注射液配用维生素A 和维生素 B_1 治疗氨基糖苷类等耳毒性抗生素引起的感音神经性耳聋取得较好疗效。脑中风后抑郁乃病后脑髓受病，元神受累，心脑神机失调，神不导气或正气亏虚、气阴不足而成，王彦华等采用针刺联合振瘫解郁汤（黄精、炒酸枣仁、合欢花、石菖蒲、远志、姜黄、郁金、柴胡、炒白芍、地龙等）治疗中风后抑郁 27 例，有效率达 92.7％，显著优于阿米替林对照组（23 例，有效率 52.2％）。

六、抗抑郁机制研究

现代药理学研究表明，黄精主要含有黄精多糖、黄精低聚糖、甾体皂苷、蒽醌类化合物、生物碱、强心苷、木质素、维生素、微量元素和多种氨基酸等化合物，具有明确的抗抑郁作用。

胡婷婷等用黄精配方颗粒联合氟西汀治疗抑郁症 30 例，与单纯氟西汀治疗 30 例对照，疗程 6 周。在治疗第二周和第四周后，试验组的抑郁量表评分较对照组显著改善；治疗 6 周后，两组疗效相当，试验组比对照组的不良反应少。实验研究表明[3]，黄精水煎液低剂量可显著提高小鼠的运动能力，增加运动后小鼠血清血红蛋白含量和乳酸脱氢酶活性，显著延长小鼠游泳时间；小鼠腹腔注射黄精溶液 12g/kg,能明显提高小鼠耐缺氧能力;黄精多糖能显著改善老龄大鼠学习记忆及记忆再现能力,降低错误次数,能明显缩短迷宫测试中大鼠的潜伏时间。孙隆儒等[4]研究表明黄精乙醇提取物能促进正常小鼠的学习能力,黄精乙醇提取物及其总皂苷均能改善东莨菪碱致小鼠学习记忆获得障碍,黄精多糖可改善脑缺血引起的脑组织代谢活动,减轻机体在应激状态下的自由基损伤而保护脑细胞膜结构,维持大脑的正常功能。

1. 调节脑内单胺类神经递质水平及其受体表达 陈辰等采用不可预见性慢性应激抑郁小鼠模型,发现黄精多糖具有显著抗抑郁作用,并可提高脑内 5-羟色胺含量。耿甄彦等采用孤养加慢性不可预见性应激小鼠抑郁症模型,发现黄精皂苷各剂量组均能显著提高抑郁小鼠的自主活动和学习记忆能力,同时增加抑郁小鼠脑内单胺类神经递质(去甲肾上腺素、多巴胺、5-羟色胺)含量。田允等通过实验发现黄精等补肾中药可以增加帕金森病模型小鼠黑质-纹状体中多巴胺的含量。张权生研究发现,黄精水提液在 10g/kg 剂量下,可明显提高老龄大鼠脑内去甲肾上腺素的水平,同时降低其脑内单胺氧化酶活性。陈程等及魏浩洁等采用慢性不可预见性应激抑郁大鼠模型研究表明,黄精皂苷显著改善模型组大鼠体重、自主活动次数等抑郁行为,升高模型组大脑皮质 5-羟色胺 1A 受体、环磷酸腺苷、蛋白激酶 A、环磷酸腺苷反应元件结合蛋白表达,降低 β-抑制蛋白 2、蛋白激酶 B(akt)表达,因此其抗抑郁作用可能与调节 5-羟色胺 1A 受体/β-抑制蛋白/蛋白激酶 B 及 5-羟色胺 1A 受体/环磷酸腺苷/蛋白激酶 A/反应元件结合蛋白信号通路有关。

2. 调节突触可塑性,促进神经再生 赵小贞等[5]研究表明,黄精口服液具有重塑突触结构与功能、改善血管性痴呆 SD 雌性大鼠学习记忆能力的作用。祝凌丽等[6]采用慢性应激抑郁大鼠模型研究表明,黄精总皂苷能有效地提高模型大鼠海马和大脑皮质神经元表达脑源性神经营养因子及其受体酪氨酸激酶 B 的表达，从而起到抗抑郁的作用。

3. 调节机体中的微量元素水平 黄莺等[7]研究表明，黄精皂苷可显著改善慢性轻度不可预见性应激大鼠行为学，升高模型大鼠血清中锌、镁、锰，降低其血清中铜含量，因此认为其抗抑郁作用与调节机体中的微量元素水平有关。

七、结论与展望

综上所述，抑郁症发病多与脏腑亏虚、影响气机升降出入所致，涉及肺、心、肝、脾、肾等脏腑功能。黄精为滋补强壮药，主要用于病后体虚、乏力、心悸、气短、口咽干燥等。黄精及其制剂用于抑郁症治疗具有良好疗效，还广泛用于冠心病、高脂血症、糖尿病、低血压、药物中毒性耳聋、白细胞减少症、慢性肾小球肾炎、慢性支气管炎、缺血性中风等多种病症的治疗。药理研究表明，黄精的抗抑郁活性成分主要为黄精多糖和黄精总皂苷，其他活性成分的研究还有待深入。另外，黄精及其活性成分还具有抗衰老、调节免疫、降血糖、降血脂、防动脉粥样硬化、增强心肌收缩力、扩张冠脉、抗疲劳、提高和改善记忆、抗肿瘤、调节免疫、抗炎、有抗缺氧性神经细胞坏死和凋亡作用、抗自由基、抗菌、抗病毒等广泛的作用。随着对黄精药理、药物化学及临床研究的逐步深入，基于黄精属植物的活性成分及有效成分的研究，黄精及其多糖被制成了一些疗效显著的中成药、保健品。目前，贵州、陕西等地已开始进行黄精的人工栽培试验，并着手建立中药材规范化种植基地及进行黄精种植标准化规程的相关研究，这将为黄精的研究、开发、利用提供可靠保障。

此外，黄精药理性质与人参、黄芪、太子参等补气药有相似之处，但黄精性较滋腻，易助湿邪，凡脾虚有湿，阴寒内盛，咳嗽痰多者不宜用。在应用时，抑郁多兼气滞者，可加入少量理气药物。若脾胃功能较差者,可适当减量,并与消食导滞药等伍用。由于临床上黄精治疗抑郁症主要在复方中应用,因此单味黄精的抗抑郁成分及其作用机制还有待进一步深入研究,特别是黄精与其他抗抑郁中药的协同作用及其机制的研究,将为黄精应用于抑郁症治疗提供科学依据。

参考文献

[1] 杨丁友. 黄精治疗甲状腺功能亢能[J]. 中医杂志, 2001,(1):12.

[2] 赵建民,张润杰,赵占宏,等. 郁证从脾分期论治[J]. 河北中医,2004,26(5):349-250.

[3] 何新荣,刘萍. 黄精药理研究进展[J]. 中国药业, 2009,18(2):63-64.

[4] 孙隆儒,李铣,郭月英,等. 黄精改善小鼠学习记忆障碍等作用的研究[J]. 沈阳药科大学学报,2001,45(4):286-289.

[5] 赵小贞,王玮,康仲涵,等. 黄精口服液对血管性痴呆大鼠学习记忆与海马突触可塑性的影响[J]. 神经解剖学杂志, 2005,21(2):147-153.

[6] 祝凌丽,徐维平,魏伟,等. 黄精总皂苷对慢性应激模型大鼠的行为学以及对海马的脑源性神经营养因子和 TrkB 表达的影响[J]. 中国新药杂志,2010,19(6):517-525.

[7] 黄莺,徐维平,魏伟,等. 黄精皂苷对慢性轻度不可预见性应激抑郁模型大鼠行为学及血清中微量元素的影响[J]. 安徽医科大学学报,2012,57(3):286-289.

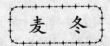

麦 冬

抑郁症属于中医"郁病、虚劳"等范畴。发病多因元气亏虚,气血郁滞,证多本虚标实,因此培元补虚是治疗抑郁症的重要治法。麦冬培元气、调脏腑,养阴生津,是治疗抑郁症的常用中药。正如《本草汇言》云:"麦门冬,清心润肺之药也。主心气不足,惊悸怔忡,健忘恍惚,精神失守;或肺热肺燥,咳声连发,肺痿叶焦,短气虚喘,火伏肺中,咯血咳血;或虚劳客热,津液干少;或脾胃燥涸,虚秘便难;此皆心肺肾脾元虚火郁之证也。"

麦冬为百合科多年生常绿草本植物麦冬的干燥块根。其性微寒,味甘、微苦。归心、肺、胃经。具有滋阴益精,养阴益气,清心除烦,润肠通便的功效。主治肺燥干咳、虚劳咳嗽、喉痹咽痛、津伤口渴、心烦失眠、内热消渴、肠燥便秘。近年来,通过配伍应用于抑郁症等取得较好疗效。本文结合抑郁症病机证治研究及相关文献,探讨麦冬在治疗抑郁症的临床应用特点。

一、润肺利宣肃

肺主气,司宣肃以调节全身气机,与抑郁发病密切相关。《素问·至真要大论》曰:"诸气膹郁,皆属于肺。"《医述·郁》曰:"所谓郁者,清气不升浊气不降也。"抑郁多元气亏虚,肺虚上逆而为肺郁之证,临床见情绪悲观,乏力羸瘦,干咳咽痛,烦渴自汗等症。《药品化义》曰:"麦冬润肺,清肺,盖肺苦气上逆,润之清之,肺气得保,若咳嗽连声,若客热虚劳,若烦渴,若足痿,皆属肺热,无不悉愈。同生地黄,令心肺清则气顺,结气自释,治虚人元气不运,胸腹虚气痞满……皆宜用之。"《本草新编》曰:"麦冬泻肺中之伏火……益精强阴,解烦止渴,美颜色,悦肌肤,退虚热,解肺燥,定咳嗽。"咽痛喉痹,或梅核气为抑郁症肺虚火郁之常见症状,麦冬具有润肺利咽之功,临床常配生地黄、生地黄、百合、玄参、麦冬、沙参、玉竹等以增强润肺养阴之力。如杜恩伟等用百合地黄汤合生脉散加减(百合、生地黄、麦冬、太子参、沙参、五味子、玉竹、知母、牡丹皮、杏仁、桑白皮)用于肺阴不足型抑郁性神经症,疗效满意。赵媛媛等采用养阴润肺,解毒利咽,降火解郁法,以百合固金汤(生地黄、生地黄、百合、玄参、麦冬、白芍、川贝母等)配合多塞平片治疗虚火喉痹65例,总有效率为90.8%。王金玲运用自拟解郁汤(太子参、麦冬、沙参、玉竹、陈皮、法半夏、茯苓、甘草、柴胡、生姜、枳壳、紫苏叶)治疗梅核气,疗效满意。金亚明拟清肺利咽汤(南沙参、生地黄、麦冬、白芍、玄参、大贝母、薄荷、粉牡丹皮、射干、山豆根、甘草)治疗慢性咽炎咳嗽有效。

大量研究显示,麦冬多糖可以促进体液免疫和细胞免疫功能[1]。这可能是麦冬润肺宣痹解郁的机制之一。另外,麦冬可润肺降气,通调水道。《本草新编》曰:"欲通膀胱者,必须清肺金之气,清肺之药甚多,皆有损无益,终不若麦冬清中有补。"因此,对水湿郁滞之证可用大量麦冬取效。

二、清心安神志

心主神明,与精神情志活动密切相关。心气旺,心血宁,血脉流畅,神清志宁。反之,气血亏虚,则心神失养,火郁血瘀,必然出现精神情志的改变,如心悸怔忡、神思恍惚、失眠多梦等。《景岳全书·郁证》曰:"至若情志之郁,则总由乎心,此因郁而病也。"治疗清心除烦,养心安神。《本草汇言》曰:"麦冬,清心润肺之药也。主心气不足,惊悸怔忡,健忘恍惚,精神失守。"因此,麦冬常用于心肺阴虚之抑郁证,临床常配安神解郁、清热化瘀之品。如杜恩伟、高孟翠、王玉英等分别以天王补心丹(麦冬、酸枣仁、丹参、茯苓、柏子仁、党参、当归、桔梗、玄参、天冬、五味子、生地黄、远志)加减治疗肝郁血瘀型、心血不足型、心肝血虚型抑郁症,均获良好疗效。并强调治疗首重睡眠,次重饮食,再顾他症。李雪芳等观察灯盏生脉胶囊(灯盏细辛、人参、麦冬、五味子)联合乌灵胶囊治疗气虚血瘀型抑郁症36例,总有效率为94.44%,疗效优于单用乌灵胶囊。阮一帆等用天王补心丹治疗中风后抑郁30例,有效率达95.0%,

疗效优于氟西汀,不良反应少。王兵用温胆解郁汤(麦冬、半夏、竹茹、枳实、石菖蒲、郁金、茯苓、白术等)治疗中风后抑郁 32 例,临床疗效和汉密尔顿抑郁量表评分均优于百忧解对照组。杜积慧等用生脉饮合丹栀逍遥散(红参、麦冬、五味子、牡丹皮、栀子、炒白芍、当归、柴胡、薄荷、茯苓、炒白术、石菖蒲、远志、合欢皮、甘草)治疗气阴两虚、肝郁气滞的糖尿病后抑郁 44 例,总有效率为 88.6%,疗效优于氟西汀对照组(78.6%),且无不良反应发生。

现代研究表明,麦冬提取物具有明显的抗心肌缺血作用并呈一定的量效关系,能保护心肌的超氧化物歧化酶活性,防止心肌细胞脂质过氧化及改善脂肪酸代谢。麦冬总皂苷对培养心肌细胞缺氧再给氧损伤具有保护作用,具有抗心律失常作用,同时可降低右心房肌的自律性和兴奋性,延长左心房肌功能不应期。这些研究表明,麦冬清心安神抗抑郁的作用可能与其心血管药理活性有关。

三、柔肝利疏泄

肝主疏泄,其气升发,喜条达而恶抑郁,肝以血为体,以气为用,体阴而用阳。其病理变化复杂多端,每易形成肝气抑郁。肝为风木之脏,若阴血不足,水不涵木,疏泄失常而为抑郁,或郁而化火,或肝郁乘脾,或横逆犯胃。因此,肝脏以柔为补,或当滋水涵木,养血柔肝。《类证治裁》载:"肝为刚脏,职司疏泄,用药不宜刚而宜柔,不宜伐而宜和。"麦冬滋肝肾、柔肝木、清肝火、解肝郁,因此可用于阴虚肝郁之证。如《福建民间草药》云:麦冬"能清心益肝,利尿解热,治小便淋闭,小儿肝热"。临床上,麦冬常配白芍、生地黄等以增柔肝之力,稍加柴胡、香附、川楝子、郁金等以启条达之性。任晓芳用解郁汤(合欢皮、郁金、夜交藤、茜草、麦冬、白芍、甘松、佛手、酸枣仁、百合、知母等)治疗郁病 151 例,有效率92.06%。李晓辉等用丹栀逍遥散加生地黄、枸杞子、麦冬治疗阴虚失眠,具有良好效果。一贯煎(麦冬、北沙参、当归、生地黄、枸杞子、川楝子)是柔肝涵木的代表方,常用于抑郁症的治疗。郭志强[2]依据"女子以肝为先天",妇科病多因情志不畅、肝气郁结,故治当滋补阴血、柔肝涵木,可用一贯煎灵活加减,疗效显著。李永泉、吴金东、刘璇、马金凤、梅海云等用一贯煎,或与他方合用治疗肝肾阴虚,血燥气郁之抑郁症及心脏神经症、糖尿病焦虑抑郁等,均获良效。

此外,现代研究发现,麦冬汤及麦冬多糖对晚期肿瘤、特别是肝癌具有抑制作用,可能与麦冬柔肝清热作用有关。

四、健脾助升降

脾主中焦,为气机升降之枢。饮食入胃,经胃之腐熟,浊者以降;脾之运化,清者以升。故脾胃健,气血充,人体始有生生之机,思维活动才能活跃。若脾失健运,气机升降失常,郁而发病,出现情绪低落,汗出口干,眩晕呃逆、纳差呕恶,腹胀便秘等脾虚郁滞之证。因此,健脾益气,生津和胃,使清者升,浊者降,郁滞可解。《神农本草经》谓:麦冬"主心腹结气,伤中伤饱,胃络脉绝,羸瘦短气"。《本经疏证》曰:"麦门冬味甘中带苦,又合从胃至心之妙,是以胃得之而能输精上行,肺得之而能敷布四脏,洒陈五腑,结气自尔消熔,脉络自尔联续,饮食得为肌肤,谷神旺而气随之充也。"临床上麦冬常加生地黄、玄参等,以增生津润燥之力,既利于通腑化滞,又可防解郁药之燥性。裴磊用麦冬汤加减(麦冬、党参、乌梅、石斛、旋覆花、川牛膝、枇杷叶、代赭石、红花、制半夏、柿蒂、炙甘草)治疗津液亏损,虚热上逆的中枢性中风后抑郁呃逆获效。白小林等采用养阴清郁汤(北沙参、柴胡、半夏、白芍、赤芍、麦冬、牡蛎、山药、甘草)治疗糖尿病合并抑郁症 47 例,总有效率为 85.10%。董汉振等应用增液汤(玄参、麦冬、生地黄)联合三环类抗抑郁药治疗抑郁症 66 例,可以明显减低抗抑郁药引起的口干、便秘、视物模糊和鼻塞发生频率及严重程度。张华等用中药生脉胶囊(人参、麦冬、五味子)治疗抗抑郁药物引发的口干 54 例,亦取得满意效果。

现代研究发现,麦冬多糖对萎缩性胃炎有一定的治疗作用,主要与改善胃黏膜的血液循环、抑制炎性反应、促进组织细胞的增生有一定的关系。此外,麦冬多糖、麦冬总皂苷具有较好的降血糖作用。因此,麦冬的健脾调升降可能与这些药理活性有关。

五、滋肾降虚火

肾藏志,在所有七情反应中,意志是决断力,是其枢纽和关键。肾与精神意识活动亦密切相关,具有调节、控制各种心理活动和行为活动的作用。肾藏精生髓,为元气(肾气)之根本,资助和促进各脏腑之气及其阴阳。若肾气虚衰,精气不足,髓海失充,则神明失用,发生或加重抑郁,出现情绪低落,惊恐不安,遗精盗汗,腰酸遗精等证;若肾阴亏虚,肾水不能上济于心,心肾不交,就会产生心烦怔忡、失眠等症。治当补肾益精、交通心肾,《本草汇言》曰:"麦门冬味甘气平,能益肺金,味苦性寒,能降心火,体润质补,能养肾髓,专治劳损虚热之功居多。"《药品化义》曰:"麦冬……入固本丸,以滋阴血,使心火下降,肾水上升,心肾相交之义。"更年期抑郁症多肾阴不足,阴虚火旺,常用麦冬滋肾清心,引火归原。如刘艳玲等采用滋养肝肾为主兼养肺阴治疗更年期抑郁症,用一贯煎加味具有良效。韩明向治更年期抑郁,常采用一贯煎加减治疗取效。郝改林采用一贯煎加味治疗更年期综合征 60 例,总有效率为91.3%。刘艳玲等采用一贯煎加味浸膏(生地黄、半夏、北沙参、麦冬、紫苏梗、厚朴、陈皮、茯神、石菖蒲、郁金、砂仁)可升高更年期抑郁症模型大鼠海马、皮质 5 羟色胺 1A 受体 mRNA 表达水平。张小健用一贯煎合柴胡加龙骨牡蛎汤加减治疗脑中风后抑郁肝肾阴虚型 30 例,总有效率为 90%。另外,天王补心丹治疗抑郁症,亦是麦冬滋肾降心火的具体应用。

实验研究发现,麦冬及其有效成分具有抗自由基、抗衰老、改善血流变、耐缺氧抗疲劳作用。这些作用与麦冬治疗抑郁症密切相关。

六、结论与展望

综上所述,元气亏虚、气血郁滞是抑郁症发病的主要病机,因元气亏虚与气血郁滞相互作用,而脏腑阴阳又各有偏损,这就形成抑郁症复杂的病机变化。麦冬治疗抑郁症主要以复方为主,具有润肺、清心、柔肝、健脾、滋肾,调气机之升降,和脏腑之阴阳,培元益阴,解郁化滞。现代研究表明,麦冬主要活性成分有皂苷类、多糖类、高异黄酮类及氨基酸、甾醇类成分。近年来研究发现,麦冬具有缓解心绞痛、增强免疫力、抗衰老、抗氧化、抗心律失常、降血糖、抑菌、调节肠道微生态、抑制肿瘤等作用。这对合理应用麦冬治疗抑郁症提供了依据。但是,因其成分和配伍的多样性,临床应用的广泛性,作用机制的复杂性,为其抗抑郁作用的深入探索提出了挑战;又为抑郁症发病机制、抗抑郁作用的系统研究提供了广阔的视野,如抑郁症发病的神经内分泌免疫网络机制、多系统多器官综合协同机制、神经血管单元各组分协同发病机制、凋亡自噬稳态平衡机制等,使抗抑郁作用研究从药物的单靶点作用到多靶点、信号网络到综合调控作用进行深入探索。

参考文献

[1] 于学康.麦冬的药理作用研究进展[J].天津药学,2012,24(4):69-70.

[2] 王转红,徐垲,薛晓鸥,等.郭志强教授"柔肝胜于疏肝"论治妇科病[J].世界中西医结合杂志,2013,8(7):658-660.

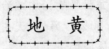

地 黄

地黄(生地黄、熟地黄)为玄参科植物地黄的新鲜或干燥块根,始载于《神农本草经》,被列为上品,是我国传统的中药材,在我国有1000多年的药用历史,属清热凉血药,是传统补益健脑中药。地黄分为生地黄和熟地黄两种。《本草纲目》曰:"地黄生则大寒,而凉血,血热者需用之,熟则微温,而补肾,血衰者需用之。男子多阴虚,宜用生地黄,女子多血热,宜用生地黄"。生地黄包括鲜地黄和干地黄,鲜地黄苦重于甘,其气大寒,清热凉血作用较为突出。干地黄甘重于苦,归心、肝、肾经。清热滋阴,凉血止血,养阴生津,益阴养血的功效较佳,慢性阴虚内热的病证,以干者为宜。熟地黄为生地黄用黄酒拌闷,晒蒸的复制品,其功效和生地黄略有差别,熟地黄性温,味甘、微苦。归心、肝、肾经具有补血调经,滋阴补肾的功效。可填骨髓,长肌肉,生精血,补五脏,利耳目,黑须发,通血脉。生(熟)地黄为抑郁症常用中药之一,一般用量为10～15克,鲜品用量加倍,水煎服或以鲜品捣汁入药。

一、复方的临床应用与研究

在传统的中医药应用中,生地黄的临床应用较多,鲜地黄清热生津、凉血、止血,干地黄清热凉血、养阴生津,两者皆可用于发热和出血性疾病,如发热、紫斑、吐血、鼻血等,临床治疗多与其他药物配合使用,增强疗效。生地黄治疗抑郁症,多在复方中应用。古籍中所述百合病、脏躁、奔豚等都与抑郁症类似。含有生地黄的传统经方如百合地黄汤、一贯煎等临床治疗抑郁疗效满意,且临床应用也较多,随着抑郁症发病率的增加和现代生物学技术的发展,对生地黄复方抗抑郁的应用及研究正逐渐增加,并取得了初步成果。

1. 百合地黄汤 由百合7枚和地黄汁1升组成,治疗未经失治误治的百合病,即"百合病,不经吐、下、发汗、病形如初者,百合地黄汤主之"。百合病多由情志不遂,过劳伤阴所致,其与临床的神经官能症和神经衰弱有关,"属中医神志失和类病变",百合地黄汤应用于神经系统疾病,尤其是精神情感心理障碍性疾病的治疗疗效显著。生地黄归心经,心主血脉,藏神。《素问·灵兰秘典论》记载:"心者,君主之官,神明出焉"。张介宾《类经》中记载:"心为五脏六腑之大主,而总统魂魄,并赅意志"。《日华子》记载:生地黄"助心胆气,安魂定魄"。生地黄色黑入肾,可除血中之热,气血既治,百脉俱清。地黄汁在此方中可清营分之热,益心肾之阴。蒋永兴[1]治疗神志恍惚,沉默寡言的百合病,用百合地黄汤调气血,配以甘麦大枣汤安中养脾,两方合用起到宁心养神,安魂定志的功效,临床治疗一例抑郁症女患者,疗效显著。现代药理学研究证实[2],百合地黄汤能调节抑郁症模型小鼠下丘脑-垂体-肾上腺轴功能,干预创伤后应激障碍大鼠海马 5-羟色胺的表达水平。

2. 一贯煎　一贯煎由北沙参、麦冬、当归、生地黄、枸杞子、川楝子组成。具有滋阴养血,补益肝肾作用。适用于阴虚伴焦虑者之抑郁症。抑郁症多是由情志不疏,气机郁滞、脏腑功能失调引起的,目前多从肝论治。肝主疏泄,在志为怒,能调畅全身气机,肝气调畅,则精神愉快、情志舒畅。肝失疏泄,精神情志即可出现异常反应,如精神抑郁、急躁易怒、心烦失眠等。熟地黄归肝经,方中重用熟地黄为君药,具有滋肾养肝,生精补血的作用。一贯煎对于肝阴不足,气郁生热型抑郁症具有滋阴柔肝的作用,是临床治疗抑郁症常用经典方。陈晋刚等[3]对抑郁症属肝阴亏虚,肝气郁结者以一贯煎合天王补心丹治疗,以疏肝解郁,患者症状明显好转,抑郁量表由 27 分下调到 7 分。张小健[4]对 30 例患者研究显示,以一贯煎为主方,配合柴胡龙骨牡蛎汤治疗抑郁症效果要优于西药对照组。赵成梅[5]用一贯煎为基础方,重用生地黄 30 克治疗糖尿病抑郁,治疗两周后汉密尔顿量表和抑郁自评量表得分显著下降。药理学实验也证实[6]以一贯煎为主方加减中药可从基因水平影响 5-羟色胺 1A 受体 mRNA 转录,对更年期抑郁症模型大鼠的治疗优于西药百优解和雌激素的联用。

3. 天王补心丹　天王补心丹由人参、茯苓、玄参、丹参、桔梗、远志、当归、五味、麦冬、天冬、柏子仁、酸枣仁、生地黄组成。《名医方论》云：天王补心丹"诸药入心而安神明"，是治疗心悸、怔忡、失眠等症的常用经方，具有补心养血安神、滋阴清热的功效。适用于忧愁思虑太过，暗耗阴血，心肾不足，阴亏血少所致的虚烦心悸、睡眠不安、精神衰疲等。现代常化裁运用于治疗神经衰弱、精神分裂症等。生地黄被称为滋阴凉血之王，《珍珠囊》记载：生地黄"凉血，生血，补肾水真阴"。《本草正义》云："地黄为补中补血良药。"现代医学证实，生地黄和熟地黄都具有一定的补血作用，生地黄通过刺激粒系造血祖细胞升高外周血白细胞数而达到补血作用，生地黄则是通过刺激红系造血祖细胞升高外周血红细胞而达到补血作用。本方重用生地黄为君药，一滋肾水以补阴，水盛则能制火，一入血分以养血，血不燥则津自润，故生地黄在本方治疗抑郁症尤其适于焦虑型，既能滋阴清热，又能养血安神。郭志强等用天王补心丹治疗心血管性焦虑，有效率达98.2%；弓剑等对30例心血管神经症临床观察发现，天王补心丹治疗有效率为93.3%；高安等用天王补心丹合柴胡龙牡汤治疗心脏神经官能症有效率为90%，优于谷维素70%组；秦东平等用天王补心丹治疗中风后焦虑有效率为86.7%，明显优于文法拉辛对照组63.3%。

4. 血府逐瘀汤　出自清代著名医家王清任所著《医林改错》，由桃仁、红花、当归、川芎、赤芍、生地黄、柴胡、枳壳、牛膝、桔梗、甘草组成。方中诸药气血同治，升降相因，具有活血化瘀而不伤正，疏肝理气而不耗阴的特点。贾智捷[7]通过观察发现血府逐瘀汤对38例焦虑症患者治疗的有效率达81.6%。临床观察显示血府逐瘀汤治疗抑郁的疗效与西药相似，如治疗中风后抑郁或焦虑的临床疗效与氟西汀类似，且不良反应少，治疗抑郁的有效率高于阿米替林。

二、抗抑郁基础研究

经过多年临床实践，百合地黄汤、一贯煎、天王补心丹和血府逐瘀汤等传统方,治疗抑郁的疗效是肯定的。现代的药理学研究也初步证实了它们有调节5-羟色胺和下丘脑-垂体-肾上腺轴的功能等。生地黄作为此类经方的君药或是主要组成成分发挥了重要的抗抑郁作用,因此对生地黄的抗抑郁机制和有效成分的研究受到重视。

1. 生地黄能改善脑缺血及对神经元的保护作用　生地黄对脑组织有保护作用。韩振翔等[8]用生地黄水煎浓缩对脑缺血大鼠灌胃发现,生地黄对脑缺血大鼠脑组织有保护作用;刘爱华等研究也提示,生地黄注射液能够减轻凝血酶导致的神经元损伤,提高神经元损伤后的细胞存活率;宋红普等发现生地黄免煎颗粒可抑制轴索过度生长抑制因子-A mRNA的表达而促进缺血性脑损伤后的神经再生。由此可见,生地黄对脑神经元有保护作用,可改善脑缺血,提高受损神经元的存活,并能促进神经再生。

2. 生地黄的抗抑郁成分及其作用机制　生地黄主要化学成分为糖类、环烯醚萜苷和氨基酸等,对免疫造血、心血管和中枢神经系统均有作用,还可抑制中枢神经系统,具有镇静作用。梓醇是地黄中主要的化学成分,它是一种不稳定的环烯醚萜苷类化合物,在生地黄中的含量为2%～10%,具有保护神经和抗凋亡的作用。梓醇可以对抗β淀粉样蛋白(Aβ1-42)诱导的原代皮质神经元凋亡,对β淀粉样蛋白(Aβ25-35)诱导损伤的神经元具有保护作用,并能抗PC12细胞凋亡,同样能保护谷氨酸诱导损伤的海马神经细胞,并对PC12细胞有抗凋亡的作用。更有研究发现,梓醇可抑制星形胶质细胞的增生、炎性反应来保护慢性脑缺血所损伤的白质,能明显促进皮质神经元轴突生长,但对其生存活性无显著影响。梓醇可上调脑缺血大鼠缺血周围区皮质GAP-43表达,促进轴突再生,加速其神经功能恢复。

三、结论与展望

抑郁的发病是多种因素引起的,尤其是血管性抑郁多由脑缺血引起,长期慢性脑缺血导致神经元损伤可引发抑郁,海马和皮质的神经元损伤、脑白质变性等是引起抑郁的主要病变。目前的研究显示,生地黄有改善脑缺血和保护神经元的作用,有效成分梓醇对海马、皮质的神经元有保护作用,但生地黄复方的抗抑郁作用是否与生地黄的有效成分梓醇的神经元保护作用有关,目前尚没有研究报道。希望随着对生地黄研究的不断深入,为能开发抗抑郁中药提供思路,以提高目前抑郁的治疗水平。

参考文献

[1]　蒋永兴.百合地黄合甘麦大枣汤治情志病一案浅析[J].中医中药,2007,45(7):66.

[2]　管家齐,孙燕,陈海伟,等.百合地黄汤对小鼠抑郁症模型的影响[J].中华中医药杂志,2013,28(6):1875-1877.

[3]　陈晋刚,宁伟.从"虚"论治抑郁症验案举隅[J].河南中医,2013,33(8):1353-1354.

[4]　张小健.一贯煎合柴胡加龙骨牡蛎汤加减治疗脑卒中后抑郁30例[J].实用中医内科杂志,2011,25(6):54-55.

[5]　赵成梅.一贯煎加味治疗糖尿病抑郁症30例[J].中国民康医学,2007,19(6):450.

[6]　刘艳玲,宋卓敏.一贯煎加味对大鼠慢性不可预见应激模型更年期抑郁症的治疗[J].中药新药与临床药理,2010,21(4):346-350.

[7]　贾智捷.血府逐瘀汤治疗广泛性焦虑38例[J].辽宁中医杂志,2012,39(11):2235.

[8]　韩振翔,魏江磊,祁丽丽,等.生地黄预处理在减轻全脑缺血再灌注大鼠海马神经元损伤中的作用[J].中国康复医学杂志,2009,24(9):810-813.

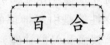

百　合

百合为百合科百合属多年生草本球根植物卷丹、百合或细叶百合的干燥肉质鳞叶，别名野百合、喇叭筒等。我国是其最主要的起源地，全国各地均有种植，主产于湖南、四川、河南、江苏、浙江等地，甘肃省是国内主要的百合产地，大部分为人工种植，少部分为野生资源。百合最早收录于《神农本草经》，属卫生部确定的"既是食品又是药品的名单"，所以百合既是高营养的蔬菜，也是药用价值极高的中草药。百合性寒，味微苦。归心、肺经。具有养阴润肺，清心安神的功效。主治肺虚久嗽，咳痰咯血；热病后余热未清，虚烦惊悸，神志恍惚，脚气水肿等症。现代研究表明，百合具有镇咳祛痰、镇静、降血糖、抗疲劳、免疫调节、抗癌等药理作用。煎汤，6～12克；或入丸、散；亦可蒸食、煮粥。外用，适量，捣敷。

一、百合在抑郁治疗中的应用

百合治疗神志疾病历史悠久，早期东汉时期，《金匮要略·百合狐惑阴阳毒篇》曰："百合病者，百脉一宗，悉致其病也。意欲食复不能食，常默默，欲卧不能卧，欲行不能行，如有神灵者。身形如和，其脉微数。"魏荔彤对其解读云："百合病用百合，盖古有百合病之名，即因百合一味而瘳此疾，因得名也。"目前在抑郁症、更年期综合征等治疗中应用百合或百合复方报道也较多，并且随着多年来的临床应用和观察，其改善情志的作用得到了广大医家和患者的肯定。通过整理中医古籍和查阅相关文献资料发现百合抗抑郁的作用与心、肺密切相关，现对百合及百合类复方在抑郁的应用阐述如下。

1. 与心主神志有关　心主神志，与人的精神活动密切相关。《灵枢·邪客》曰："心者，精神之所舍也。"《内经》曰："心者，君主之官,神明出焉。主明则下安,主不明则十二官危。"《类经》曰:"心不明则神无所主,而脏腑相使之道闭塞不通,故自君主而下,无不失职,所以十二藏皆危,而不免于殃也。"心气、心血不足,不能营养心神,或因邪气过盛扰乱心神,都会使心主神志的功能失常,出现抑郁甚至躁狂症状。《景岳全书·郁证》云:"凡五气之郁则诸病皆有,此因病而郁也。至若情志之郁,则总由乎心,此因郁而病也。"百合甘凉清润,归心、肺经,早在古籍中即有记载其清心安神的作用。如《日华子本草》曰:百合能"安心,定胆,益志,养五脏。治癫邪啼泣,狂叫,惊悸,杀蛊毒气,燀乳痈、发背及诸疮肿,并治产后血狂运"。百合单味药治疗抑郁的报道较少,作为食药同源的中药材,长期食用百合则能起到调畅情志的作用,如百合 15 克,酸枣仁 15 克,远志 10 克,水煎服(《新疆中草药手册》),能缓解心跳、心慌、心烦、心神不安、记忆力减退、失眠等神经衰弱症状;或百合 50 克,粳米 100 克,同煮熬成百合粥,加冰糖调味,即有润肺止咳,养心安神的作用,适用于妇女更年期综合征,神经衰弱等症。

2. 与肺密切相关　人的精神意识和思维活动与五脏有关,心为五脏六腑之大主。张景岳在《类经》中指出:"心为五脏六腑之大主,而总统魂魄,兼赅志意。故忧动于心则肺应,思动于心则脾应,怒动于心则肝应,恐动于心则肾应,此所以五志惟心所使也。"《内经》有"诸气膹郁,皆属于肺"之说,怫郁不舒,心系不宁,郁火上熏于肺,肺郁则阴虚。百合病病位主在心肺,病机为心肺阴虚,百脉俱受其累。刘紫凝等[1]认为,抑郁症与肺的关系密切,悲忧为肺志、肺为气之主、抑郁症为气病、肺与肝、心、脾、肾关系密切,临床治疗抑郁,在调四脏的同时,还应注重对肺的调理,可帮助提高疗效。百合色白入肺,归肺经,清气中之热,因此医家认为百合治疗百合病等,也与其入肺经密切相关。

3. 抗抑郁复方的应用　百合抗抑郁作用的经典代表方为百合地黄汤和百合知母汤,普遍应用于情绪异常为主要表现的更年期综合征,取得肯定疗效。如董海城等用百合地黄汤加减[野百合、浮小麦各30克,生地黄、钩藤、合欢皮、竹茹、莲子、麦冬、石菖蒲、郁金各15克,知母、酸枣仁、茯神、牛膝各10克,柴胡、白芍各12克,川楝子、琥珀(冲服)各6克,栀子9克,煅龙骨(先煎)、女贞子、墨旱莲、炙甘草、珍珠母(先煎)各20克,大枣5枚]治疗1例百合病患者,服药1个月后,善太息、心中懊侬、失眠等皆消失,患者痊愈。百合地黄汤与甘麦大枣汤、柴胡龙骨牡蛎汤等合用,可增强其抗抑郁疗效。如陈卓等用百合地黄汤加柴胡龙骨牡蛎汤[柴胡12克,桂枝10克,半夏10克,黄芩10克,生龙骨(先煎)30克,生牡蛎(先煎)30克,党参15克,远志10克,石菖蒲10克,茯苓15克,甘草6克,生姜3片,大枣5枚,百合30克,知母15克]治疗80例抑郁属肝郁气滞证、气滞痰郁患者2周,有效率为92.5%,高于西药盐酸氟西汀组。殷心磊用百合地黄汤联合甘麦大枣汤抗抑郁治疗,疗程42天,汉密尔顿抑郁量表进行临床评分发现中药组有效率为88.89%,西药组83.33%,两组疗效相当。百合地黄汤经常与常规的抗抑郁西药联合应用,不但增强疗效,还能够抵消西药服药后不良反应。聂皎等用西药帕罗西汀联合百合地黄汤对33例慢性心力衰竭合并抑郁进行8周治疗,发现治疗后不良反应少于西药对照组;张士金[2]通过临床观察,也证实西药帕罗西汀联合百合地黄汤抗抑郁治疗,不但临床起效快,而且不良反应还降低;李丽娜等[3]用西药氟西汀加百合地黄汤联合治疗34例抑郁病例,发现中西药联合应用抗抑郁疗效不但优于单纯氟西汀组,而且起效快,焦虑躯体化因子、睡眠因子下降明显,安全性高。

百合知母汤治疗抑郁症临床报道也较多。如姜浩[4]用百合知母汤治疗典型抑郁症患者,通过在原方基础加减治疗1个月,患者不但症状完全消失,而且随诊2年都没有复发;缪卫红[5]用百合知母汤合甘麦大枣汤联合应用治疗19例老年性抑郁病例,临床观察发现中药组与西药黛力新组汉密尔顿评分均有改善,提示其抗抑郁疗效确切,中药组总有效率为89.5%,西药组为94.7%,两组无无统计学差异。

二、现代药理学研究

目前比较常用的行为学实验,包括糖水实验、旷场实验、迷宫实验、游泳实验等,通过行为学观察,可以评定模型动物的绝望情绪、焦虑抑郁状态和记忆功能等。抑郁的发病机制有单胺类递质学说和下丘脑-垂体-肾上腺轴功能学说等。皮质类固醇激素含量增加和下丘脑-垂体-肾上腺轴功能亢进可损害海马的神经元功能和形态结构,导致抑郁发生[6]。随着百合类复方在抑郁治疗中的普遍应用及疗效的肯定,百合和百合复方抗抑郁机制引起了医家的重视,并通过现代生物学方法和技术对百合和百合复方药理学进行了深入的研究,显示其具有改善行为学和调节单胺递质及下丘脑-垂体-肾上腺轴功能等作用。

1. 复方研究　百合地黄汤和百合知母汤是目前研究较多的百合类复方,研究方向主要集中在行为学观察和单胺类递质及下丘脑-垂体-肾上腺轴等方面。张永华等[7]用百合地黄汤对创伤后应激障碍抑郁模型大鼠进行行为学观察,结果发现在高架十字迷宫实验中,百合地黄汤能改变实验动物进入开臂的次数和停留的时间;胡霖霖等[8]又用上述抑郁模型通过旷场实验观察了百合地黄汤对抑郁动物焦虑状态的干预变化,发现百合地黄汤能增加模型大鼠的水平活动距离和直立、修饰次数,降低呆滞次数和排便量,提示百合地黄汤可以改善抑郁大鼠的焦虑抑郁状态,并且与剂量呈正相关作用,这两次实验结果都显示百合地黄汤可升高海马单胺类递质5-羟色胺的含量,下调亢进的下丘脑-垂体-肾上腺轴功能。胡霖霖等[9]通过实验也证实了百合地黄汤对下丘脑-垂体-肾上腺有干预作用,他们把百合地黄汤和逍遥散一起组成百合逍遥散,通过对抑郁症模型动物的行为学实验和相关的生化检测发现,百合逍遥散可降低肾上腺皮质激素和血液皮质醇水平,同时还发现此复方能降低甲状腺素、促甲状腺激素、黄体生成素、促孵泡素水平,升高了三碘甲状腺原氨酸、雌二醇水平,说明此复方的抗抑郁作用有可能是通过干预下丘脑-垂体-肾上腺轴和调节紊乱的激素水平实现的,且此复方与氟西汀联合治疗效果更好。

通过对复方抗抑郁实验的研究,提取百合地黄汤的有效成分有可能更有利于寻找此复方中有效的抗抑郁成分。因此,张萍等对百合地黄汤进行了醇提,用百合地黄汤的提取物对孤养加慢性轻度不可预见性应激方法复制的抑郁大鼠进行行为学观察及相关的生化检测,旷场实验结果提示模型动物的快感缺乏,兴趣缺失,精神运动迟滞及体重偏轻等,大脑皮质、下丘脑、海马和纹状体的多巴胺、5-羟色胺含量降低,结果提示百合地黄汤醇提活性成分对模型大鼠行为学有改善作用,说明其具有抗抑郁作用,其发生机制与增加大脑皮质、下丘脑、海马和纹状体的多巴胺、5-羟色胺含量有关。用此提取物对小鼠行为绝望模型观察仍提示百合地黄汤具有抗抑郁作用。

2. 单味药及有效成分研究　百合类复方在临床的抗抑郁作用是肯定的,食疗百合对抑郁也有一定程度的缓解作用,单味百合的抗抑郁治疗近年来引起了医家的重视和思考。胡霜等[10]对百合、石菖蒲、柴胡、香附等几味中药进行了抗抑郁研究,通过抑郁模型动物的行为学观察发现百合具有抗抑郁作用。黄江剑等[11]通过实验也证实百合可以改善抑郁大鼠喝糖水快感消失的症状,并减少游泳老鼠产生的行为绝望感。尹玲珑等[12]应用百合煎剂进行干预,不但观察了孤养结合慢性不可预见性的温和刺激小鼠的行为学变化,还进行了生物化学的检测,结果发现,百合煎剂改变抑郁小鼠行为学的变化,还增加了脑内5-羟色胺含量。

百合的抗抑郁成分逐渐引起了医学界的关注,药学研究发现百合含有多种成分。方前波等在百合知母汤中提炼出了百合皂苷成分。郭秋平等醇提百合有效成分,对抑郁模型大鼠进行了实验研究,结果发现百合醇提物能提高抑郁模型大鼠大脑皮质多巴胺、5-羟色胺的含量。也有报道称,百合皂苷能提高抑郁模型大鼠脑内多巴胺、5-羟色胺含量,降低血液皮质醇,促进促肾上腺皮质激素的含量,减少下丘脑促皮质素释放因子基因的表达和增加海马糖皮质激素受体基因的表达。这些研究证实,百合皂苷是百合抗抑郁的有效成分,其抗抑郁的机制有可能是通过增加脑内单胺递质含量和抑制抑郁模型大鼠亢进的下丘脑-垂体-肾上腺轴来实现的。傅春燕、王瑛等在对百合皂苷醇提工艺进行研究和定量后,通过行为学实验确认了百合皂苷能干预抑郁模型小鼠的行为学,并具有改善抑郁模型小鼠的抑郁状态的作用。

三、结论与展望

　　百合和一些百合类复方的抗抑郁作用是肯定的,研究他们的作用机制和寻找抗抑郁的有效成分是目前医家关注的一个焦点。抑郁是目前发病率较高的一种疾病,目前常规治疗多是西酞普兰、百优解和赛乐特等西药,西药治疗不良反应较大,患者依从性差等弊端也是目前抑郁症难以得到根治的一个主要方面。中药的多靶点、全面系统治疗特点在抑郁症中发挥了很好的作用,中药辨证治疗和复方的加减也给中医治疗带来了难度。因此,寻找抑郁有效成分、开发抑郁中成药成为目前中医治疗抑郁的一个很好的发展方向。百合和百合复方抗抑郁作用已经得到了医家的肯定,他们的抗抑郁机制和有效成分的研究也取得了一定的成果,这有可能为抗抑郁治疗和开发抗抑郁中成药提供借鉴和思路。

参考文献

　　[1]　刘紫凝,曹诗丹.浅议抑郁症从肺论治的中医理论基础[J].光明中医,2009,24(3):399-400.

[2] 张士金.百合地黄汤加味联合西药用于更年期郁证的临床研究[J].中医学报,2012,27(172):1049-1050.

[3] 李丽娜,高凌云.百合地黄汤加味治疗抑郁症 34 例[J].河南中医,2014,24(5):803-804.

[4] 姜浩.百合知母汤加味治疗抑郁症 1 例[J].河北中医,2012,34(4):542.

[5] 缪卫红.甘麦大枣汤合百合地黄汤治疗老年抑郁症 19 例临床观察[J].中医药导报,2012,18(5):39-40.

[6] 彭程,周晓琛,敬黎,等.百合化学成分及其提取方法研究进展[J].西北民族大学学报,2011,32(4):40-42.

[7] 张永华,胡霖霖.百合地黄汤对创伤后应激障碍大鼠海马 5-羟色胺水平的影响[J].中华中医药学刊,2013,31(12):2672-2674.

[8] 胡霖霖,张永华,苏玉刚,等.百合地黄汤对创伤后应激障碍大鼠行为学及海马 GR/MR 表达的影响[J].中国中医药科技,2014,21(2):135-137.

[9] 胡霖霖,张永华.百合逍遥散对抑郁模型大鼠行为学及 HPA-HPT-HPT 轴的影响[J].中医杂志,2014,55(19):1676-1680.

[10] 胡霜,马义泽.石菖蒲等五味中药抗抑郁作用的实验研究[J].山东中医杂志,2009,2(11):799-800.

[11] 黄江剑,高英,李卫民,等.HPLC-ELSD 测定不同产地百合中薯蓣皂苷的含量[J].中国实验方剂学杂志,2011,17(5):110-111.

[12] 尹玲珑,彭察安,张宜,等.道地药材湘西龙山百合对慢性应激抑郁模型小鼠脑内 5-羟色胺表达影响的研究[J].时珍国医国药,2012,23(2):357-358.

知 母

知母为百合科植物知母的干燥根茎。根据炮制方法的不同，分为知母、盐知母、炒知母、酒知母。知母性寒，味苦、甘，无毒。归肺、胃、肾经。具有清热泻火、生津润燥功效。临床上主治热病烦渴、肺热咳嗽气喘、骨蒸潮热、内热消渴、肠燥便秘等症，亦是抑郁症治疗的常用药物。水煎服，6~12克。

一、临床应用

抑郁是以显著而持久的心境低落为主要临床特征，是心境障碍的主要类型。临床上用知母的复方抗抑郁主要有以下几种。

1. 百合知母汤 百合知母汤是治疗百合病的首选代表方。百合病是以神志恍惚、精神不定为主要表现的情志病，多由伤寒大病之后，余热未解，或平素情志不遂，而遇外界精神刺激所致，证型包括阴虚内热、痰热内扰及心肺气虚等。知母归肺、胃、肾经，具有养阴清热，润燥除烦的功效。知母在百合知母汤中的作用是佐以君药百合，治疗百合病误汗，汗后伤阴，以致口渴，烦躁不安，脉微数等症。百合知母汤治疗百合病疗效肯定，如姜浩等用百合知母汤治抑郁获效。百合知母汤对自主神经紊乱属肺经、心经阴虚燥热，精神魂魄不定者疗效显著。如方先顺等临床观察52例自主神经紊乱发现，百合知母汤治疗组痊愈45例，显效6例。方中知母的作用是救肺之阴，辅佐百合甘凉清肺，最终达到阴阳调和。百合知母汤经常和其他经方配合应用疗效较好。如韩斐用百合知母汤配合柴胡龙骨牡蛎汤治疗百合病情志不遂，郁而化火，临床表现为意欲食复不能食，常默然，欲卧不能卧，欲行不能行，饮食或有美时，或有不用闻食臭时，如寒无寒，如热无热的患者，最后痊愈。陈卓等通过临床观察抑郁病80例发现，百合知母汤合柴胡龙骨牡蛎汤合用抗抑郁作用要优于西药氟西汀。

2. 酸枣仁汤 酸枣仁汤为安神剂,具有养血安神,清热除烦之功效。主治肝血不足,阴虚内热所致的虚劳虚烦不得眠证。现代临床常用于治疗神经衰弱、心脏神经官能症、更年期综合征等属心肝血虚,虚热内扰者。方中知母凉肺胃之气,兼滋肾阴,通过降火除烦以辅佐酸枣仁生心血,养肝血,达到补虚养血、安神除烦的作用。高孟翠对 276 例抑郁病例分别施以不同方药进行治疗,观察结果显示,酸枣仁汤治疗肝肾阴虚型抑郁痊愈 216 例,显效 30 例,有效 20 例,无效 10 例,总有效率为 96.40%。失眠是抑郁症神经系统的一个主要症状。《灵枢·大惑论》曰:"病不得卧者,为气不得入于阴,常留于阳,故目不瞑矣。"治疗重在调理阴阳,潜阳入阴,镇静安神,以达"神安则眠"之功。张压西、张青山对临床 120 例失眠病例观察发现,酸枣仁汤治疗失眠的临床有效率为 86.67%,明显高于西药艾司唑仑对照组 75%。知母归肺、肾经,可泻无根之肾火,疗有汗之骨蒸,止虚劳之热,滋化源之阴,酸枣仁汤中知母用其补肾、肺之阴及清热之功效与茯苓共为臣药,与君药酸枣仁相配,安神除烦、阴阳和合,达到改善睡眠的效果。知母在酸枣仁汤治疗失眠的作用是重要的,戴娅怡等对酸枣仁汤进行了文献检索,发现以酸枣仁汤为基础方治疗失眠的 122 篇文献检索中,知母和酸枣仁出现的频次均有 122 次。

3. 二仙汤 二仙汤是上海中医药大学张伯讷教授 20 世纪 50 年代针对更年期综合征研制出的方剂,主要用于治疗更年期综合征,也是治疗抑郁症的重要方剂。方中知母泻火而滋肾保阴,并以助心火之下降,配合壮阳药同用对阴阳俱虚于下,又有虚火上炎的见有肾精不足和相火旺者,疗效显著。刘艳等[1]临床用二仙汤为主方加减治疗抑郁症患者 1 例,服药 2 个月,患者痊愈。同时二仙汤对更年期伴有焦虑症状的治疗也有显著效果,李兰者等用二仙汤合二至丸治疗更年期综合征焦虑 38 例,显效 12 例,有效 24 例,无效 2 例,总有效率为 94.74%,明显优于西药对照组。

二、知母抗抑郁研究

知母的化学成分主要包括甾体皂苷、双苯吡酮类、木脂素类、多糖类、有机酸类、大量黏液质及微量元素等[2]。目前知母的有效成分皂苷是研究的热点,甾体皂苷数量多、含量高,约占 6%,其中已经鉴定的化合物有 20 多种,包括知母皂苷 A Ⅲ、知母皂苷 B Ⅰ、知母皂苷 B Ⅱ、知母皂苷 B Ⅲ 等。药理学研究发现知母皂苷有抗抑郁、提高学习记忆能力、保护受损脑组织等作用。

1. 对行为学的影响 知母及其有效成分知母皂苷对抑郁小鼠的行为学有改善作用。张冰等[3]采用空瓶刺激法复制大鼠慢性情绪应激模型,用知母水煎剂对模型大鼠进行干预,实验结果发现知母干预后,模型大鼠攻击及修饰行为显著下降,体质量增长显著增多,血清皮质酮含量显著降低。知母的主要有效成分是知母皂苷。任利翔等[4]用知母总皂苷经过小鼠强迫游泳,获得性无助实验,以及慢性温和应激等实验,显示知母总皂苷能够明显缩短小鼠的不动时间,缓解其在应激环境下的心理绝望状态。获得性无助模型及慢性温和应激模型实验也证明,长期给予知母总皂苷可明显改善模型动物的抑郁状态,且呈现一定的量效与时效关系。知母皂苷还可显著增加慢性温和应激模型动物的蔗糖水消耗量,延长动物逃避潜伏时间、减少逃避错误次数[5]。

2. 对抑郁模型动物的生物化学影响 知母皂苷对神经递质有干预作用。路明珠等[6]通过小鼠悬尾实验、小鼠强迫游泳实验、旷野实验、阿扑吗啡致小鼠刻板行为实验、抑制单胺、去甲肾上腺素和多巴胺重摄取实验、育亨宾毒性增强实验及 5-羟色胺酸致甩头作用等实验发现,知母皂苷中知母皂苷 B Ⅱ能改善小鼠的行为学变化,增强脑内 5-羟色胺、多巴胺神经系统作用。百合、知母常常是用来治疗抑郁的一个药对,如复方有百合知母汤、百合地黄汤、百合安神汤均有百合和知母两味中药。郑水庆[7]通过研究百合知母总皂苷能增加慢性应激抑郁症模型大鼠脑内去甲肾上腺素、5-羟色胺和多巴胺的含量,使慢性应激抑郁模型大鼠血浆皮质醇和促肾上腺皮质激素含量恢复正常。

3. 神经保护作用 知母皂苷还具有神经保护作用。任利翔等[8]研究发现知母皂苷能够降低血浆促肾上腺皮质激素和皮质醇的含量,提高海马组织内脑源性神经营养因子的表达。虢周科等[9]从分子水平及形态学水平研究发现,知母能增加大脑外层皮质区神经元细胞、锥体细胞数量,对抑郁模型大鼠的细胞核核仁、锥体细胞层毛细血管具有保护作用,能够调控 5-羟色胺、去甲肾上腺素、脑源性神经营养因子、受体酪氨酸激酶 B 等神经递质和营养因子的表达。现代药理实验证实,知母皂苷对海马组织具有保护作用,能通过调控磷脂酰肌醇 3-激酶/蛋白激酶 B/哺乳动物西罗莫司靶蛋白信号转导通路对抗谷氨酸引起的皮质神经元损伤作用,可对缺血再灌注损伤的脑组织有保护作用。刘卓等也研究了知母对脂多糖引起的大鼠学习记忆障碍的改善作用,同时发现知母还能够抑制海马的炎症反应。

三、结论与展望

抑郁症,尤其是血管性抑郁是与脑缺血密切相关的,大脑皮质及海马等部位神经元损伤有可能是其基本的病理改变。知母及其复方在血管性抑郁上的应用及研究还没有报道,随着对血管性抑郁研究的增多及中医药在治疗抑郁症地位上的提升,植物药抗血管性抑郁的研究就会越来越受到重视。相信通过现代生物学研究手段,知母的抗抑郁作用会越来越明确,这将对研究血管性抑郁的发病机制、开发抗抑郁新药及提高血管性抑郁的诊治水平具有重要的参考价值。

参考文献

[1]　刘艳,黄峰.二仙汤治疗抑郁症浅论[J].中医中药,2011,9(25):130-131.

[2]　倪梁红,秦民坚.知母资源化学及药理研究进展[J].中国野生植物资源,2005,24(4):16.

[3]　张冰,李廷利.知母水煎剂对空瓶刺激诱发的慢性情绪应激的干预作用[J].中医药学报,2012,40(5):22-24.

[4]　任利翔,罗轶凡,宋少江,等.知母总皂苷抗实验性抑郁作用的研究[J].中药新药与临床药理,2007,18(1):29.

[5]　任利翔,罗轶凡,高威,等.知母总皂苷对慢性温和应激小鼠的保护作用及机制研究[J].中药新药与临床药理,2011,22(4):414-417.

[6]　路明珠,张治强,伊佳,等.知母皂苷 B-II 抗抑郁作用及其机制研究[J].药学实践杂志,2010,28(4):283-287.

[7]　郑水庆.百合知母汤抗抑郁作用的理论与实验研究[D].上海:第二军医大学,2007.

[8]　任利翔,罗轶凡,高威,等.知母总皂苷对慢性温和应激小鼠的保护作用及机制研究[J].中药新药与临床药理,2011,22(4):414-417.

[9]　虢周科,薛红,王伟伟,等.滋阴清热法对抑郁症模型大鼠脑内单胺类神经递质、脑源性神经营养因子和酪氨酸激酶 B 的影响[J].中华中医药学刊,2014,32(8):1943-1948.

第四节 助阳药

枸杞子

枸杞子为茄科植物宁夏枸杞的干燥成熟果实。其性平，味甘。归肝、肾、肺经。具有补肝益肾、益精明目、润肺之功效。《本草纲目》云："久服坚筋骨，轻身不老，耐寒暑。"枸杞子为滋阴助阳，益精补血之良药，用于肝肾不足，肺肾阴虚，腰膝酸痛，遗精健忘，眩晕耳鸣，内热消渴，血虚萎黄，目昏不明等病症。本文就枸杞子及其活性成分、相关复方制剂的抗抑郁研究概述如下。

一、单味药及其活性成分

动物实验证实，枸杞子具有抗抑郁作用。如周健等采用高中低剂量枸杞子对慢性复合应激模型大鼠进行干预研究表明，慢性心理应激使大鼠下丘脑-垂体-肾上腺轴功能紊乱，释放过量皮质醇，导致海马组织 N-甲基-D-天冬氨酸受体-2 表达增加，海马 CA3 区锥体细胞受损，枸杞子能够有效调节大鼠下丘脑-垂体-肾上腺轴，降低应激大鼠的血清皮质醇升高水平，使海马组织 N-甲基-D-天冬氨酸受体-2 表达降低，保护大鼠海马 CA3 区锥体细胞，减轻脑损害。尹晓雯等采用不同剂量枸杞子水煎液对小鼠进行干预后，进行常压密闭缺氧实验和抗疲劳游泳实验，结果表明枸杞子能提高小鼠抗缺氧、抗疲劳作用。李宏辉等采用宁夏枸杞子对束缚制动大鼠干预研究表明，可提高其体重、行为活动，具有抗抑郁作用。其机制可能与其提高血清肿瘤坏死因子-α 水平，降低模型大鼠血清皮质醇水平有关。

枸杞子含多种活性成分，如逯海龙等通过硅胶柱层析、氧化镁柱层析、Sephadex LH-20 凝胶和高效液相色谱法，对宁夏枸杞子化学成分进行分离纯化,通过理化性质和波谱数据分析鉴定,分离到烟酸、棕榈酸、正花生酸、麦角甾醇、β-胡萝卜素、玉米黄素双棕榈酸酯、β-谷甾醇、甜菜碱,其中正花生酸为首次从该植物中得到。在枸杞子的多种成分中,枸杞多糖为主要活性成分。大量药物研究表明[1,2],枸杞多糖具有调节机体免疫、降血糖、降血脂、抗衰老、抗疲劳、抗应激、抗肿瘤、保肝及保护生殖系统等作用。枸杞多糖有增强免疫功能和抗疲劳作用,能显著增强机体免疫功能。汪积慧等通过研究发现,枸杞多糖具有明显的提高吞噬细胞的功能,提高 T 淋巴细胞的增殖能力,增加血清 IgG 含量,增强补体活性等作用。罗琼等将纯化的枸杞多糖灌喂小鼠,进行抗疲劳实验结果表明,枸杞多糖能显著地增加小鼠肌糖原、肝糖原储备量,提高运动前后血液乳酸脱氢酶总活力;降低小鼠剧烈运动后血尿素氮增加量,加快运动后血尿素氮的清除速率;显示枸杞多糖对提高负荷运动的适应能力、抗疲劳和加速消除疲劳具有十分明显的作用。周健等采用枸杞多糖对慢性心理应激大鼠干预,结果表明枸杞多糖能够改善抑郁行为,调节下丘脑-垂体-肾上腺轴的适应性,降低皮质醇的过量释放,维持免疫功能稳定,提高血清白细胞介素-1、白细胞介素-2 和肿瘤坏死因子-α 含量,从而调节心理应激水平。胡任重等[3]研究表明,枸杞多糖可降低大鼠应激性胃溃疡对胃组织肿瘤坏死因子和降钙素基因相关肽表达,促进大鼠应激性胃溃疡愈合。盛伟等[4]采用枸杞多糖对小鼠灌胃 15 天,进行常压耐缺氧实验、负重游泳实验、耐寒和耐热实验,检测运动后血乳酸和血尿素氮含量,结果表明枸杞多糖提高小鼠的耐缺氧及抗疲劳能力。姜清茹等研究表明,枸杞多糖能够降低高脂血症大鼠三酰甘油、总胆固醇及低密度脂蛋白胆固醇水平,改善高脂血症大鼠主动脉的氧化应激状态,延缓动脉粥样硬化的发生。詹皓等[5]研究发现,枸杞多糖对物理应激刺激和四氯化碳所致组织脂质代谢异常具有保护作用。Jiang Y 研究表明,枸杞子水溶性物质可下调内质网应激生物标记和调节多个信号通路,抑制白血病细胞增殖和诱导其凋亡。

二、复　方

有人研究发现,枸杞子奶制品可预防产前应激诱导的子代大鼠的认知障碍和在体外抑制氧化损伤和线粒体功能障碍。庞赞襄采用疏肝解郁益阴汤(当归、白芍、茯苓、白术、丹参、赤芍、银柴胡、生地黄、山药、生地黄、枸杞子、神曲、磁石、栀子、升麻、五味子、甘草)治疗肾虚肝郁之视神经炎、视疲劳等获效。周波等采用益肾疏肝颗粒(柴胡、白芍、菟丝子、枸杞子、熟地黄、山药等)配合西药治疗中风后抑郁 30 例,能显著改善患者的神经功能,提高中风后抑郁患者的生活质量。解郁养心胶囊(菊花、钩藤、白芍、枸杞子、酒女贞子、黑豆、炒酸枣仁、合欢花、夜交藤、茯神、龙骨、煅牡蛎、香附、郁金)可用于肝肾阴虚、气机郁滞、心神不宁所致的头晕、失眠、多梦、心悸、腰膝酸软等症。顾文元用枸杞柴胡汤(枸杞子、女贞子、墨旱莲、杜仲、柴胡、枳壳、佛手、生龙齿、百合)治疗更年期忧郁症 32 例,汉密尔顿抑郁量表评定的平均总分减少 70%,表明枸杞子柴胡汤治疗更年期忧郁症有一定效果。林丽文等研究表明,枸杞子山茱萸水煎液能增强小鼠的抗疲劳和耐缺氧能力,提高动物机体的应激反应能力。曹秀琴等用枸杞子胎盘液给小鼠灌胃能明显提高小鼠外周血中白细胞数、应激反应的指标。林霞采用滋肾调肝方药(熟地黄、山药、枸杞子、龙眼肉、五味子、茯苓等)治疗更年期综合征,总有效率为 94%。张华等拟补肾汤(熟地黄、山药、枸杞子、山茱萸等)配合尼尔雌醇、更年康治疗妇女更年期综合征 206 例,有效率 98%。王君明等研究表明,补气养阴解郁茶(枸杞子、山药、大枣、玫瑰花、绞股蓝)可显著缩短小鼠在小鼠悬尾实验、强迫游泳实验的不动时间。理萍用开郁种玉汤合五子衍宗丸(当归、白芍、白术、茯苓、天花粉、牡丹皮、香附、枸杞子、炒菟丝子、覆盆子、五味子、盐炒车前子、杜仲、淫羊藿、仙茅)加减治疗肝郁肾虚型少精弱精症不育 89 例,总有效率为 95.51%。张琪采用经前 3 天服丹栀逍遥散加味(柴胡、赤芍、当归、茯苓、白术等)3 剂,月经干净后服一贯煎加减(生地黄、沙参、当归、枸杞子、麦冬、菟丝子等)5 剂,治疗经前期综合征 64 例,结果总有效率为 98.44%。李永泉采用一贯煎(北沙参、麦冬、当归、生地黄、枸杞子、川楝子)加减治疗肝肾阴虚、血燥气郁之证获得满意效果。杨敏生等应用六味地黄汤加减(生地黄、龟甲、山药、桑葚、墨旱莲、茯苓、枸杞子、山茱萸、何首乌、女贞子等)治疗 68 例肝肾阴虚型更年期综合征,总有效率为 91.18%。陈锐用一贯煎治疗肝肾阴虚、血燥气郁之证获效。李海成用暖肝煎(肉桂、台乌药、小茴香、茯苓、当归、枸杞子、沉香、生姜)治疗肝寒气滞等多种疾病获效。梁岩等用杞龙散(蚯蚓、枸杞子)治疗抑郁症伴功能性消化不良 32 例,在改善消化不良症状方面优于多潘立酮。王丽用当归健脑抗衰合剂(当归、远志、枸杞子、酸枣仁、白芍、石菖蒲等)治疗中风后抑郁 55 例,能明显改善患者的神经功能,提高中风后抑郁患者的生活。郝改林等采用一贯煎加味(北沙参、麦冬、枸杞子、五味子、生地黄、当归、女贞子、野菊花、酸枣仁等)治疗更年期综合征 60 例,总有效率为 91.3%。严元贞等治疗更年期综合征 49 例,阴虚肝旺者用更年汤 1 号(桑叶、菊花、黄芩、知母、生地黄、珍珠母等),脾肾不足者用更年汤 2 号(黄芪、党参、当归、生地黄、山药、枸杞子等),总有效率为 93.9%。

田元春等[6]采用游泳实验、耐缺氧和耐低温等实验研究表明,参杞强精胶囊毒性较小,具有提高小鼠的抗疲劳、抗应激能力的作用。

三、结论与展望

枸杞子是补益肝肾的传统中药。近年的研究表明,枸杞子的化学成分主要含已多糖、胡萝卜素、硫胺素、核黄素、烟酸、抗坏血酸、β-谷甾醇、亚油酸、玉蜀黍黄素、甜菜碱、酸浆果红素、牛磺酸、多种氨基酸、微量元素、生物碱及挥发油等,枸杞多糖是其中最重要的活性成分。具有调节机体免疫功能、能有效抑制肿瘤生长和细胞突变、抗肿瘤作用、延缓衰老、保护肝脏、抗脂肪肝、调节血脂和血糖、促进造血、抗疲劳功能、调节神经系统功能、抗应激、抗氧化损伤、提高视力、提高生殖功能、改善记忆、退热、抗理化损伤等方面的作用。枸杞子服用方便,可入药、嚼服、泡酒,但外邪实热、脾虚有湿及泄泻者忌服。

参考文献

[1] 郑哲君,李德远.枸杞子、枸杞多糖抗疲劳作用的研究进展[J].中国食物与营养,2008,36(12):53-54.

[2] 陈庆伟,陈志桃.枸杞多糖药理作用研究进展[J].海峡药学,2005,17(4):4-7.

[3] 胡任重,陈金春,陈海斌,等.枸杞多糖对应激性溃疡大鼠胃组织 TNF-α 和 CGRP 表达的影响[J].中国现代医生,2012,50(13):5-7.

[4] 盛伟,范文艳.枸杞多糖对小鼠耐缺氧及抗疲劳能力的影响[J].新乡医学院学报,2011,28(3):298-300.

[5] 詹皓,刘传缵.枸杞子多糖对物理应激刺激和四氯化碳所致组织脂质代谢异常的保护作用[J].中国药理学与毒理学杂志,1989,3(3):163-168.

[6] 田元春,张泉,梁丽英,等.参杞强精胶囊急性毒性及抗应激作用实验研究[J].时珍国医国药,2012,23(10):3.

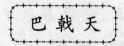

巴戟天

巴戟天为常用抗抑郁中药,武佰玲、姚李吉、何咏梅、唐瑛等查阅国内外文献发现,巴戟天为主要的抗抑郁中草药之一,其抗抑郁研究近年来愈来愈受到人们的重视。本节就巴戟天及其活性成分、相关复方制剂的抑郁研究概述如下。

一、巴戟天提取物及其活性成分

巴戟天是茜草科植物巴戟天的干燥根。其性微温,味甘、辛。归肾、肝经。具有补肾助阳、强筋健骨、祛风除湿的功效。适用于阳痿遗精、少腹冷痛、宫寒不孕、月经不调、风湿痹痛、筋骨痿软等症。巴戟天化学成分及药理作用复杂,主要成分包括糖类、蒽醌类、环烯醚萜苷类、有机酸类、微量元素、氨基酸和甾醇类等。

近年采用现代药理学方法研究巴戟天的药理作用发现,巴戟天提取物在多种抑郁动物模型中具有抗抑郁效果。崔承彬从中药巴戟天中分离出5个抗抑郁活性成分,经化学与波谱学方法,分别鉴定为琥珀酸、耐斯糖、IF-果呋喃糖基耐斯糖及菊淀粉型六聚糖和七聚糖。蔡兵将中药巴戟天依次用乙醇冷浸和水煎煮提取,得醇提物和水煎液。通过对小鼠自发活动、小鼠全脑单胺递质含量等的影响,测定中枢兴奋作用;用小鼠悬尾和大、小鼠强迫游泳等抑郁模型评价药物的抗抑郁作用;利用5-羟色胺酸诱导小鼠甩头、阿扑吗啡诱导小鼠刻板、育亨宾致死小鼠等实验,分析药物的神经系统作用。结果巴戟天提取物在不影响小鼠自发活动的剂量下,显著缩短了小鼠悬尾和大、小鼠强迫游泳等抑郁模型的不动时间,显著增加了5-羟色氨酸诱导的小鼠甩头次数,显著降低了阿扑吗啡诱导的小鼠刻板行为次数,但巴戟天提取物对育亨宾引起小鼠的致死作用没有显著影响。表明中药巴戟天主要通过作用于5-羟色胺神经系统来发挥其抗抑郁作用,部分提取物对多巴胺神经系统也有作用。巴戟天中的菊淀粉型低聚糖可兴奋5-羟色胺能神经系统,对多巴胺能神经系统也有一定影响,并认为它们是抗抑郁的主要有效成分。张中启等[1,2]用低速差式强化程序和强迫游泳实验观察巴戟天的抗抑郁作用,结果巴戟天提取物(25～50mg/kg)显著增加大鼠低速差式强化程序强化数,显著减少小鼠强迫游泳实验的静止不动持续时间。同时,强迫游泳测试的有效剂量,不影响小鼠自发运动活动,表明巴戟天提取物具有抗抑郁作用。研究还发现[3,4],巴戟天寡糖显著减少大、小鼠在强迫性游泳期间的不动时间,能明显减少大鼠在获得性无助后躲避失败次数,巴戟天寡糖与临床有效抗抑郁药地昔帕明类似,表明巴戟天寡糖具有抗抑郁作用。刘建金[5]采用水沉醇提法提取巴戟天多糖,通过对实验性抑郁症大鼠模型的干预,表明巴戟天多糖能够减轻抑郁症大鼠体内氧化应激反应,减轻海马区神经元损伤,改善实验性抑郁症大鼠认知行为障碍。

近年药理研究证实,巴戟天抗抑郁主要成分为一组菊淀粉型寡糖,李竦等从巴戟天提取物中分离了具有抗抑郁作用的高纯度植物寡糖。巴戟天寡糖能够保护神经细胞免受皮质酮的损伤。如Li YF[6]则发现,巴戟天寡糖(菊淀粉型六聚糖)可防止皮质酮所致的PC12神经细胞损伤,上调皮质酮处理后PC12细胞神经生长因子mRNA的表达,推测巴戟天寡糖抗抑郁的机制可能是通过引起神经营养因子的表达升高而完成对神经细胞的保护作用。邹连勇采用巴戟天寡糖高、低剂量对ICR小鼠连续腹腔注射14天,用免疫组化法测定小鼠海马齿状回新增殖神经细胞的数目,结果巴戟天寡糖50mg/kg能够显著促进成年小鼠海马神经细胞的再生;通过原代细胞培养观察不同剂量巴戟天寡糖(1.25mg/ml、2.5mg/ml、5mg/ml、10mg/ml)对大鼠海马神经元树突生长的影响,10mg/ml巴戟天寡糖能够明显增加原代培养的海马神经元树突及分支数目,表明巴戟天寡糖对海马神经可塑性具有调节作用。张有志采用微机程序控制的大鼠穿梭箱反应仪,给予不可逃避的足底电击建立获得性无助模型,口服巴戟天寡糖可以显著减少动物逃避失败次数,表明巴戟天寡糖口服给药具有抗抑郁活性。

已有多项临床试验证实巴戟天寡糖胶囊能够治疗轻、中度抑郁症,疗效与氟西汀相当,且不良反应较轻。孔庆梅等、刘飞虎等、王雪芹等分别采用区组随机、双盲、安慰剂或盐酸氟西汀对照、多中心临床试验研究发现,巴戟天多糖胶囊(每日 300～600mg)能有效改善抑郁症的临床症状,疗效与盐酸氟西汀片相当,并且不良反应轻微,安全性好,可用于轻、中度抑郁症的治疗。司天梅等观察健康志愿者对巴戟天寡糖胶囊的耐受性,发现其耐受性好,且安全性好。梁建辉等用供巴戟天水提物腔囊(巴戟乐腔囊,每日 600～900mg,主要化学成分为菊淀粉型寡糖)治疗抑郁症患者 16 例,疗程 4～6 周,经汉密尔顿量表评定,总有效率为 62.5%。除轻微口干、便秘外,无明显不良反应。

二、复方研究与应用

抗抑郁中药复方较多,主要有半夏厚朴汤、柴胡剂、逍遥散、温胆汤类、小建中汤、柴胡加龙骨牡蛎汤、抗抑郁胶囊等。随着对巴戟天的深入研究,以巴戟天组成的抗抑郁复方近年亦有较多报道。

梁崇俊等采用自拟二至二仙汤(女贞子、墨旱莲、知母、黄柏、仙茅、淫羊藿、巴戟天、当归)随证加减,治疗更年期抑郁综合征 65 例,总有效率为 92.3%。谢磊等应用分养和长期不可预知温和应激造成大鼠抑郁模型,探讨低、中、高剂温补肾阳方(由肉桂、巴戟天组成)对抑郁模型大鼠行为学及脑内单胺递质的影响。结果温补肾阳方治疗后可改善模型大鼠旷场实验评分、糖水摄取量、5-羟色胺、多巴胺、去甲肾上腺素,与模型组相比有统计学差异($P <$ 0.05),表明温补肾阳方改善抑郁大鼠的抑郁状态与逍遥散相近,提示临床可采用温补肾阳法治疗抑郁症。谭安娜、周威等运用小鼠悬尾实验、强迫游泳实验,观察口服助阳舒心方(巴戟天、石菖蒲、肉桂等)及其拆方后对小鼠行为的影响。结果助阳舒心方能显著缩短悬尾实验和强迫游泳实验不动时间,方中巴戟天、石菖蒲、

肉桂也能缩短悬尾实验和强迫游泳实验不动时间,表明助阳舒心方及方中巴戟天、石菖蒲、肉桂单用均有抗抑郁作用。范文涛等采用随机对照观察中药醒脑解郁方(石菖蒲、郁金、黄芪、柴胡、巴戟天)配合心理辅导治疗中风后抑郁,表明醒脑解郁方配合心理治疗对中风后抑郁的程度和神经功能缺损均有较好的疗效。龚梦鹃等用桂枝解郁胶囊(桂枝、巴戟天、甘草等)高剂量组(生药 6.4g/kg,每日 1 次),低剂量组(生药 1.6g/kg,每日 1 次)对慢性不可预知温和应激刺激大鼠抑郁模型干预 6 周,可改善抑郁大鼠的体质量、增加水平运动得分和垂直运动得分,增加糖水消耗及缩短强迫游泳的不动时间,表明桂枝解郁胶囊具有明显的抗抑郁作用。黄世敬等经临床及动物实验表明,开心解郁方(人参、巴戟天、柴胡等 8味)具有显著抗抑郁作用,并能调节单胺类递质及其受体表达,改善神经血管单元稳态作用。

三、结论与展望

巴戟天是补肾助阳的传统中药。近年的研究表明,巴戟天具有调节免疫功能、调节甲状腺功能、增强记忆、促进骨生长及促进造血、抗抑郁、抗疲劳、抗衰老、抗肿瘤等多方面的药理作用。并认为,巴戟天的这些药理作用与补肾壮阳作用密切相关,特别是其抗抑郁作用的广泛研究拓展了巴戟天的应用范围,且毒理实验证明它是一种安全的药物,这为进一步开展对巴戟天的深入研究和临床应用提供了实验依据,亦为巴戟天的抗抑郁新药研究、产业发展提供了方向。首先,加强巴戟天的种质资源的研究开发。近年来,利用现代生物技术进一步开展巴戟天品种改良、遗传转化、体细胞融合、种质资源保存、优良种质和突变体筛选等研究,从而促进巴戟天细胞工程、基因工程的研究,有望提高巴戟天产量和有效成分提取率。同时,加强巴戟天的规范化种植和生产质量管理,以及临床药效研究,建立巴戟天 GAP 种植基地,充分挖掘巴戟天的中药资源[7]。其次,加强巴戟天抗抑郁机制研究。虽然大量的动物实验和临床研究表明,巴戟天的临床运用疗效显著,但其活性成分较多,其发挥作用的机制及途径还有待进一步研究[8,9]。对其活性成分的开发利用和作用机制的研究,还需结合现代前沿技术、引入创新思维,开展广泛合作。特别是应加强其对神经-免疫-内分泌的综合调控作用研究,如对神经血管单元稳态、免疫炎症损伤信号转导、下丘脑-重体-肾上腺及性腺轴等干预,分别从巴戟天药材、饮片、有效部位、有效成分,在整体、细胞、分子等不同水平,开展基础与临床研究,不仅有望开发更加高效、安全、可控的中药新药,而且还可通过研究,进一步明确抑郁症的发病机制,整体提升对抑郁症的诊治水平。

参考文献

[1] 张中启,袁莉,赵楠,等.菊淀粉型六聚糖对鼠强迫性游泳和低速率差式强化程序的影响[J].中国药理学通报,2001,17(2):164-167.

[2] Zhang ZQ, Yuan L, Yang M, et al. The effect of Morinda officinalis How, a Chinese traditional medicinal plant, on the DRL 72—s schedule in rats and the forced swimming test in mice[J]. Pharmacol Biochem Behav, 2002, 72(1-2): 39-43.

[3] 张中启,袁莉,赵楠,等.巴戟天醇提取物的抗抑郁作用[J].中国药学杂志,2000,35(11):739-741.

[4] 张中启,黄世杰,袁莉,等.巴戟天寡糖对鼠强迫性游泳和获得性无助抑郁模型的影响[J].中国药理学与毒理学杂志.2001,15(4):262-265.

[5] 刘建金.巴戟天多糖对抑郁症大鼠氧化应激及认知行为的影响[J].中国现代医生,2011,5(16):1-2,5.

[6] Li YF, Liu YQ, Yang M, et al. The cytoprotective

effect of inulin—type hexasaccharide extracted from Morinda officinalis on PC12 cells against the lesion induced by corticosterone[J]. Life Sci, 2004, 75(13): 1531-1538.

[7] 林美珍,郑松,田惠桥. 巴戟天研究现状与展望(综述)[J]. 亚热带植物科学,2010,39(4):74-78.

[8] 凌昆,郭素华,赵诣. 巴戟天药理作用研究进展[J]. 福建中医学院学报,2007,17(3):67-69.

[9] 郑素玉,陈健. 巴戟天有效成分及其药理作用实验研究进展[J]. 世界中西医结合杂志,2012,7(9):823-828.

淫羊藿

淫羊藿为传统补肾壮阳中药,近年来其抗抑郁作用受到较多关注。淫羊藿又名仙灵脾,味辛、甘,性温。归肝、肾经。具有补肾壮阳,强筋骨,祛风除湿的功效。特别是淫羊藿对神经精神系统的作用近年逐渐受到重视,越来越多的证据表明,淫羊藿具有抗抑郁、调节单胺递质及神经免疫内分泌、镇静安神、改善脑供血、脑保护等作用[1],成为治疗抑郁症的常用中药。

一、抗抑郁临床应用

淫羊藿在抑郁症中的应用多以辨证用药、复方配伍为主。临床上淫羊藿常配熟地黄、郁金、芍药、柴胡等补肾解郁,用于肾虚肝郁之抑郁症的治疗[2]。如林昱等采用补肾解郁方(淫羊藿、熟地黄、白芍、柴胡、西洋参、天麻、酸枣仁、茯苓、香附、郁金等)治疗肾虚肝郁型抑郁症 240 例,短期(3 周)疗效不及氟西汀;中期(6 周)疗效相当;长期(12 周)疗效(痊愈率、显效率、汉密尔顿减分值和疗效指数)显著高于氟西汀,且不良反应明显减少。郑安等以解郁Ⅱ号(淫羊藿、仙茅、巴戟天、夜交藤等)治疗中年人因久病失养或房劳伤肾,下元亏损,命门火衰之抑郁症,取得较好疗效。

《神农本草经》谓:淫羊藿"强志",治"老人昏耄,中年健忘"。《医学入门》云:淫羊藿"补肾虚、助阳,治偏风手足不遂、四肢皮肤不仁"。因此,淫羊藿常配补肾活血化痰之品,用于中风后抑郁的治疗。如赖真以淫羊藿、菟丝子、当归、丹参、郁金、远志、石菖蒲等,治疗中风后抑郁获满意疗效。

淫羊藿补肾壮阳,常配生地黄、白芍等补肾填精、柔肝补血之品,以调整机体阴阳平衡,用于更年期抑郁症的治疗。如陆建英等用补肾解郁清心方(生地黄、淫羊藿、白芍药、钩藤、龙齿、牡蛎)治疗更年期综合征 25 例,疗程为 3 个月,治疗后汉密尔顿抑郁量表总分比治疗前显著改善,疗效优于尼尔雌醇对照组。董莉等采用补肾解郁清心方对雌性 SD 大鼠卵巢切除与长期慢性不可预见应激法相结合建立的更年期抑郁症动物模型干预发现,补肾解郁清心方能够有效地改善更年期抑郁症大鼠紊乱的下丘脑-垂体-卵巢轴,同时还能平衡促性腺激素释放激素与 5-羟色胺的含量。彭海燕等予二仙舒郁汤(淫羊藿、仙茅、醋柴胡、白芍、当归、牡丹皮、栀子等)治疗更年期抑郁症 42 例,总有效率为 88.1%。丁朝荣以疏肝益肾法(淫羊藿、生地黄、醋香附、柴胡、合欢花、补骨脂、石菖蒲、炒栀子、青皮)治疗女性抑郁症 30 例,总有效率为 86.7%,与帕罗西汀疗效相当,但可避免帕罗西汀的食欲不振、恶心呕吐等不良反应。中药治疗后血清雌二醇显著升高,催乳素显著下降。巨大维等以行气解郁、调补阴阳为法,药用淫羊藿、仙茅、巴戟天、当归、知母、黄柏、生地黄、龙骨、牡蛎、柴胡、炒白术、杭白芍、茯苓、炒莱菔子、炙甘草,治疗围绝经期抑郁症获效。马刚等采用自拟甘地汤(淫羊藿、生地黄、小麦、茯神、百合、甘草等)治疗妇女更年期综合征 256 例,总有效率为 98%。

二、抗抑郁作用及其疗效机制

1. 改善抑郁行为 钟海波等[3]采用经典动物行为绝望模型悬尾实验和强迫游泳实验及利血平拮抗模型研究,结果淫羊藿提取物能显著缩短模型小鼠悬尾和游泳不动时间,有一定的量效和时效关系,但并不影响动物开场行为,对利血平所致小鼠体温的下降亦无明显改善作用,表明其抗抑郁作用与中枢神经系统兴奋性无关。

淫羊藿苷是淫羊藿的主要活性成分,在多种经典抑郁模型实验中显示了抗抑郁作用。石翠格等采用大/小鼠强迫游泳、小鼠悬尾三种实验发现,淫羊藿苷可显著缩短大/小鼠的强迫游泳不动时间和小鼠悬尾不动时间。小鼠连续淫羊藿苷灌胃 7 天,在悬尾实验中静止时间明显缩短;连续淫羊藿苷灌胃 21 天,强迫游泳小鼠静止时间明显缩短。

2. 脑保护作用 抑郁症发病与神经元损伤有关,多项研究发现,淫羊藿苷具有抗神经元损伤、抗炎症、促神经突触生长等脑保护作用。如石翠格等采用皮质酮损伤 PC12 细胞模型研究发现,淫羊藿苷可显著提高 PC12 细胞的存活率,拮抗皮质酮诱导的细胞损伤作用。徐瑞霞[4]实验研究发现,淫羊藿苷可改善血管性痴呆模型大鼠的学习记忆能力,增强线粒体的功能,减轻皮质及海马神经细胞的凋亡。刘崇铭等[5]使用筒箭毒处理的大鼠并停止呼吸,在缺氧缺血条件下,淫羊藿苷也能使脑电图波消失的时间延缓,表明其对脑缺氧有很好的保护作用。李梨等[6]通过原代培养神经元研究表明,淫羊藿苷可提高缺氧缺糖神经元生长能力,使噻唑蓝值有所上升,乳酸脱氢酶值有所下降,细胞形态改善。这些研究表明,其抗抑郁作用与神经细胞保护作用有关。

3. 抗自由基 抗自由基损伤亦是抑郁症发病的重要机制之一。实验研究发现,淫羊藿提取物抗抑郁与抗自由基损伤作用有关。如钟海波等[7]研究发现,淫羊藿提取物能逆转行为绝望模型悬尾实验和强迫游泳实验小鼠肝组织丙二醛水平的升高。徐瑞霞等实验研究发现,淫羊藿苷可使血管性痴呆模型大鼠大脑皮质及海马组织中超氧化物歧化酶活性升高、丙二醛含量降低。

4. 调节单胺递质　脑内神经突触间隙单胺递质水平低下是抑郁发病的主要机制之一。单胺氧化酶是单胺神经递质重要的代谢酶。淫羊藿提取物可通过抑制单胺氧化酶活性,减少单胺类神经递质代谢,提高脑组织神经递质水平达到抗抑郁目的。实验研究发现,淫羊藿提取物可显著抑制强迫悬尾小鼠脑和肝组织单胺氧化酶-A 和单胺氧化酶-B 活性,但具有一定的差异性,可能与其在组织中吸收和代谢有关。淫羊藿苷在多种经典抑郁模型如小鼠行为绝望模型、大鼠慢性不可预知性应激模型等实验中显示,可抑制单胺氧化酶活性,减少单胺类神经递质代谢。强迫游泳小鼠脑单胺氧化酶-A、B 活性及血清促肾上腺皮质激素释放因子水平增加,单胺类递质,如 5-羟色胺、5-羟吲哚乙酸、去甲肾上腺素及多巴胺含量降低,而淫羊藿苷连续治疗 21 天逆转了以上指标。孟宪丽等[8]研究表明,淫羊藿多糖和淫羊藿总黄酮能提高老龄雄性大鼠下丘脑中单胺类神经递质水平。吴芳[9]研究表明,赤芍总苷/淫羊藿总黄酮及其不同比例复合物均能不同程度改善实验性抑郁行为,且以 2∶1 时作用最优,其抗抑郁机制与去甲肾上腺素、5-羟色胺等单胺类神经递质及其脑内不同区域受体有关。

5. 调节下丘脑-垂体-肾上腺轴　应激是导致抑郁症发病的主要因素,尤其是慢性应激可导致下丘脑-垂体-肾上腺轴功能亢进,诱发许多躯体或精神疾病。淫羊藿苷在多种经典抑郁模型如大/小鼠强迫游泳及小鼠悬尾等行为绝望模型、大鼠慢性不可预知性应激模型等通过调节下丘脑-垂体-肾上腺轴功能和改善炎症状态达到抗抑郁目的。如沈自尹等[10]研究发现,淫羊藿苷灌胃能有效改善皮质酮对大鼠下丘脑-垂体-肾上腺-胸腺轴形态与功能的抑制。淫羊藿总黄酮能够降低应激抑郁模型动物下丘脑组织钙调蛋白 mRNA 水平,但对肾上腺影响不显著。细胞因子与下丘脑-垂体-肾上腺轴激活密切相关。淫羊藿苷可抑制长期交往失败方案建立的抑郁症模型小鼠的血清皮质酮和白细胞介素-6 水平升高,其机制与调节糖皮质激素受体、作用于下丘脑-垂体-肾上腺轴有关。淫羊藿苷明显增加慢性轻度应激大鼠的蔗糖摄入量,不但降低了血清促肾上腺皮质激素释放因子及皮质醇水平,而且降低血清肿瘤坏死因子-α 及白细胞介素-6 至正常水平。

6. 改善脑供血作用 血小板聚集及缺血性脑损伤与抑郁发病密切相关。淫羊藿可通过扩张血管平滑肌而增加脑血流量,降低脑血管阻力,改善微循环,对脑部缺血缺氧具有保护作用。大量实验研究表明[11,12],淫羊藿能抑制血管平滑肌细胞 Ca^{2+} 内流,亦能促进已进入细胞内的 Ca^{2+} 外溢,直接扩张血管,降低脑血管阻力,从而显著增加脑血流量,保护脑缺血损伤。另外,淫羊藿能够降低全血黏度、改善血流异常指标,从而改善脑供血,预防血栓形成,预防和治疗脑血管疾病。淫羊藿水煎剂能明显降低健康人二磷腺苷诱导的血小板聚集率,抑制率与剂量有关,可促进部分受试者血小板解聚,降低健康人全血黏度,加快血液循环。

7. 镇静镇痛作用 疼痛、睡眠障碍与抑郁密切相关。淫羊藿水提取液具有明显的中枢抑制作用,同时与戊巴比妥钠的中枢抑制有协同作用。淫羊藿水提取液能明显抑制小鼠自发活动,明显加快阈上剂量戊巴比妥钠小鼠的入睡时间,同时还可显著延长阈上剂量戊巴比妥钠小鼠的睡眠时间,增强阈下剂量戊巴比妥钠的催眠时间和增加入睡动物数[13]。淫羊藿水提取液还具有镇痛局麻作用,明显减少醋酸引起的小鼠扭体反应,且显著提高热板法和电刺激法致痛小鼠痛阈,其镇痛作用呈剂量依赖性[14,15];可使蟾蜍离体坐骨神经动作电位消失,还有浸润麻醉作用、明显的椎管内麻醉和表面麻醉效果[16]。

三、结论与展望

综上所述,淫羊藿温肾壮阳,解郁安神,是治疗抑郁症的常用中药。淫羊藿及其提取物或有效成分的抗抑郁机制涉及抗单胺氧化酶、调节单胺类递质及其受体;调节下丘脑-垂体-肾上腺轴功能及炎症细胞因子,改善神经免疫内分泌状态;调节神经系统,具有镇静镇痛及麻醉作用;调节脑血流、改善脑循环;抗自由基、抗脑损伤、保护脑细胞等作用。因其具有确切的抗抑郁作用,临床用于抑郁症、特别是中风后抑郁和更年期抑郁症具有良好效果。现代研究发现,淫羊藿主要含黄酮(淫羊藿苷和淫羊藿次苷等)、木脂素、生物碱和多糖等成分。淫羊藿除抗抑郁相关作用外,还具有免疫调节、抗肿瘤、抗痴呆、抗衰老、抗缺血性脑损伤、影响内分泌和心血管系统等多种重要的生物活性,临床广泛用于心脑血管疾病、慢性呼吸系统疾病、神经内分泌失调、骨关节病等多种病症。由于淫羊藿与许多抗抑郁中药一样,不同于抗抑郁西药以调节单胺类递质为单一作用靶点,中药作用机制复杂,所以治疗适应证应遵循辨证论治、药证相应原则方能取得良好疗效。目前,淫羊藿抗抑郁相关研究形成了补肾助阳中药抗抑郁的研究范例,其内容构成培元补虚治疗抑郁症的重要部分。对其抗抑郁机制的深入研究不仅有利于该药在抑郁症中的合理应用,还有利于抑郁症发病机制从多角度的深入理解;有利于发挥中药整体调节,多系统、多靶点治疗的优势;有利于针对抗抑郁西药疗效肯定但不良反应大,易形成药物依赖等事实,采取中西医结合减毒增效,有利于抗抑郁中药的新药开发。

参考文献

[1]　甄瑾,李润今.淫羊藿对神经精神作用的研究进展[J].中国民族医药杂志,2007,13(9):68-71.

　[2]　赵晶,唐启盛,裴清华,等．颐脑解郁方治疗抑郁症肾虚肝郁型的临床疗效观察[J]．北京中医药大学学报,2008,31(1):61-63.

　[3]　钟海波．淫羊藿提取物抗抑郁作用研究[J]．中草药,2005,36(10):1506-1510.

　[4]　徐瑞霞．淫羊藿苷防治血管性痴呆的实验研究[J]．四川生理科学杂志,2004,26(4):174-175.

　[5]　刘崇铭,王敏,梁利春,等．淫羊藿对脑血管与脑缺血的作用[J]．沈阳药学院学报,1995,12(3):192.

　[6]　李梨,吴芹,蒋青松,等．淫羊藿苷对原代培养神经元缺氧缺糖损伤的保护作用[J]．中国脑血管病杂志,2004,1(8):359-361.

　[7]　钟海波,潘颖,孔令东．淫羊藿提取物抗抑郁作用研究[J]．中草药,2005,36(10):1506-1510.

　[8]　孟宪丽,曾南,张艺,等．淫羊藿有效成分对老龄雄性大鼠下丘脑中单胺类神经递质及其他脑功能作用的研究[J]．中国中药杂志,1996,21(11):638.

　[9]　吴芳．赤芍总苷/淫羊藿总黄酮对实验性抑郁及脑 5-羟色胺和 β-肾上腺素受体的影响[J]．现代预防医学,2005,32(7):744-746.

　[10]　沈自尹,陈瑜．淫羊藿总黄酮与补肾复方对皮质酮大鼠 T 细胞凋亡相关基因群调控的对比研究[J]．中国免疫学杂志,2002,18(3):187-190.

　[11]　王敏,刘崇铭,张宝风．淫羊藿苷扩张脑血管作用的研究[J]．沈阳药学院学报,1991,8(4):272.

　[12]　王敏,刘崇铭,张宝风．淫羊藿苷对血管平滑肌的作用[J]．沈阳药学院学报,1993,10(3):185-190.

　[13]　关利新,衣欣,杨雁艳,等．淫羊藿扩张血管作用机制的研究[J]．中国药理学报,1996,12(4):185.

［14］　严金玲,钟有添,曾靖,等.淫羊藿水提取液对小鼠睡眠功能和自发活动的影响［J］.中国临床康复,2004,8(33):7460-7461.

［15］　李良东.淫羊藿水提取液镇痛作用的研究［J］.赣南医学院学报,2004,24(1):14-15.

［16］　曾靖,赖飞,叶和杨,等.淫羊藿水提取液局部麻醉作用的研究［J］.赣南医学院学报,2004,24(1):1-3.

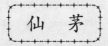

仙茅为传统补肾壮阳中药,近年在更年期抑郁症及老年抑郁症中的应用受到关注。仙茅为石蒜科多年生草本植物仙茅的干燥根茎。其性热,味辛,有毒。归肝、肾经。具有补肾阳,强筋骨,祛寒湿,益精血,消散痈肿等功效。越来越多的证据表明,仙茅具有清除氧自由基、增强免疫作用、延缓生殖系统老化、抗骨质疏松、补肾壮阳、保肝、保护心血管系统,特别是仙茅抗抑郁及对神经内分泌系统的作用近年来逐渐受到重视,成为治疗更年期抑郁症的常用中药。

一、临床应用

1. 女性更年期抑郁症　女性更年期抑郁症为抑郁症的常见亚型,亦可归属更年期综合征,属中医"郁证、百合病、妇人脏躁"等情志病范畴,是女性在绝经期前后出现情绪低落、缺乏兴趣、懒言少动,或伴睡眠不佳、焦虑烦躁、五心烦热、烘热汗出、记忆力下降、头晕耳鸣,或伴月经紊乱、心悸、腰背酸楚等与绝经有关的临床症状。其发病与内分泌失调,卵巢功能衰退、雌激素降低,下丘脑-垂体-卵巢轴失衡,影响自主神经中枢及支配的脏器功能等因素有关[1]。中医学认为,"年过四十,阴气自半",绝经前后肾气渐衰,冲任二脉空虚,天癸将绝,各脏腑功能亦随之降低,加之素体差异及生活环境的影响,使肾阴肾阳俱损而失衡,脏腑气血不调而郁滞,又可引起血瘀、痰阻、湿聚、火盛、食积等诸多病变而症状多样。正如朱丹溪所言:"气血冲和,万病不生,一有怫郁,诸病生焉。故人身诸病,多生于郁。"本病证多本虚标实,而以肾中阴阳失和、肝血不足为本,肝失疏泄、心肾不交为标。多以补肾疏肝、交通心肾为法,治疗更年期抑郁症。仙茅是补肾助阳之常用中药,味辛,性温,"专入命门",常配淫羊藿、巴戟天等培补肾气,激发脏腑功能以复其常,同时还应配知母、黄柏滋阴降火,引火归原,交通心肾;配当归、郁金畅顺气血,如是元气以生,气血以和,郁症可愈。临床常用二仙汤(仙茅、黄柏、知母、淫羊藿、巴戟天、当归)加减。如马学玉用二仙汤治疗更年期抑郁症 16 例,治愈 4 例,好转 8 例,总有效率为 75%。胡玉兰用归脾汤、二仙汤加减(黄芪、党参、酸枣仁、白术、茯苓、远志、龙眼肉、木香、当归、山茱萸、何首乌、柴胡、甘草、仙茅、淫羊藿、巴戟天、知母、黄柏、墨旱莲、熟地黄)治疗围绝经期妇女的抑郁症 48 例,有效率为 89.6%。彭海燕等用二仙舒郁汤(仙茅、淫羊藿、醋柴胡、白芍、当归、牡丹皮、栀子等)治疗更年期抑郁症 42 例,有效 19 例,总有效率为 88.1%。刘元梅用逍遥二仙汤(葛根、瓜蒌、仙茅、淫羊藿、巴戟天、当归、柴胡、白术、茯苓、白芍、知母、黄柏、甘草、三七)联合西药常规治疗绝经后冠心病伴抑郁症 50 例,治疗后汉密尔顿减分疗效、心绞痛疗效、心电图疗效均明显优于单纯西药对照组,血清雌二醇、5-羟色胺水平比对照组明显升高,血清促卵泡成熟素、促黄体生成素水平比对照组明显降低。

抑郁亦是更年期综合征的主要症状之一,临床以二仙汤及用仙茅配合治疗,可获显著疗效。如逄金岐用二仙汤加味治疗妇女更年期综合征 40 例,服药 15~30 剂,全部痊愈。巨大维等用二仙汤加减治疗绝经期综合征 3 例均获满意疗效。娄彦珍等用二仙汤合逍遥散治疗更年期综合征 36 例,治愈 20 例,好转 13 例,总有效率为 91.7%。明凤梅用二仙汤加味治疗围绝经期综合征 60 例,治愈 26 例,显效 30 例,无效 4 例,总有效率为 93.33%。邢红梅等采用二仙汤加减联合贞芪扶正胶囊和艾灸(足三里、三阴交)治疗卵巢早衰 28 例,治愈 11 例,好转 13 例,未愈 4 例,总有效率为 85.7%。以补肾健脾为主的中医综合疗法治疗卵巢早衰疗效显著,并对血雌激素水平也有明显的改善。李艳萍用二仙汤治疗围绝经期综合征 72 例,治愈 51 例,好转 18 例,总有效率为 95.83%。梁崇俊等采用自拟二至二仙汤(女贞子、墨旱莲、知母、黄柏、仙茅、淫羊藿、巴戟天、当归)随证加减治疗更年期综合征 65 例,总有效率为 92.3%。刘瑞娣用二仙、二至合小柴胡汤(仙茅、淫羊藿、女贞子、墨旱莲、柴胡、黄芩、郁金、丹参、龙骨、牡蛎、炙甘草)治疗更年期综合征 57 例,疗程 4 周,总有效率为 87.72%。雷夏燕等探讨二仙汤联合逍遥散(仙茅、淫羊藿、黄柏、当归、知母、补骨脂、菟丝子)及西药(克龄蒙、谷维素、维生素 E 口服液)治疗更年期综合征 45 例,疗程 3 月,疗效明显优于单纯西药对照组。杨耀峰等采用自拟调肝益肾汤(仙茅、淫羊藿、百合、酸枣仁、川芎、柴胡等)治疗更年期综合征 50 例,总有效率为 96%。龚珺、伍鹏兮等报道更年安胶囊(生地黄、熟地黄、麦冬、玄参、制何首乌、仙茅、珍珠母、磁石、茯苓、泽泻、牡丹皮、五味子、浮小麦、夜交藤、钩藤)具有滋阴潜阳,除烦安神功效,临床上用来调节机体平衡,同时可减轻或消除更年期出现的潮热汗出、眩晕耳鸣、胸闷心悸、失眠、烦躁不安、血压不稳等症。黄笑芳报道更年安片用于更年期出现的潮热盗汗,眩晕,耳鸣,烦躁不安,血压不稳等症。现代药理研究表明,该药有改善微循环,增强免疫及调节自主神经功能等作用。

2. 男性更年期抑郁症　男性更年期抑郁症一般归入老年抑郁症或男性更年期综合征范畴,男性从中年步入老年时期出现抑郁临床表现,情绪低落、思维活动缓慢、精神萎靡、懒动少言、易怒、容易疲劳、失眠、性欲减退、勃起功能障碍等症状。近年研究证明,男性从中年以后雄激素水平逐渐下降引起上述症状,临床上用睾酮作为补充治疗,但长期使用睾酮对身体多个系统和器官产生影响[2]。中医学认为,肾虚是引起男性更年期抑郁症的重要原因,大多是由肾阴阳俱虚,冲任失养,虚阳上亢所致。临床仍以补肾疏肝,交通心肾为主治疗,多用二仙汤加减。如湖文报道用二仙汤加减(仙茅、淫羊藿、肉苁蓉、当归各 10 克,黄柏、知母各 6 克,炒酸枣仁 20 克,夜交藤 15 克,远志 10 克,石菖蒲 6 克),治疗老年抑郁症有效。张星平用二仙汤合逍遥散(仙茅、淫羊藿、巴戟天、当归、知母、黄柏、茯苓、郁金、柴胡)治疗男性更年期综合征 37 例,有效率为 91.89%。杨明等用二仙汤(仙茅 15 克,淫羊藿 15 克,巴戟天 10 克,当归 10 克,知母 10 克,黄柏 10 克)治疗肾虚型男性更年期综合征 50 例,有良好疗效。杨更生用二仙汤治疗男性更年期综合征 14 例,均获治愈。

3. 其他抑郁症 除更年期抑郁外,仙茅及其复方可用于各类肾虚型抑郁症。如郭建武用二仙汤加味治疗抑郁症患者 64 例,总有效率为 93%。郑广程等以加味二仙汤联合牵引电脑中频治疗腰椎间盘突出症伴发抑郁症 32 例,疗程 4 周,抑郁症显著改善,其余症状体征均缓解。郑安等[3]认为,中年抑郁症多因久病失养或房劳伤肾,下元亏损,命门火衰为病,治以温补下元,解郁安神,用解抑Ⅱ号(仙茅、淫羊藿、巴戟天、夜交藤等)结合西药及心理等治疗,疗效满意。

二、机制探讨

1. 对下丘脑-垂体-性腺轴功能的作用 内分泌失调与抑郁症发病密切相关。仙茅水提物能明显增加大鼠垂体前叶重量、卵巢重量、子宫重量;明显提高卵巢绒毛膜促性腺激素/黄体生成素受体特异结合力;明显增加去卵巢大鼠垂体对注射促黄体释放激素后黄体生成素分泌反应;可显著升高糖皮质激素氢化可的松引起的虚寒模型动物葡萄糖、总胆固醇、总蛋白、促甲状腺素、三碘甲状腺原氨酸、甲状腺素、皮质酮水平,降低三酰甘油水平[4]。仙茅醇提物明显提高精囊腺重量,促进精原细胞、成熟卵泡增多,增强大鼠的性行为,延缓生殖系统老化的作用;对去卵巢幼龄小鼠具有雌激素样活性;对成骨细胞的增殖具有显著的促进作用,对由摘除卵巢的小鼠引起的骨质流失具有一定的保护作用[5]。仙茅含有的石蒜碱、兰皂苷元、仙茅苷,可提高垂体黄体生成素释放激素,增加黄体功能。二仙汤是仙茅治疗抑郁症的主要复方制剂之一。近 10 年来的大量动物实验表明,二仙汤及其拆方有不同的延缓下丘脑-垂体-性腺轴衰老和增进该轴功能的双重药效。最近有研究采用血清药理学方法证明,二仙汤及其温肾和滋阴组拆方均能刺激下丘脑促性腺激素释放激素细胞系 GT1-7 释放促性腺激素释放激素,以全方的作用最强。二仙汤对改善大脑神经递质的浓度及影响神经回路信息传导均有其显著的作用。这些研究结果表明,仙茅的抗抑郁作用可能与其调节下丘脑-垂体-性腺轴功能有关。

2. 抗炎、抗氧化及免疫调节作用 炎症、过氧化损伤及免疫功能失调是抑郁症的重要病理过程。研究表明,给小鼠腹腔注射仙茅 70％醇浸剂可明显抑制巴豆油致炎作用;仙茅根茎甲醇提取物能显著降低四氯化碳致肝损伤的雄性小鼠血清中碱性磷酸酶、γ-谷酰胺转肽酶、总蛋白和总脂的水平,使其接近正常值;仙茅苷还对乙肝病毒具有抑制作用。仙茅乙醇提取物的多个化合物都有较强的抗氧化作用,如仙茅苷对羟自由基和超氧阴离子自由基具有良好的清除作用[6]。给小鼠灌服仙茅 70％醇浸剂明显增加小鼠腹腔巨噬细胞吞噬百分数与吞噬指数,可以剂量依赖地提高由环磷酰胺诱导的免疫功能低下小鼠的体液抗体滴度,改善迟发型超敏反应,增强白细胞水平,从而激活体液中 T 细胞和 B 细胞的调节作用;仙茅逆转环磷酰胺所致免疫功能受抑制小鼠的 T 淋巴细胞的降低作用;仙茅水提物有促进抗体生成并延长其功效,仙茅苷促进巨噬细胞增生并提高其吞噬功能;经乙酸乙酯萃取后得到

2种酚苷类成分地衣酚糖苷-A和苔黑酚-3-D-B-葡萄糖苷,可促进迟发型超敏反应和细胞介导免疫反应。此外,仙茅的丙酮提取物对艾氏腹水癌实体型瘤有抑制作用,而仙茅的石蒜碱能抑制小鼠腹水癌细胞的无氧酵解;仙茅能抑制由强力致癌剂造成的V79细胞的突变;仙茅中环波罗蜜烷型结构化合物对HL-60人体早幼粒细胞白血病有抑制作用。因此,仙茅在抗抑郁、抗衰老及抗肿瘤等方面有着广泛的前景。

3. 镇静、抗缺氧及心血管保护作用 仙茅的丙酮提取物有显著的镇静、镇痛和解热作用,还能明显推迟印防己毒素所致小鼠惊厥出现的潜伏期、延长戊巴比妥的催眠时间;仙茅醇提物有明显的抗缺氧和抗高温作用;仙茅水提取液可扩张冠脉、强心,可显著增加缓慢性心律失常家兔的心率;使实验者血清的环-磷酸腺苷水平降低者回升,环-磷酸鸟苷水平升高者回降;石蒜可增加大鼠尿酸排泄,对小鼠肾脏琥珀酸脱氢酶有显著抑制作用,轻度降压。这些结果表明,仙茅的抗抑郁作用还可能与其具有中枢调节作用和保护心血管的功能有关。

三、结论与展望

综上所述,仙茅补肾壮阳,解郁安神,是治疗抑郁症的常用中药。仙茅及其提取物或有效成分的抗抑郁机制涉及调节下丘脑-垂体-性腺轴功能,改善神经免疫内分泌状态;抗炎、抗氧化、调节免疫功能,镇静镇痛、抗缺氧,保护心血管,调节血循环等作用。临床用于抑郁症、特别是更年期抑郁症和老年抑郁症具有良好效果。现代研究发现,仙茅主要含环波罗蜜烷型三萜皂苷、酚及酚苷,木脂素、木脂素及苷,黄酮、苯环取代物、桉烷类衍生物和甜味蛋白,以及挥发油等化学成分,除具有抗抑郁相关作用外,还具有保肝、改善味觉、抗肿瘤、抗真菌及抗骨质疏松等作用。除可用于抑郁症外,临床主要用于痈疽肿痛、肾阳不足、阳痿精冷、筋骨痿软、腰膝冷痹、阳虚冷泻等病症[7~9]。由于仙茅抗抑郁作用机制复杂,治疗适应证应遵循辨证论治、药证相应原则方能取得良好疗效。目前尚缺少仙茅及其提取物或有效成分抗抑郁的动物行为学研究,缺少仙茅毒性、抗抑郁药效机制的系统深入研究,因此为了该药在抑郁症中的合理应用,从多角度的深入理解抑郁症发病机制,发挥中药整体调节、多系统、多靶点治疗的优势,有必要进一步开展其抗抑郁机制及其药效物质基础的深入研究。

参考文献

[1]　雷夏燕,欧兰芳.二仙汤合逍遥散治疗更年期综合征的疗效观察[J].中国医药科学,2014,4(9):109-111.

[2]　杨明,任东林,卢运田,等.二仙汤治疗肾虚证男性更年期综合征疗效观察[J].中国中医药信息杂志,2006,13(11):82-83.

[3]　郑安,倪健,庄晓芸,等.抑郁症的中西医结合治疗[J].中国临床康复,2005,9(27):93-133.

[4]　李敏,张冰,刘小青.仙茅对类虚寒大鼠物质代谢及内分泌水平影响的实验研究[J].中成药,2012,34(6):1011-1014.

[5]　杨慧,裴刚,陈四保.中药仙茅属植物的研究进展[J].中南药学,2011,9(12):916-920.

[6]　吴琼,程小卫,雷光青,等.仙茅苷对自由基的清除作用[J].中国现代应用药学,2007,24(1):6-9.

[7]　曹大鹏,郑毅男,韩婷,等.仙茅属植物化学成分及生物活性研究进展[J].药学服务与研究,2008,8(1):59-62.

[8]　程忠泉,刘贤贤,义祥辉,等.仙茅属植物化学成分研究进展[J].桂林师范高等专科学校学报,2012.26(3):163-169.

[9]　郑君,张昆,张成博.有毒中药仙茅的本草学考证[J].山东中医杂志,2012,31(6):441-442.

第五节 理气药

枳 实

枳实首载于《神农本草经》，"主治大风在皮肤中如麻豆苦痒，除寒热结，止利。长肌肉，利五脏，益气轻身"；直到唐代《新修本草》问世，始有枳壳的记录。宋代以后，医家逐渐辨析枳实和枳壳的同源不同疗效。《开宝本草》载有"枳之小者为枳实，大为枳壳"，并首次提出枳壳与枳实"主疗稍别"。后世医家认为，"小即性酷而速，大则性详而缓"。元代《汤液本草》详细区分了两者的适应证，"若除痞，非枳实不可；壳主高而实下，高者主气，下者主血。主气者在胸膈，主血者在心腹"。现代认为，枳实、枳壳为芸香科植物酸橙及其栽培变种或甜橙的干燥幼果，迄今为止发现的枳实的品种有江枳实、湘枳实、川枳实、苏枳实、代代花、甜橙等多种类，现普遍认为来自江西清江县、新干县的臭橙为枳实的道地药材。枳实性微寒，味苦。归脾、胃、大肠经。药理研究表明，枳实有效成分包含有挥发油、生物碱类和黄酮类等。具有调节胃肠动力，抑制血小板聚集，抗氧化，降血脂，消炎镇痛等功效。多用于消化系统、心血管等疾病的治疗。枳壳所含化学成分与枳实无明显差别，其中某些有效成分含量的差别可能是两者疗效不同的原因。段艳霞等在检索文献后发现，中药治疗中风后抑郁的药物种类中理气药居前3位。其中枳实、枳壳应用比较广泛，目前尚有学者根据其"理气化痰除痞"的功效，提出枳实/枳壳可能具有抗抑郁作用。

一、枳实的抗抑郁作用

1. 提高海马糖皮质激素受体 mRNA 表达，抑制下丘脑-垂体-肾上腺轴亢进　抑郁症的发病机制尚不明确，下丘脑-垂体-肾上腺轴学说揭示了糖皮质激素受体、盐皮质激素受体减少导致的下丘脑-垂体-肾上腺轴活动亢进,引起抑郁发生的病理机制[1]。海马区和皮质层是调控情绪的两个主要功能区,其中海马是下丘脑-垂体-肾上腺轴反应的高位调节中枢,慢性应激性刺激导致皮质激素-血清皮质酮升高,升高的皮质酮使海马区糖皮质激素受体 mRNA、盐皮质激素受体 mRNA 表达减少,从而抑制正常的下丘脑-垂体-肾上腺轴负反馈效应,使其一直处于亢进状态。因此,应激引起的高皮质酮血症可能是导致抑郁症发生的最直接的生化基础[2]。敖海清等[3]的实验发现慢性应激模型组大鼠血清皮质酮明显升高,证实了皮质酮升高所致的下丘脑-垂体-肾上腺轴亢进引发的抑郁病理机制,在服用柴胡疏肝散(柴胡、枳壳、陈皮、川芎等)21 天后发现血清皮质酮明显下降,并能明显增加大鼠体重及旷场活动次数,认为可能是通过调节下丘脑-垂体-肾上腺轴活性发挥其抗抑郁作用。张丽萍等同样发现解郁 1 号(半夏、竹茹、枳实、茯苓、柴胡等)治疗组能明显降低抑郁大鼠模型促肾上腺皮质激素释放因子、血浆皮质醇,与模型组有显著性差异,与西药阿替米林无显著性差异,揭示解郁 1 号具有抗抑郁作用,其作用机制可能通过调节下丘脑-垂体-肾上腺轴,来调节血浆内促肾上腺皮质激素释放因子、皮质醇水平,达到抗抑郁目的。

徐颖等进一步研究发现,用单味枳壳提取物干预对慢性轻度不可预见性的应激大鼠,中、高剂量组干预后应激大鼠皮质酮水平明显降低,糖水偏好明显提高,并明显减少强迫游泳测试中的不动时间,并且呈现剂量依赖性,初步揭示了单味枳壳具有抗抑郁的作用。实验还发现,枳壳中、高剂量组大鼠海马糖皮质激素受体 mRNA 表达均显著升高,而盐皮质激素受体 mRNA 影响不明显,提示枳壳的抗抑郁作用可能与增强海马糖皮质激素受体 mRNA 表达、增强海马对下丘脑-垂体-肾上腺轴的负反馈调节以改善慢性温和不可预知应激大鼠的下丘脑-垂体-肾上腺轴功能亢进有关。由此看来,枳实单味药或者与理气药等配伍后,能够降低血清皮质酮,增加糖皮质激素受体的表达,从而调节下丘脑-垂体-肾上腺轴的活动以发挥抗抑郁作用。

2. 提高海马及皮质脑源性神经营养因子 mRNA 表达 脑源性神经营养因子对维持神经元的稳态起着重要的保护作用。Angelucci[4]等认为,脑源性神经营养因子对神经元损伤后的修复也有重要作用,脑源性神经营养因子可以直接促进轴突的生长,调节神经元突触的可塑性,还能诱导神经干细胞分化为神经元,对神经元的生长、分化、可塑性有着重要的作用。大量研究已证实,抑郁症患者海马脑源性神经营养因子表达降低或者功能下调会引起海马、皮质神经元形态和功能发生改变,参与抑郁症的发生发展。吴丽丽等[5]的研究发现,模型组大鼠海马脑源性神经营养因子及其受体酪氨酸激酶蛋白表达降低,神经元凋亡率较正常组增加,这与脑源性神经营养因子参与抑郁症的发生结论一致。实验结果显示,加味四逆散能明显增加脑源性神经营养因子、受体酪氨酸激酶阳性细胞数,与模型组有统计学差异,并能降低神经元内 Ca^{2+} 浓度,提示加味四逆散可以通过上调海马脑源性神经营养因子的表达,降低细胞 Ca^{2+} 浓度,进而防止应激性神经元损伤与神经元再生障碍,实现抗抑郁作用。张丽萍等[6]的实验同样发现模型组额叶皮质、海马 CA4 区脑源性神经营养因子免疫标记阳性神经元数目明显减少,且部分神经元胞质有空化现象,解郁 1 号能明显增加脑源性神经营养因子在额叶皮质、海马 CA4 区的表达,且形态未见明显异常,提示解郁 1 号可能通过增强脑源性神经营养因子蛋白表达,从而发挥抗神经元损伤作用,达到抗抑郁目的。孔宏等[7]研究发现服用枳菊解郁汤(枳实、菊花、胆南星、石菖蒲、郁金等)后,中剂量和高剂量组小鼠在新异环境下的自发活动和探究行为明显增加,空间学习记忆能力明显增强,脑源性神经营养因子在海马的 CA1、CA3 和 DG 区及前脑皮质的表达明显增加,提示枳菊解郁汤的抗抑郁作用可能与海马和前脑皮质脑源性神经营养因子表达的上调有关。

单味药枳壳也具有增加皮质和海马的脑源性神经营养因子mRNA作用,实验发现枳壳中、高剂量组大鼠脑源性神经营养因子 mRNA 表达均显著升高,脑源性神经营养因子的表达增加,提示枳壳乙醇提取物的抗抑郁作用可能与提高海马的脑源性神经营养因子 mRNA 表达有关。由此看来,枳壳单味药或者与疏肝理气、行气化痰药配伍均具有增加海马脑源性神经营养因子表达作用,保护海马神经元细胞,抑制细胞凋亡达到抗抑郁的效果。

3. 参与提高神经递质类表达和释放 皮质酮可以通过海马区、糖皮质激素受体、盐皮质激素受体调控 5-羟色胺神经元活性,糖皮质激素受体/盐皮质激素受体比例失衡导致 5-羟色胺 1A 受体传导系统功能受损,引发抑郁症,即神经递质学说,5-羟色胺、多巴胺、去甲肾上腺素的生成减少或活性降低,容易引发抑郁的发生[8,9]。因此,阻断 5-羟色胺、去甲肾上腺素的重吸收和代谢的化合物被广泛用于治疗抑郁症,如氯丙咪嗪。金燕的实验发现,抑郁模型大鼠海马和额叶皮质 5-羟色胺 1A 受体均明显下降,四逆散(柴胡、枳实、白芍、甘草)能显著提高海马 5-羟色胺的表达数量,海马、皮质 5-羟色胺 1A 受体 mRNA 表达增加,提示四逆散可能通过提高 5-羟色胺 1A 受体 mRNA 表达发挥抗抑郁作用[10],其具体机制可能与调控糖皮质激素受体/糖皮质激素受体 mRNA 水平有关。实验还发现,皮质多巴胺的含量也明显增加。脑内多巴胺可使动物产生兴奋,增强行为动机,5-羟色胺通过多巴胺神经元促进多巴胺的释放和代谢,提示四逆散活性成分可能通过提高5-羟色胺含量提高多巴胺。畅洪昇实验发现枳术宽中胶囊(柴胡、枳实、白术)能明显减少悬尾小鼠和强迫游泳小鼠的不动时间,降低血清皮质酮含量,增加 5-羟色胺 1A 受体 mRNA 表达数量,并呈剂量依赖性,证明了其抗抑郁作用可能是与改善 5-羟色胺能神经元传递、抑制应激引起的皮质激素分泌有关。王玉露等用解郁散(柴胡、枳实、白芍、炙甘草、合欢花)同样发现能明显降低小鼠游泳不动时间和悬尾不动时间,与溶剂组比较有显著性差异,其中低剂量组作用最明显,证明了其抗抑郁作用。小鼠5-羟色胺酸增强试验结果显示,高剂量组可以明显增加小鼠甩头次数。育亨宾毒性结果显示小鼠死亡率明显增加,且以低剂量组最为明显,提示解郁散可以明显抑制对5-羟色胺再摄取和对去甲肾上腺素的释放。

综上所述,枳实与柴胡、白术等配伍用于治疗抑郁症,能增加5-羟色胺1A受体mRNA表达,提高5-羟色胺、去甲肾上腺素和多巴胺含量发挥抗抑郁作用。

4. 调节胃肠激素,增加胃肠动力 近年来研究发现,胃肠道是一个独立于中枢神经系统的神经结构,能合成和释放脑肠肽。脑肠肽具有激素和神经递质的双重作用,在中枢神经系统和胃肠道系统均有分布,通过脑肠肽将胃肠系统、中枢神经系统、肠神经系统相连接的网络结构即为脑肠轴。当外界精神等刺激导致脑肠轴调节障碍,将会引起胃肠道功能变化,反之亦然[11]。因此,对于伴有抑郁症状的功能性胃肠病常需要抗抑郁治疗,如傅敏等用帕罗西汀、氟西汀等治疗功能性胃肠疾病患者。邢德刚等采用慢性轻度不可预见性的应激,结合孤养制备抑郁大鼠模型,用放免法观察,发现模型组胃排空时间明显延长,血清胃泌素、血浆胃动素明显降低,生长抑素等明显增加。敖氏在实验中同样发现,抑郁模型组大鼠血清胃泌素及胃动素明显下降,使用柴胡疏肝散能使两者明显回升,提示柴胡疏肝散可能通过抑制下丘脑-垂体-肾上腺轴降低皮质醇水平,从而降低其对胃肠激素的抑制作用。

徐颖等通过计算胃排空率和肠推进率发现,模型组大鼠两者均明显下降,氟西汀干预后对模型大鼠胃肠动力没有显著影响,高剂量枳壳提取物则能显著提高抑郁大鼠的胃肠动力,显示了枳壳在治疗伴有抑郁症的胃肠功能疾病的优势,提示枳壳可能通过海马糖皮质激素受体基因表达抑制下丘脑-垂体-肾上腺轴功能亢进，并调节海马和新皮质神经元连接可塑性，从而改善抑郁行为，提高抑郁大鼠的胃动力水平。

二、结论与展望

抑郁症的发病机制较为复杂，现在人们普遍认为的是下丘脑-垂体-肾上腺素轴假说，慢性应激使下丘脑-垂体-肾上腺轴一直处于亢进状态，负反馈反应脱敏。神经递质类假说，中枢神经系统和外周 5-羟色胺、去甲肾上腺素、多巴胺合成不足和释放减少。神经营养假说，即抑郁障碍与脑部脑源性神经营养因子的表达降低和功能下降有关。炎症反应假说，炎症因子包括白细胞介素、集落刺激因子、干扰素、肿瘤坏死因子可能会与核转录因子发生反应，激活一氧化氮合成酶导致一氧化氮的合成增加，这一反应在海马尤为明显，而过多的一氧化氮会抑制海马神经元发生。中医将抑郁症归为"郁证"，认为肝气郁结为基本病机，合并有痰热、瘀血等，运用中药治疗抑郁症时，将疏肝理气作为第一治疗原则，辅以益气养阴、活血化瘀、化痰渗湿等，枳实作为行气药也常常应用在抗抑郁方剂里，或与柴胡、白芍等疏肝行气，或与半夏、竹茹等调节脾胃气机，行气化痰。多数实验证明，枳实与其他理气药配伍治疗抑郁症的疗效确切，且无明显不良反应，证实了中药抗抑郁的优势，并且已证实枳实/枳壳配伍其他理气药治疗抑郁症，可以通过提高海马和额叶皮质 mRNA 的表达，促进神经递质类、脑源性神经营养因子的表达和释放，同时具有保护海马神经元细胞，减少凋亡率，降低血清皮质酮含量，抑制下丘脑-垂体-肾上腺轴亢进的作用。此外，枳实/枳壳对抑郁症的胃肠道疾病治疗显示了优于西药的疗效，为伴有抑郁症的功能性胃肠疾病治疗提供了新思路。目前，虽有实验证明枳壳单味药确有上述作用，但研究较少，其抗抑郁作用及其机制缺乏验证，枳壳/枳实与其他药配伍是否产生协同作用尚不能明确，亟须进一步研究探索。此外,虽然药理学研究表明枳实和枳壳只有化学成分含量的不同,种类上无明显差异,但有可能正是这些微小的含量差别,导致两者疗效的不同,现在尚未有关于枳实单味药的抗抑郁实验研究,其抗抑郁作用及机制缺乏有力的支持。

参考文献

[1] Takebayashi M,Kagaya A,Uchitomi Y,et al. Plasma dehydroepiandrosterone sulfate in unipolar major depression. Short communication. [J]. J Neural Transm,1998,105(4-5):537-542.

[2] Duman RS,Malberg JE,Nakagawa S. Regulation of adult neurogenesis by psychotropic drugs and stress[J]. J Pharmacol Exp Ther,2001,299(2):401-407.

[3] 敖海清,徐志伟,严灿,等. 柴胡疏肝散及逍遥散对慢性心理应激大鼠血清皮质酮及胃肠激素的影响[J]. 中药新药与临床药理,2007,18(4):288-291.

[4] Angelucci F,Brene S,Mathe AA. BDNF in schizophrenia,depression and corresponding animal models[J]. Mol Psychiatry,2005,10(4):345-352.

[5] 吴丽丽,王文竹,严灿,等. 加味四逆散对慢性心理应激抑郁症大鼠海马损伤的保护作用[J]. 中医杂志,2008,49(4):353-355.

[6] 武丽,张丽萍,叶庆莲,等. 解郁1号影响抑郁大鼠皮质及海马区脑源性神经营养因子蛋白表达的效应[J]. 中国临床康复,2006,10(43):58-60.

[7] 孔宏,宋倩,王玉其. 枳菊解郁汤对抑郁模型小鼠学习记忆能力及海马和前脑皮层 BDNF 表达的影响[J]. 曲阜师范大学学报,2010,36(2):113-117.

[8] Lee EH,Chang SY,Chen AY. CRF facilitates NE re-

lease from the hippocampus: a microdialysis study[J]. Neurosci Res,1994,19(3):327-330.

[9] Lee EH,Lee CP,Wang HI,et al. Hippocampal CRF, NE,and NMDA system interactions in memory processing in the rat[J]. Synapse,1993,14(2):144-153.

[10] 畅洪昇,王庆国,石仁兵,等. 四逆散活性成分对抑郁症大鼠慢性应激模型行为学及脑内单胺类神经递质的影响[J]. 北京中医药大学学报,2003,26(5):42-44.

[11] 胡品津. 从脑-肠互动的高度认识肠易激综合征[J]. 中华消化杂志,2003,23(5):261-262.

槟　榔

槟榔为棕榈科植物槟榔的干燥成熟种子,为常用理气中药。其性温,味苦、辛。归胃、大肠经。具有驱虫,消积,下气,行水,截疟的功效。主治虫积,食滞,脘腹胀痛,泻痢后重,脚气,水肿和疟疾。槟榔为我国四大南药(槟榔、益智仁、砂仁、巴戟天)之首,含有生物碱等多种活性成分[1],具有驱虫、提神、兴奋 M_3 胆碱受体等作用,增加膀胱逼尿肌肌条的张力和收缩波平均振幅,还具有延缓动脉粥样硬化,抗菌抗病毒,抗老化,降低胆固醇,抗氧化,抗突变,抗抑郁,除口臭等功效。它的应用非常广泛,是许多中药复方的组成成分。近年来,槟榔的抗抑郁作用受到关注。抗抑郁中药主要有槟榔、柴胡、石菖蒲、黄芪、人参、刺五加、巴戟天、银杏、银杏叶、罗布麻、贯叶连翘、合欢花、积雪草等。本文仅对槟榔及其有效成分和槟榔复方制剂的抗抑郁研究简述如下。

一、槟榔及其提取物、有效成分

动物实验研究表明[2~4],槟榔具有显著的抗抑郁作用。槟榔的正己烷及水提取物在小鼠悬尾、小鼠强迫游泳等抑郁模型中表现出显著抗抑郁活性,并呈一定量效关系。进一步实验研究表明,其正己烷及水提取物都能抑制小鼠脑组织匀浆中单胺氧化酶活性,且以水提物最为有效。槟榔中的某些成分在抗抑郁方面与单胺氧化酶 A 选择性抑制药吗氯贝胺的实验效果相似,槟榔中的二氯甲烷馏分与抗抑郁作用有一定的联系。采用加压药物模型试验、育亨宾碱试验和运动试验来研究槟榔的抗抑郁作用,发现槟榔乙醇提取物随给药浓度的不同呈现双向作用,在 $4 \sim 80 \text{mg/kg}$ 范围,具有显著的抗抑郁作用。杜海燕等[5]发现,槟榔乙醇提取物具有显著抗抑郁作用。何嘉泳等[6]发现,槟榔壳总酚类提取物能显著减少小鼠悬尾和强迫游泳的不动时间,改善小鼠的绝望行为,具有明显的抗抑郁作用。何嘉泳等[7]采用小鼠悬尾、强迫游泳研究表明,槟榔种子总酚类物质具有抗抑郁作用,其作用机制与其上调鼠脑组织中单胺类递质肾上腺素、去甲肾上腺素、多巴胺、5-羟色胺含量有关。韩容等[8]发现,槟榔嚼块(槟榔果和多种添加物组成,含槟榔碱、槟榔次碱、去甲槟榔次碱等多种生物碱)对中枢和外周神经系统均产生明显的药理作用,具有一定的滥用潜力和依赖性。临床研究进一步验证,槟榔具有良好的抗抑郁疗效。肖劲松等采用随机双盲对照研究,槟榔胶囊(含槟榔提取物)治疗脑中风后抑郁 52 例总有效率为 82.3%,疗效与百忧解无显著差异。

二、槟榔复方

槟榔抗抑郁的复方制剂以蒙药十三味槟榔散(槟榔、广枣、木香、沉香、肉豆蔻、丁香、当归、葶苈子、干姜、荜茇、胡椒、制草乌、红盐)及其丸剂槟榔十三味丸的研究较为深入。如史圣华等[9]研究发现,十三味槟榔散能明显缩短小鼠悬尾实验及强迫游泳实验的不动时间;亦可拮抗利血平引起的小鼠眼睑下垂、体温下降;但对小鼠自主活动无明显影响。佟海英等、乌吉斯古冷等发现,槟榔十三味丸剂明显升高慢性应激抑郁模型大鼠体重、糖水消耗量、敞箱实验水平穿越格数、竖立次数,可显著缩短小鼠强迫游泳不动时间,能显著对抗利血平所致的小鼠体温下降,能显著对抗利血平所致小鼠眼睑下垂和运动不能,明显降低抑郁模型大鼠下丘脑促肾上腺皮质激素释放激素,垂体促肾上腺皮质激素和血清皮质醇的含量。明显降低慢性应激抑郁模型大鼠血清促肾上腺皮质激素释放激素、促肾上腺皮质激素、皮质醇、三碘甲状腺原氨酸、白细胞介素-6含量,明显升高促甲状腺激素含量及脾脏指数,可显著提高抑郁模型小鼠脑内去甲肾上腺素、5-羟色胺、多巴胺、5-羟吲哚乙酸、香草酚酸含量。显著升高慢性应激抑郁模型大鼠海马、前额叶皮质中腺苷酸环化酶活性、环磷酸腺苷和蛋白激酶A含量,显著降低抑郁模型大鼠海马神经元凋亡率,尤以槟榔十三味丸剂高剂量明显。因此认为,槟榔十三味丸剂具有显著的抗抑郁作用,其机制与其调节单胺类神经递质、调节神经-免疫-内分泌、上调海马和前额叶皮质腺苷环化酶-环磷酸腺苷-蛋白激酶A信号通路有关。临床研究进一步证实,槟榔十三味丸剂具有显著抗抑郁疗效。如邢萨茹拉等采用蒙药槟榔十三味丸剂治疗抑郁症30例,总有效率为96.7%。石志红等采用"调神针刺法"结合槟榔十三味丸剂治疗抑郁症,能提高抑郁症患者的生命质量,取得较好抗抑郁疗效。此外,以槟榔为组成的其他复方亦具有较好的抗抑郁效果。如薛耀采用短程认知心理疗法结合西药氟西汀加中药治郁3号方(乌药、枳实、槟榔、荔枝核、菟丝子、枸杞子、郁金、合欢皮、茯苓、远志)治疗老年抑郁症35例,症状缓解程度及半年随访的疗效均较单纯西药治疗为佳。

三、结论与展望

总之,槟榔具有良好的抗抑郁作用。现代研究表明,槟榔含有生物碱、脂肪酸、鞣质和氨基酸等化学成分,具有驱虫、抗氧化、抗病原微生物、抗过敏、抗抑郁、免疫调节等作用,但同时槟榔又被国际癌症研究中心认定为一级致癌物。有调查表明,台湾 80％ 的口腔癌患者都有咀嚼槟榔的习惯,所以对槟榔内抗抑郁有效成分的提取和分离及如何减小其不良反应是今后研究的重要方向。

参考文献

[1] 张渝渝,杨大坚,张毅.槟榔的化学及药理研究概况[J].重庆中草药研究,2014,57(1):37-41.

[2] 何咏梅,杜绍礼.抗抑郁中药的研究进展[J].湖南中医药导报,2003,10(6):71-73.

[3] 李自才.浅谈抗抑郁中草药[J].中国民族民间医药,2014,23(2):75.

[4] 武佰玲,刘萍.中草药抗抑郁作用的研究进展[J].中国医院用药评价与分析,2011,11(7):581-585.

[5] 杜海燕.槟榔乙醇提取物对啮齿类动物的抗抑郁作用[J].国外医学中医中药分册,1998,21(3):47.

[6] 何嘉泳,陈杰桃,辛志添,等.槟榔壳总酚类提取物抗抑郁作用研究[J].中国药师,2012,15(8):1076-1078.

[7] 何嘉泳,黄保,辛志添,等.槟榔种子总酚类抗抑郁作用研究[J].中药材,2013,36(8):1331-1334.

[8] 韩容,梁建辉.槟榔嚼块对神经系统的影响及其依赖性[J].山西大同大学学报(自然科学版),2011,27(1):50-52.

[9] 史圣华,金星,莫日根.广枣七味散、十三味槟榔散、沉香四味散抗抑郁作用的实验研究[J].中国民族医药杂志,2012,18(5):41-43.

紫 苏

紫苏为解表散寒、理气解郁的传统中草药,广泛应用于临床,尤其是在抑郁症中的应用和研究近年来受到较多关注。紫苏为唇形科一年生草本植物,属于辛温解表药。紫苏叶、梗、果实均可入药。紫苏叶具有解表散寒,行气和胃的功效;紫苏梗具有理气宽中,止痛,安胎,和血的功效;紫苏子具有降气消痰,平喘,润肠的功效。现代大量研究发现,紫苏具有广泛的药理活性,其抗抑郁作用与调节单胺类递质、抗炎、抗氧化、调节下丘脑-垂体-肾上腺轴功能、镇静镇痛等机制有关[1]。紫苏作为治疗抑郁症的常用中药,本文仅对其在抑郁症中的应用及其抗抑郁机制简述如下。

一、利肺之宣肃,化痰解郁

肺司宣肃以调节全身气机,使呼吸和畅,津液水谷得以敷布全身,滋养脏腑皮毛。若肺失宣肃,气机郁滞,水津不布,痰饮内生,郁而为病,出现情绪低落、胸闷喘咳等症状,因此肺与抑郁发病密切相关。紫苏味辛,辛则能行能散,归肺经,具有润肺止咳、宣肺平喘、降气消痰之功效,可用于抑郁胸闷喘咳之症。肺为娇脏,喜润恶燥,紫苏子散中有润,为肺郁首选[2]。临床上,紫苏治疗抑郁症,多配半夏、厚朴、生姜以增强宣肺降气化痰之力,如半夏厚朴汤(半夏、厚朴、紫苏、茯苓、生姜)等。如洪丽霞等用半夏厚朴汤合并西酞普兰治疗产后抑郁症 97 例,疗效显著优于单用西酞普兰,且不良反应少。张利平用该方加味联合舍曲林治疗脑中风后抑郁 45 例,疗效显著优于单纯舍曲林组。梅核气是抑郁症的常见表现之一,多为痰气郁结所致。李鸿娜采用随机平行对照治疗梅核气各 30 例,半夏厚朴汤联合针刺全部有效,优于单纯中药或针灸组。大量实验研究亦证实[3~5],半夏厚朴汤具有显著的抗抑郁作用,该方及其组成中药,通过神经生化机制、免疫系统功能、血脂代谢、机体氧化防御系统等多层次发挥抗抑郁作用。吴朝文等运用自拟"宣降梅核汤"(紫苏梗、桔梗、枳壳、木蝴蝶、威灵仙、郁金、射干、旋覆花)治疗梅核气,收效甚好。现代药理研究发现,紫苏提取物及其有效成分的宣肺抗抑郁作用与其镇咳、祛痰、平喘、气管松弛、抗炎抗过敏有关。

二、调脾之升降,和中解郁

饮食物通过胃之受纳腐熟,脾的运化转输,浊者以降,化为糟粕;清者以升,化为水谷精微。故脾胃为后天之本,升降之枢,脾胃健,气血充,人体始有生生之机,思维活动才能活跃。若脾失健运,气机升降失常,郁而发病,出现情绪低落,纳差呕恶,腹胀腹泻等脾虚郁滞之证。因此,健脾宽中、和胃降逆,是治疗抑郁症的重要治法。紫苏归脾经,具有理气健脾助运化,消食和胃降逆气之功。临床上紫苏治疗抑郁症脾胃气滞、胸闷、呕恶,取其行气宽中的作用,常配香附、柴胡等疏肝理气,配半夏、厚朴则解郁宽胸,如刘玉霞用木达汤(柴胡、香附、郁金、川芎、白芍、枳壳、百合、合欢花、水蛭、紫苏梗、石菖蒲、远志)加减治疗脑中风后抑郁 76 例,总有效率为88%。郑东等用疏肝解郁汤(醋柴胡、制香附、郁金、石菖蒲、远志、甘松、厚朴花、紫苏梗、茯苓、天竺黄、法半夏、土鳖虫、地龙等)治疗中风后抑郁 41 例,疗效与帕罗西汀相当,而口干、出汗、便秘、震颤等不良反应显著减少。李霞等采用温胆安神汤(陈皮、半夏、紫苏梗、厚朴、石菖蒲、远志、茯苓、枳壳、竹茹、柴胡等)治疗老年中风后抑郁 43 例,总有效率为 88.34%,疗效与氟西汀相当,且远期疗效好,而不良反应明显少。高剑虹等[6]基于无尺度网络模型分析方和谦治疗肝郁脾虚证的网络核心方(党参、炒白术、茯苓、当归、香附、柴胡、炒白芍、炙甘草、紫苏梗、大枣、薄荷、生姜)中紫苏梗、香附在 502 份病历中应用频次为 176,意在加强其疏利肝气郁结之力,使之补而不滞。此外,紫苏叶配黄连,辛开苦降,除湿解郁。如刘一志用连苏饮（黄连、紫苏叶）治疗抑郁症引起湿热流涎获效。现代研究表明，紫苏叶提取物可以通过刺激肠环形肌的运动力而促进小鼠肠蠕动；紫苏酮能促进消化液分泌，增强胃肠蠕动；紫苏水提浸膏和挥发油有显著的止呕作用。

三、抗抑郁机制

紫苏具有显著抗抑郁作用。研究证实，紫苏可减轻抑郁模型小鼠的抑郁症状[7]。紫苏抗抑郁作用与紫苏中紫苏醛、芹黄素[8]、芹菜苷元等有关。紫草精油中 I-紫苏醛、紫苏中的芹菜苷元能明显缩短慢性轻度应激抑郁模型小鼠强迫游泳实验不动时间，而不影响其自发活动。

紫苏亦是许多抗抑郁复方的主要组成之一，目前研究较为深入的是半夏厚朴汤。如傅强等采用小鼠强迫游泳、悬尾、育亨宾增强、高剂量阿扑吗啡拮抗等实验动物模型，发现半夏厚朴汤能显著缩短小鼠强迫游泳、悬尾不动时间，能增强育亨宾对小鼠的毒性作用，能拮抗阿扑吗啡降低小鼠体温作用。李建梅等发现半夏厚朴汤醇提物可显著增加慢性抑郁模型大鼠蔗糖摄入量。马占强等研究发现，半夏厚朴汤能显著升高慢性应激抑郁模型大鼠糖水消耗量，显著缩短强迫游泳不动时间。徐群等发现，半夏厚朴汤中紫苏叶与生姜等配伍有抗抑郁协同作用；紫苏油和半夏多糖配伍也显示出一定的抗抑郁协同效应。

1. 调节单胺递质 脑内单胺类递质水平低下是抑郁致病经典学说。紫苏及其有效成分具有调节单胺类神经递质作用。如炒紫苏子醇提在低剂量（134mg/kg）时能显著降低小鼠单胺氧化酶水平；而高剂量（213mg/kg）水提物则能显著降低单胺氧化酶水平。紫苏中的芹菜苷元显著降低小鼠被迫游泳 40 分钟后纹状体和杏仁核内的二羟基苯乙酸/多巴胺、下丘脑内的 5-羟基吲哚乙酸/5-羟色胺；显著升高丘脑和下丘脑中的二羟基苯乙酸/多巴胺、杏仁核、额皮质、下丘脑和中脑中的 3-甲氧基-4-羟基苯亚乙基乙二醇/去甲肾上腺素。

马占强等研究发现,半夏厚朴汤能显著增加慢性应激抑郁模型大鼠脑内去甲肾上腺素和 5-羟色胺含量。吕昊哲研究发现,半夏厚朴汤能够增加慢性应激和孤养抑郁模型大鼠水平运动和垂直运动得分。郭春华等研究发现,半夏厚朴汤能显著缩短慢性束缚应激刺激大鼠强迫游泳、悬尾不动时间,同时也显著提高大鼠糖水偏好率。表明其具有显著的抗抑郁作用。易立涛等发现,紫苏叶与生姜配伍、紫苏油和半夏多糖配伍均能提高强迫游泳小鼠额叶皮质 5-羟色胺及多巴胺水平。因此,紫苏及其复方抗抑郁作用可能与其调节单胺类神经递质有关。

2. 抗炎、抗氧化损伤 炎症和自由基损伤是抑郁发病的重要机制之一。紫苏叶挥发油、从紫苏叶中分离出的咖啡酸、迷迭香酸均具有抗炎作用。紫苏叶及紫苏子皮提取物、黄酮类成分、迷迭香酸及紫苏油均具有抗氧化活性。紫苏提取物体外给药对温育时小鼠肝匀浆脂质过氧化物生成有抑制作用。紫苏油可明显降低脑及肝中丙二醛的含量,还可显著提高红细胞中超氧化物歧化酶的活性,以及衰老小鼠脑部的还原型谷胱甘肽的含量,具有提高脑功能和增强学习记忆力的作用。炒紫苏子的水提物能显著清除超氧阴离子、负氧离子和降低丙二醛水平。炒紫苏子醇提物能显著降低小鼠丙二醛水平,提高超氧化物歧化酶活性。

含紫苏的抗抑郁复方亦具有抗炎、抗氧化作用。如傅强等采用半夏厚朴汤对未预知的长期应激刺激抑郁动物模型干预表明,半夏厚朴汤对长期应激刺激抑郁模型动物均有显著抗抑郁作用,降低模型动物血清一氧化氮水平和脾细胞培养上清一氧化氮水平的异常升高。马占强等研究发现,半夏厚朴汤组显著升高慢性应激抑郁模型大鼠超氧化物歧化酶水平,显著降低丙二醛水平。李建梅等发现,半夏厚朴汤醇提物可降低慢性抑郁模型大鼠血红细胞内超氧化物歧化酶活性及血清和肝组织中一氧化氮合酶活性；同时抑制组织中脂质过氧化程度,降低心肌组织中丙二醛含量。

3. 对中枢神经作用　脑源性神经营养因子广泛分布于中枢神经系统,对神经元的存活、分化、生长发育起重要作用,脑内脑源性神经营养因子不足在抑郁发病中具有重要作用。晋翔等用紫苏内天然存在的多酚类化合物迷迭香酸对新生大鼠原代培养的海马星形胶质细胞干预表明,迷迭香酸可能通过上调新生大鼠海马星形胶质细胞的细胞外信号调节激酶1/2(ERK1/2)磷酸化,促进其释放脑源性神经营养因子。吕昊哲研究发现,半夏厚朴汤可促进慢性应激和孤养抑郁模型大鼠海马和下丘脑脑源性神经营养因子的表达。另外,紫苏抗抑郁作用还可能与其直接作用于中枢神经系统有关。如 Ito 等发现,鼻内灌注硫酸锌诱导的嗅觉缺失小鼠,可防止 I-紫苏醛吸入引起的不动性减少。这表明,I-紫苏醛吸入显示的抗抑郁活性通过嗅觉神经功能发挥作用的。紫苏叶中紫苏醛具有镇静、镇痛作用,与植物甾醇具有协同作用。野苏水提取物和紫苏醛可以明显延长环己烯巴比妥钠引起的小鼠睡眠时间,对猫的喉部反射有明显抑制作用;对离体蜗牛神经元和青蛙坐骨神经纤维的可兴奋细胞膜有抑制作用;对费希尔鼠的自发运动有抑制作用。

4. 调节下丘脑-垂体-肾上腺轴　长期慢性应激导致下丘脑-垂体-肾上腺轴功能亢进是引起抑郁的重要发病机制。程林江等采用半夏厚朴汤对慢性应激抑郁模型大鼠干预表明,半夏厚朴汤能够降低下丘脑促肾上腺皮质激素释放激素、血浆促肾上腺皮质激素和血清皮质醇的表达,表明半夏厚朴汤的抗抑郁作用机制与抑制下丘脑-垂体-肾上腺轴功能亢进有关。

5. 调节免疫及其他作用　李建梅等发现,半夏厚朴汤醇提物可增加慢性抑郁模型大鼠脾脏自然杀伤细胞活性。田建超等发现,半夏厚朴汤加味可逆转应激抑郁模型小鼠免疫功能的抑制状态,其抗抑郁作用的机制可能与此相关。

四、结论与展望

综上所述,通过基础与临床研究,紫苏具有肯定的抗抑郁效果和良好的安全性。近年的研究表明,紫苏类的化学成分可分为挥发油(紫苏醛、柠檬烯等),植物甾醇,酚酸,黄酮,脂肪酸和苷类。药理除抗抑郁外,还有解热、抗微生物、止呕、中枢抑制、抗肿瘤、降血糖、调脂保肝、抗炎、抗过敏、止血、改善血液流变等活性。紫苏资源丰富,分布广泛,可药食两用,临床使用安全性好,应用前景广阔。然而,抑郁症发病与元气亏虚、气血郁滞有关,紫苏为发散之品,虽有较好的理气解郁功效,但久服易耗气伤阴,因此常需配培元补气之品、方可久服。另外,紫苏广泛的药理活性与抗抑郁机制之间的相互关系还需要进一步研究。特别是紫苏抗抑郁活性成分较多,其发挥作用的机制及途径复杂。对其活性成分的开发利用和作用机制的研究,还需结合现代前沿技术、引入创新思维,开展广泛合作。结合"草药组学"等新兴的基因技术和网络药理学相关技术,加强其对神经-免疫-内分泌的综合调控作用研究,分别从药材、饮片、有效部位、有效成分,在整体、细胞、分子等不同水平,开展基础与临床研究,不仅有望开发更加高效、安全、可控的中药新药,而且还可通过研究,将进一步明确抑郁症的发病机制,整体提升对抑郁症的诊治水平。

参考文献

[1] 刘娟,雷焱霖,唐友红,等.紫苏的化学成分与生物活性研究进展[J].时珍国医国药,2010,21(7):1768-1769.

[2] 苏洁,陈素红,吕圭源.紫苏归肺、脾经相关药理研究进展[J].安徽医药,2010,14(6):621-623.

[3] 程林江,兰敬昀,于涛,等.半夏厚朴汤对慢性应激抑郁

模型大鼠下丘脑-垂体-肾上腺轴的影响[J]. 中医药信息,2009,26(4):45-46.

[4] 傅强,马世平,瞿融. 半夏厚朴汤抗抑郁作用研究-Ⅱ对未预知的长期应激刺激抑郁模型的作用[J]. 中国天然药物,2005,3(2):54-57.

[5] 傅强,马世平,瞿融. 半夏厚朴汤抗抑郁作用的研究-Ⅰ[J]. 中国药科大学学报,2002,33(6):60-63.

[6] 高剑虹,李文泉,范春琦,等. 方和谦治疗肝郁脾虚证中药配伍规律研究[J]. 北京中医药,2013,32(2):95-98.

[7] 晋翔,张雅红,刘鹏. 迷迭香酸对新生大鼠海马星形胶质细胞脑源性神经营养因子表达的影响及其机制探讨[J]. 山东医药,2014,54(12):26-28.

[8] 季红. 紫苏中芹黄素和2,4,5-三甲氧基肉桂酸在小鼠强迫游泳实验中的抗抑郁作用[J]. 国外医药植物药分册,2004,19(5):212.

厚　朴

厚朴为木兰科植物厚朴或凹叶厚朴的干燥干皮、根皮及枝皮,是我国传统的临床常用中药。厚朴性微温,味苦、辛。归脾、胃、肺、大肠经。具有行气消积、燥湿除满、降逆平喘的功效。主治湿滞伤中、脘痞吐泻、食积气滞、痰饮喘咳。近年来,国内外对厚朴的研究不断深入,运用现代的科学试验验证古方运用的合理性,同时不断发现新的功效,使得其应用范围不断扩大。厚朴及其有效成分和厚朴抗抑郁相关复方的抗抑郁研究如下。

一、厚朴及有效成分

抑郁症的主要病机为元气亏虚、气血郁滞,治当培元益气。厚朴具有温中益气,降气消滞之功。如《别录》云:厚朴"温中益气,消痰下气"。《药性论》曰:"主疗积年冷气,腹内雷鸣,虚吼,宿食不消,除痰饮,去结水,破宿血,消化水谷,止痛。大温胃气,呕吐酸水。主心腹满,患者虚而尿白。"黎潭辉等[1]分析张仲景方,主要用厚朴化湿除胀、通降胃气;行气解郁、平抑肝逆;宣肺平喘、苦温下气;活血利气、通阳行滞功效。因此,厚朴成为治疗抑郁症的常用中药,不仅用于儿童、青年及老年等各年龄层之抑郁症,亦用于各种躯体疾病伴发的抑郁症。实验研究证明,厚朴提取物具有显著的抗抑郁活性。如龙飞等[2]发现,厚朴叶醇提物能缩短强迫游泳实验和悬尾绝望实验动物模型小鼠游泳不动时间。厚朴的抗抑郁活性成分主要为厚朴酚、和厚朴酚与和厚朴新酚等。如屈晓晟等[3]融合传统水煎法和现代超临界萃取及超快速液相色谱指纹图谱分析发现,和厚朴酚、厚朴酚与抗抑郁效果显著相关。傅强等[4]研究发现,厚朴酚能显著增加慢性温和刺激抑郁模型小鼠的体重、小鼠的基础糖水偏好值和小鼠开野实验的自发活动的水平穿格次数,显著缩短抑郁模型小鼠悬尾和强迫游泳不动时间。

二、抗抑郁复方研究

由厚朴组成的半夏厚朴汤(半夏、厚朴、紫苏、茯苓、陈皮)又名四七汤,为治疗七情郁结,痰气互阻,咽中如有物阻,咽之不下,吐之不出之梅核气证(又称癔球症)的经典方剂,是近年来治疗抑郁症最常用的方剂之一[5],临床广泛用于青年抑郁、中风后抑郁、产后抑郁等各类型抑郁症及抑郁相关病症如梅核气等取得较好疗效。如马青芳[6]应用半夏厚朴汤加减(法半夏、厚朴、茯苓、香附、紫苏、白芍、薄荷、柴胡、甘草、生姜)治疗梅核气 42 例,总有效率为90.5%。陈晓鸥等[7]半夏厚朴汤联合电针治疗癔球症(梅核气)45例,治疗 8 周后疗效优于帕罗西汀组。卜平等[8]用半夏厚朴汤加味方(半夏、佛手、厚朴、茯苓、生姜、紫苏叶等)治疗癔球症 46 例,显效率及对患者抑郁、焦虑和整个心理状态的改善程度均优于慢严舒柠组。吕晓玲等用半夏厚朴汤治疗抑郁症获效。李丽娜等半夏厚朴汤加味治疗躯体症状占优势的抑郁症 35 例,治疗 4 周后焦虑躯体化因子评分明显下降,胸闷、喉中有异物感、腹部有气上冲等症状缓解优于盐酸文拉法辛胶囊。钟礼勇半夏厚朴汤配合针刺治疗郁证 29 例,总有效率为 93.1%。赵建欣等用丹栀逍遥散合半夏厚朴汤(牡丹皮、栀子、柴胡、茯苓、白术、薄荷、生芍药、当归、半夏、厚朴、紫苏、生姜、甘草)治疗梅核气 80 例,总有效率为 92.5%。周鹏等采用半夏厚朴汤加味联合盐酸氟西汀治疗青年抑郁症 36 例,总有效率为 97.2%,优于单用氟西汀(77.8%)。肖琳采用半夏厚朴汤加减治疗伴心理因素的功能性消化不良 23 例,治疗 4 周,心理评分和功能性消化不良症状评分下降明显优于多潘立酮组,胃排空率增加与多潘立酮组无差异。许蕾采用六君子汤合半夏厚朴汤(人参、茯苓、白术、厚朴、紫苏叶、半夏、陈皮、甘草、连翘、生姜、大枣)配合心理治疗胃癌术后抑郁症 29 例,疗效优于单纯心理治疗。洪丽霞等采用半夏厚朴汤合并西酞普兰对产后抑郁症患者 97 例,疗程 4 周,疗效优于单用西酞普兰组。张利平加味半夏厚朴汤联合舍曲林对脑中风后抑郁 45 例,疗效显著优于单纯舍曲林组。

此外,厚朴通过随证配伍的其他复方治疗抑郁症亦取得良好效果。如徐流国用解郁散结散(绿梅花、厚朴花、佛手花、炙甘草、旋覆花、合欢花、竹沥、半夏、紫苏梗)治疗梅核气 120 例,总有效率为 88.33%。李霞等用温胆安神汤(陈皮、半夏、紫苏梗、厚朴、石菖蒲、远志、茯苓、枳壳、竹茹、柴胡等)治疗老年中风后抑郁 43 例,总有效率为 88.34%,与氟西汀组(79.07%)疗效相当,不良反应明显少于氟西汀。

实验研究发现,半夏厚朴汤具有显著抗抑郁作用。如陈建荣[9]等发现,半夏厚朴汤加味(半夏、厚朴、生姜、紫苏叶、茯苓、郁金、陈皮)显著增加慢性强迫游泳模型小鼠血清中抗体(溶血素)的含量及脾淋巴细胞增殖率。徐群等[10]发现,厚朴配茯苓可增加半夏厚朴汤的抗抑郁有效成分厚朴酚与和厚朴酚含量,厚朴配生姜,或配紫苏叶均不增加其含量,但全方缺少生姜或紫苏叶时,其含量则明显降低。易立涛等发现半夏厚朴汤所有配伍组中,未改变游泳不动时间的无效剂量半夏多糖与有效剂量厚朴酚与和厚朴酚混合物配伍后最有效。郭春华等发现,半夏厚朴汤能显著缩短慢性束缚应激刺激大鼠强迫游泳、悬尾不动时间,同时也显著提高大鼠糖水偏好率。吕昊哲等发现,半夏厚朴汤能够增加慢性应激和孤养抑郁模型大鼠水平运动和垂直运动得分。马占强等发现,半夏厚朴汤显著升高慢性应激抑郁模型大鼠糖水消耗量,显著缩短强迫游泳不动时间。张妤等研究发现,对抑郁模型小鼠,灌服半夏联合厚朴醇提物抗抑郁效果优于单味药提取物。晏艳等研究发现,经典方剂栀子厚朴汤中厚朴为发挥抗抑郁作用的关键药材,6个来自厚朴的色谱峰的峰面积与药效相关性较强,其对应的成分为栀子厚朴汤抗抑郁活性成分。

三、抗抑郁机制

1. 调节单胺类递质　脑内单胺类递质水平低下是抑郁致病经典学说。王洋[11]研究发现,厚朴中厚朴酚对强迫游泳引起的小鼠杏仁核内多巴胺和5-羟基三胺转化率降低及杏仁核和额叶皮质内去甲肾上腺素转化增加有抑制作用。易立涛等发现半夏厚朴汤所有配伍组中,未改变游泳不动时间的无效剂量半夏多糖与有效剂量厚朴酚与和厚朴酚混合物配伍后产生显著的协同效应,能提高强迫游泳小鼠额叶皮质5-羟色胺及多巴胺水平。马占强等发现,半夏厚朴汤显著增加慢性应激抑郁模型大鼠脑内去甲肾上腺素和5-羟色胺含量。

2. 抗炎、抗氧化作用　炎症和自由基损伤是抑郁发病的重要机制之一。厚朴酚的酚羟基易被氧化,而含有烯丙基的酚类化合物多具有清除氧自由基或羟自由基的能力,这些结构造就了厚朴酚具有出色的抗氧化能力,而这一特性也成为其他许多药理作用的基础。药理研究证实,厚朴中的3种有效成分均有较强的自由基清除能力,其中以丁香苷最强,其次是和厚朴酚及厚朴酚[12]。马占强等发现,半夏厚朴汤显著升高慢性应激抑郁模型大鼠脑内超氧化物歧化酶水平,显著降低丙二醛水平。傅强等发现,半夏厚朴汤对两种长期应激刺激抑郁模型均有显著的抑制作用,降低模型动物血清一氧化氮水平和脾细胞培养上清一氧化氮水平的异常升高。

3. 促进神经元再生 神经再生障碍是抑郁症的主要病理机制之一。脑源性神经营养因子广泛分布于中枢神经系统,对神经元的存活、分化、生长发育起重要作用,脑内脑源性神经营养因子不足在抑郁发病中具有重要作用。傅强等研究发现,厚朴酚能显著促进海马神经元再生,显著增加抑郁模型小鼠海马脑源性神经营养因子和溴脱氧脲嘧啶核苷阳性细胞的数量,促进海马神经元再生。吕昊哲等发现,半夏厚朴汤可促进慢性应激和孤养抑郁模型大鼠海马和下丘脑脑源性神经营养因子的表达。

4. 调节下丘脑-垂体-肾上腺轴功能 长期慢性应激导致下丘脑-垂体-肾上腺轴功能亢进是引起抑郁的重要发病机制。程林江等发现半夏厚朴汤够降低慢性应激抑郁模型大鼠下丘脑促肾上腺皮质激素释放激素、血浆促肾上腺皮质激素和血清皮质醇的表达。

5. 调节免疫功能 田建超等[13]用半夏厚朴汤使抑郁模型小鼠碳廓清指数和淋巴细胞增殖率回升,受抑制的免疫功能得到改善,与临床常用盐酸氟西汀无显著差别。

此外,厚朴还具有抗凝血、抗缺血损伤、心肌保护、抗肝损伤、抗溃疡、调节胃肠运动、促进胆汁分泌、调节呼吸系统、抗肿瘤、调节血糖、中枢抑制和肌肉松弛、降胆固醇、抑制低密度脂蛋白氧化物、抗动脉粥样硬化、抗菌、抗病毒、抗内毒素、抗组胺、抗过敏、抗龋齿、抗皮肤光老化、抗痉挛、缓解肠系膜缺血再灌注引起的肺损害等多种作用。

四、结论与展望

综上所述,通过临床与实验研究,厚朴具有肯定的抗抑郁效果。近年的研究表明,厚朴含有酚类(如厚朴酚与和厚朴酚),生物碱类(厚朴碱、木兰花碱、武当木兰碱、白兰花碱、木兰箭毒碱、氧化黄心树宁碱等),挥发油(桉叶醇及其异构体等)及其他多种活性成分,其中厚朴酚与和厚朴酚是抗抑郁的主要活性成分。近年来的研究证实,厚朴及其活性成分有着广泛的药理作用,抗抑郁、调节单胺类神经递质、抗炎、抗氧化、保护神经及调节心脑血管、呼吸及消化系统等,具有较大的临床应用潜力。然而,抑郁症发病与元气亏虚、气血郁滞有关,厚朴为芳香之品,虽有较好的理气解郁功效,但久服易耗气伤阴,因此常需配培元补气之品,方可久服。特别是厚朴的药效物质基础复杂,基于临床应用的广泛性与其抗抑郁作用机制的复杂性,复方半夏厚朴汤虽然有较为深入系统的研究,而厚朴提取物、有效成分厚朴酚与和厚朴酚的抗抑郁研究实验成果还未很好转化到临床,还需结合现代前沿技术、引入创新思维,开展广泛合作。对厚朴抗抑郁的深入研究,不仅有望开发更加高效、安全、可控的中药新药,还可通过研究,将进一步明确抑郁症的发病机制,整体提升对抑郁症的诊治水平。

参考文献

[1] 黎潭辉,罗淑芳. 从中药药理及临床探讨张仲景应用厚朴的合理性分析[J]. 亚太传统医药,2012,8(4):182-183.

[2] 龙飞,韩小勤,龙绍疆,等. 厚朴叶抗抑郁作用的初步研究[J]. 成都中医药大学学报,2014,37(1):39-41.

[3] 屈晓晟,杨义芳,张静,等. 栀子厚朴汤的不同提取方法

及其抗抑郁谱效[J].中国医药工业杂志,2014,45(5):424-428.

[4]　傅强,马占强,杨文,等.厚朴酚对慢性温和刺激所致抑郁小鼠的抗抑郁作用研究[J].中药药理与临床,2013,29(2):47-51.

[5]　姚李吉,沈洪.抗抑郁中医方药的实验研究进展[J].光明中医,2008,23(5):696-698.

[6]　马青芳.半夏厚朴汤加减治疗梅核气42例[J].实用中医药杂志,2012,28(1):24.

[7]　陈晓鸥,颜红.半夏厚朴汤联合电针治疗癔球症45例临床观察[J].中医杂志,2014,(5):408-411.

[8]　卜平,陈齐鸣,朱海杭,等.半夏厚朴汤加味治疗癔球症46例临床观察[J].中医杂志,2009,50(4):314-316.

[9]　陈建荣,田建超,季颖.半夏厚朴汤加味对慢性强迫游泳模型小鼠免疫功能的影响[J].实用中医内科杂志,2010,24(3):25-26.

[10]　徐群,欧阳臻,常钰,等.半夏厚朴汤君臣佐使配伍对和厚朴酚与厚朴酚含量的影响[J].中国实验方剂学杂志,2008,14(10):1-3.

[11]　王洋.厚朴中厚朴酚在强迫游泳实验中的抗抑郁药样作用[J].国外医学中医中药分册,2005,27(1):43.

[12]　张勇,唐方.厚朴酚药理作用的最新研究进展[J].中国中药杂志,2012,37(23):3526-3530.

[13]　田建超,陈建荣,季颖.半夏厚朴汤加味对抑郁模型小鼠碳廓清指数及胸腺淋巴细胞增殖活性的影响[J].吉林中医药,2010,30(1):78-79.

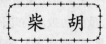

柴　胡

柴胡为常用抗抑郁中药。其性微寒,味苦、辛。归心包络、肝、胆、三焦经,为肝经引经药。具有疏肝解郁,和解少阳,升举阳气的功效。柴胡是治疗郁证的要药,以其为主要药物的复方方剂在抑郁症治疗中也占了绝大比例,如逍遥散、柴胡疏肝散、小柴胡汤、柴胡龙骨牡蛎汤、四逆散等。李朝霞等对柴胡类方剂的方证分析中认为,柴胡类方剂治疗抑郁症的基本病理基础是肝气郁结,均是以情绪抑郁、胸胁不适为首要精神症状的抑郁症。其中,逍遥散证以肝气郁结、脾虚失运兼营血虚弱为特点;柴胡疏肝散证以肝郁气滞为特点;小柴胡汤证以枢机不利,气机郁结为特点;柴胡加龙骨牡蛎汤证以肝气郁结、气郁化火、痰热内扰为特点等。

一、柴胡类方剂在抑郁证中的应用与研究

不同柴胡类方剂的组成不同,其治疗抑郁症的适应证也各有偏重,现对柴胡类复方在抑郁症治疗的应用及研究分述如下。

1. 逍遥散 该方来源于《太平惠民和剂局方》,由柴胡、当归、白芍、白术、茯苓、薄荷、生姜、甘草组成。具有疏肝健脾,养血解郁功效。该方是肝气郁结致木气有余,横克脾土而致脾虚的代表方。逍遥散为肝郁血虚,脾失健运之证而设。李红瑜等对临床 30 例产后抑郁症应用逍遥散治疗痊愈 17 例,有效 9 例,无效 4 例,总有效率为 86.7%。柴胡入肝、胆二经,入气分又入血分,能行气活血,不但治肝也能和脾,柴胡为君药,功能疏肝解郁,使肝气调达,气机通畅,与白芍、当归等同用能条达肝气而疏肝解郁。药理实验显示,柴胡在逍遥散的抗抑郁作用中发挥了重要地位,张崇燕等[1]对小鼠自主活动测定、悬尾模型及强迫游泳模型实验发现,逍遥散具有抗抑郁作用,其中柴胡、白芍、当归等是发挥抗抑郁作用的主要药物。郭晓擎等[2]通过行为学和代谢组学研究发现,无论南柴胡和北柴胡组成的逍遥散,虽然功效略有不同,但都具有显著的抗抑郁作用。药理实验结果显示,逍遥散对嗅球摘除抑郁模型大鼠的海马和皮质中 5-羟色胺和多巴胺含量有明显的改善作用,能提高

慢性温和不可预知应激抑郁模型大鼠血浆中去甲肾上腺素含量[3]，增加产后抑郁大鼠海马组织中 5-羟色胺、去甲肾上腺素和多巴胺的含量，降低 5-羟吲哚乙酸的含量。

2. 柴胡疏肝散　该方来源于《景岳全书》，出自《证治准绳》。由四逆散去枳实，加香附、陈皮、枳壳、川芎而成。虽由四逆散加味，但是各药用量已变，尤其是减甘草用量，使其疏肝解郁，行气止痛之力大增，为肝郁气滞证的代表方，是典型的疏肝解郁方剂。方中取柴胡入肝、胆二经，疏肝解郁之效作为主要药物，临床治疗郁证肝气郁结而致痛且胀见长。刘娟等通过对临床 40 例中风后抑郁治疗，抗抑郁作用显著。柴胡疏肝散配合西药治疗，其抗抑郁效果更佳。黄佩珊通过对 68 例患者临床实验提示，柴胡疏肝散联合抗抑郁西药治疗抑郁症，不但疗效显著，而且能提升患者生活质量。柴胡疏肝散不仅有抗抑郁作用，还能够明显改善抑郁症的精神状况及对身体有免疫调节作用。李穗晖等在肺癌后抑郁症用柴胡疏肝散治疗虽然没有单纯西药见效快，但作用持久，能明显提高生活质量。潘博希等发现，在中风后早期用柴胡疏肝散进行干预，使中风后抑郁的复发率明显下降。贺立娟[4]等的药理实验证实，柴胡疏肝散能改善肝郁证大鼠行为学变化，对血浆白细胞介素-6、肿瘤坏死因子有干预作用，能明显增强肝郁大鼠的免疫功能。更多的药理实验显示，柴胡疏肝散的抗抑郁作用与抑制大脑组织海马区乙酰胆碱转移酶蛋白和 mRNA 表达、降低大脑海马区乙酰胆碱酯酶活性和蛋白表达有关。它还能够下调凋亡诱导蛋白、上调抑制蛋白的表达而抑制神经细胞凋亡，发挥对中风后抑郁的干预作用。

3. 小柴胡汤　该方源自《伤寒杂病论》，其功效和解少阳，和胃降逆，扶正祛邪。主要由柴胡、黄芩、人参、甘草、生姜、大枣、半夏组成。柴胡苦平，入肝、胆二经，透少阳之邪，并能疏泄气机之郁滞，使少阳半表之邪得以疏散，为君药。主症为心烦喜呕，往来寒热,胸胁苦满,默默不欲饮食,口苦,咽干,目眩,舌苔薄白,脉弦。《伤寒论》记载,"伤寒中风,有柴胡证,但见一证便是,不必悉具"。其中"默默不欲饮食,心烦;心下急,郁郁微烦;胸满烦惊;谵语;昼日明了,暮则谵语,如见鬼状;心烦;下血谵语"等小柴胡汤的适应证,均符合对少阳郁热、气机逆乱所导致的神志异常的抑郁症表现,即沉默少言、精神抑郁等典型抑郁症状,其病机为肝经郁滞,气机不畅而致。《金匮要略》中论述"妇人脏燥喜悲伤,欲哭,像如神灵所作,数欠伸,甘麦大枣汤主之"。甘麦大枣汤单方治疗抑郁症其力欠佳,通常合以小柴胡汤则效果甚佳。现代临床研究显示[5],小柴胡汤治疗抑郁症,长期服用疗效优于氟西汀。原红霞等[6]动物实验结果可见,小柴胡汤能够缩短小鼠悬尾、小鼠强迫游泳不动时间,有明显的抗抑郁作用,同时贾春霞等[7]临床观察发现,小柴胡汤与西药结合治疗中风后抑郁,不但能提高临床疗效,还能改善纠正血栓素 B_2/血浆 6-酮-前列腺素 $F_{1\alpha}$ 失衡,改善血液高凝状态。

4. 柴胡加龙骨牡蛎汤　源自《伤寒论》,其功效是和解清热,镇惊安神。主要由柴胡、龙骨、黄芩、生姜、铅丹、人参、桂枝、茯苓、半夏、大黄、牡蛎、大枣组成。柴胡加龙骨牡蛎汤是在小柴胡汤基础上加减而成,主治伤寒往来寒热,胸胁苦满,烦躁惊狂不安,时有谵语,身重难以转侧;现用于癫痫、神经官能症等见有胸满烦惊为主症者。方中小柴胡汤行气疏肝解郁,加以龙骨、牡蛎重镇安神之品,定惊宁魂,具有和解枢机、镇惊安神之功,治疗少阳枢机不利,肝胆气滞,久郁化热,上扰心神而致的少阳兼烦惊证。临床上用柴胡龙骨牡蛎汤可治疗由各种原因导致的抑郁症。如李英杰等对围绝经期 36 例患者观察发现,柴胡龙骨牡蛎汤治疗围绝期抑郁症长期服药后效果优于西药组,且复发率低于西药治疗组。柴胡龙骨牡蛎汤与其他复方配合应用,其抗抑郁效果更佳,如陈卓等临床观察发现,柴胡龙骨牡蛎汤合百合地黄汤治疗抑郁症临床疗效肯定。柳迎春等临床观察证实,柴胡龙骨牡蛎汤与孔圣枕中丹合用能有效改善中风后抑郁的神经障碍。药理实验显示[8]，柴胡龙骨牡蛎汤有效组分对慢性应激大鼠海马的神经元及星形胶质细胞有保护作用，可改善慢性应激大鼠的行为学变化。

5. 四逆散　出自《伤寒论》，主要功效为疏肝和脾，解郁透热，由柴胡、白芍、枳实、甘草组成。方中柴胡既可疏解肝郁，又可升清阳以使郁热外透，用为君药。白芍、枳实疏肝理气，炙甘草益气调中，全方共奏疏肝理气、化痰祛瘀、解郁安神之功。四逆散主治阳郁厥逆症和肝郁脾滞症，韩永祥对 30 例功能性消化不良伴抑郁状态的患者用四逆散加味治疗能明显改善抑郁患者的抑郁情绪。黄宏敏等临床研究发现，四逆散对 38 例中风后抑郁患者配合地黄饮子减轻了中风后抑郁症状及神经功能缺损症状，临床总体疗效优于百忧解。药理实验可见[9]，四逆散的有效成分能够对大鼠嗅球损毁 4 周后出现的探索行为减少及学习记忆障碍有改善作用和增强其学习记忆能力，还能够调节抑郁大鼠血浆中的神经肽、生长抑素、P 物质水平。

随着柴胡类方剂在临床中的广泛应用及不断的深入研究，很多临床疗效好的柴胡类自拟经验方在抑郁症的治疗中做出了贡献，并逐渐被医学界开发应用。如段德香[10]等临床观察发现，以柴胡疏肝散和越菊丸为基础方组成的柴胡解郁汤配合马普替林治疗抑郁障碍作用优于单纯西药组，且其抗抑郁、抗焦虑起效较快，作用平稳。易正辉[11]等通过临床观察发现，自拟柴胡合逍遥合剂合并帕罗西汀治疗抑郁症效果优于单纯的帕罗西汀组，且疗效安全等。另外，还有很多自拟的柴胡类复方制剂在抑郁症中被用于临床，它们的出现对中药治疗抑郁症起到了补充作用。

二、柴胡抗抑郁基础研究

以柴胡为主要药物的柴胡类经方在郁证的治疗中疗效显著，通过现代药理学研究发现，柴胡类复方的抗抑郁作用与柴胡的药理作用密切相关。首先柴胡与白芍是此类经方的基础药物,两药是否具有抗抑郁作用首先受到了关注,该类复方的抗抑郁作用是否与此两种药物有关引起了医学界的兴趣,李越兰等[12]通过观察小鼠自主活动、小鼠悬尾及强迫小鼠游泳实验发现,柴胡-白芍水煎剂的抗抑郁药效果明显,且无中枢兴奋性作用。胡霜等[13]对石菖蒲、柴胡、香附等中药抗抑郁作用进行研究发现,柴胡和石菖蒲对小鼠悬尾实验时间缩短,这进一步证实了柴胡具有抗抑郁的作用。药理实验提示[14],柴胡能够能上调抑郁症模型大鼠海马区脑源性神经营养因子的表达,降低抑郁大鼠脑组织中前额叶 5-羟色胺和多巴胺含量。

柴胡的主要成分是柴胡皂苷,其次是植物甾醇、仙金盏花醇等,其抗抑郁作用的有效成分是近年来研究的重点。杨小莹等[15]发现柴胡正丁醇提取成分和水提取成分可提高慢性应激抑郁大鼠血清谷胱甘肽过氧化酶、过氧化氢酶、超氧化物歧化酶活力,降低慢性应激抑郁大鼠血清丙二醛含量。刘佳莉等[16]的动物实验证实,柴胡提取组分具有抗抑郁作用,能够缩短小鼠强迫游泳和悬尾不动时间,能拮抗高剂量利血平致小鼠体温下降,改善利血平诱导的小鼠眼睑下垂,并成一定的量效关系。

柴胡皂苷是抗抑郁症的主要成分,柴胡提取物柴胡总皂苷能缩短小鼠悬尾和强迫游泳不动时间,并有剂量依赖性。多种动物行为学模型也证实,柴胡加龙骨牡蛎汤有效成分主要为皂苷类物质,它是柴胡加龙骨牡蛎汤发挥抗抑郁作用的主要有效成分[17],柴胡皂苷抗抑郁的药理机制目前已经逐渐被认识。有研究认为,柴胡皂苷能抑制大脑组织海马区胆碱乙酰转移酶蛋白表达、降低大脑海马区乙酰胆碱酯酶活性和减少大脑海马区神经细胞凋亡而发挥抗抑郁作用[18]。柴胡皂苷 a、柴胡皂苷 d 活性较强,柴胡皂苷 a可以显著逆转抑郁导致的脑内单胺类神经递质的降低,减少由此造成的神经细胞损伤达到治疗抑郁症的目的。

三、结论与展望

随着抑郁症发病率的增加,治疗也越来越受到关注,中医药治疗抑郁症发挥了其独特的优势,且临床疗效显著,中药治疗抑郁症柴胡及柴胡类复方发挥了很大的作用。在抑郁症治疗中随证型不同,应用不同柴胡类复方都有满意的临床疗效,其药效机制和抗抑郁的有效成分的研究目前逐渐被医学界重视。随着柴胡类复方有效成分的明确及药效机制的不断深入研究下,研制出具有临床疗效好,且不良反应少的的抗抑郁中成药是目前治疗抑郁症方向之一,对柴胡有效成分或柴胡类复方制剂的研发将有可能成为突破点。

参考文献

[1] 张崇燕,唐永鑫,曾南,等. 逍遥散及其组方对行为绝望抑郁模型小鼠的影响[J]. 成都中医药大学学报,2009,32(2):51-53.

[2] 郭晓擎,田俊生,史碧云,等. 南柴胡和北柴胡组成的逍遥散抗抑郁作用的[1]H-NMR 代谢组学研究[J]. 中草药,2012,43(11):2209-2012.

[3] 贾广成,郑兴宇,周玉枝,等. 逍遥散对慢性温和不可预知应激模型大鼠行为学及血浆内单胺类神经递质的影响[J]. 中国实验方剂学杂志,2011,17(6):136-140.

[4] 贺立娟,王玉来,马玉峰,等. 柴胡疏肝散对肝气郁结证大鼠行为学及血浆 IL-6、TNF-α 的影响[J]. 北京中医药,2012,31(5):380-382.

[5] 陈亚萍. 小柴胡汤加减治疗抑郁症 35 例临床观察[J]. 浙江中医杂志,2010,45(10):741-742.

[6] 原红霞,韦彩柳,程遥,等. 小柴胡汤抗抑郁作用研究[J]. 中国实验方剂学杂志,2012,18(15):190-191.

[7] 贾春霞,张开凤,俞亮,等. 小柴胡汤加减为主治疗脑卒

中后抑郁 35 例疗效观察[J]. 浙江中医杂志,2009,44(2):105-106.

[8] 陆洁,厉璐帆,瞿融,等. 柴胡加龙骨牡蛎汤有效部位对慢性应激大鼠行为及海马神经组织的影响[J]. 药学与临床研究,2011,19(3):231-234.

[9] 畅洪昇,孙建宁,石任兵,等.四逆散有效部位对嗅球损毁大鼠探索行为及学习记忆功能的影响[J]. 北京中医药大学学报,2005,28(4):3941.

[10] 段德香,王萍. 柴胡解郁汤合马普替林治疗抑郁障碍疗效分析[J]. 中国中医药信息杂志,2010,17(8):55-56.

[11] 易正辉,朱丽萍,龙彬,等. 帕罗西汀合并柴胡逍遥合剂治疗抑郁症的临床观察[J]. 中国中西医结合杂志,2010,30(12):1257-1260.

[12] 李越兰,张世亮,张丽英,等. 柴胡-白芍水煎剂对行为绝望抑郁模型小鼠的影响[J]. 甘肃中医学院学报,2012,29(3):7-9.

[13] 胡霜,马义泽. 石菖蒲等五味中药抗抑郁作用的实验研究[J]. 山东中医杂志,2009,28(11):799-800.

[14] 张巍,张晓杰,孙玉荣,等. 柴胡对抑郁症模型大鼠海马区脑源性神经营养因子的影响[J]. 齐齐哈尔医学院学报,2012,33(17):2303-2304.

[15] 杨小莹,马世平,瞿融,等. 柴胡提取物对慢性应激抑郁大鼠脂质过氧化及淋巴细胞增殖的影响[J]. 中国药科大学学报,2007,38(5):442-445.

[16] 刘佳莉,苑玉和,秦海林,等. 柴胡提取组分抗抑郁作用的研究[J]. Traditional Chinese Drug Research & Clinical Pharmacology,2011,22(6):624-626.

[17] 康大力,瞿融,朱维莉,等. 柴胡加龙骨牡蛎汤抗抑郁有效部位的筛选[J]. 中国药理与临床,2009,25(2):3-5.

[18] 张静艳,张晓杰.柴胡皂苷对抑郁模型大鼠海马乙酰胆碱代谢及组织形态学影响的实验研究[J].齐齐哈尔医学院学报,2011,32(4):506-508.

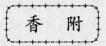

香 附

香附为莎草科植物莎草的干燥根茎。其味辛、微苦、微甘。归肝、脾、三焦经。具有疏肝解郁,理气宽中,调经止痛的功效。常用于肝郁气滞,胸胁、脘腹胀痛,胸脘痞闷等症状,抑郁症临床亦常见以上症状,故临床多配伍香附进行治疗。段艳霞等[1]进行文献研究发现,香附作为单味药治疗中风后抑郁症的应用频数居于前10位,以其为首的理气药物应用频数达10.78%,以香附为主药的抗抑郁复方如柴胡疏肝散、越鞠丸等临床效果更为显著。

一、香附的抗抑郁作用

抑郁症的中医病因病机主要包括气机郁滞、痰浊瘀阻、气血亏虚等几个主要方面,常见证型包括肝气郁结、心脾两虚、肝郁脾虚、肝肾阴虚、阴虚火旺、气滞血瘀等[2];脏腑主要涉及肝、心、脾、肾。其中,气机失常作为主要因素在抑郁症发生发展过程中发挥了重要作用。气机是指气的运动,包括升、降、出、入4种基本形式,是推动和激发人体各项生理活动的基础,机体的脏腑、经络、器官等的活动,全赖气的运动,若气机失常,或升而不降,或入而不出,必然会打破平衡,形成郁结之气,气滞则血停成瘀,气郁则痰湿受阻,日久必致气血亏虚。五脏之中,肝为将军之官,主升主动,是调畅气机的主要脏腑。如《医碥》言:"百病皆生于郁……郁而不舒,则皆肝木之病矣。"若其疏泄功能正常,则气机得畅,诸病若失;若其异常,则气机郁滞更为严重。同时,抑郁症患者最主要的表现是情绪的异常,如兴趣丧失、情绪低落等。中医学认为,情志是心所主,但与肝的疏泄功能也是密不可分的,依赖气血的正常运行,说明抑郁症与肝的关系最为密切,治郁之要,在于疏肝。香附味辛性平,能行能散。《本草纲目》曰:"香附之气平而不寒,香而能窜,其味多辛能散,微苦能降,微甘能和。生则上行胸膈,外达皮肤,熟则下走肝肾,外彻腰足。"香附入足厥阴肝经,属于中医理气药,功能疏肝理气。《滇南本草》谓其"调血中之气,开郁,宽中,消食,止呕吐"。李杲言其"治一切气,并霍乱吐泻腹痛,肾气,膀胱冷,消食下气"。香附行气的同时尚有补气之功,如朱震亨言:"香附,《本草》不言补,而方家言于老人有益,意有存焉,盖于行中有补理。"由此可见,将香附作为抗抑郁的治疗药物具备可行性和科学性。

现代研究发现,香附的化学组成包括挥发油类、黄酮类、三萜类和甾体皂苷等多种复杂成分,具备神经保护、抗氧化、抗过敏等多种药理作用。胡霜等[3]在通过小鼠自主活动实验、悬尾实验和强迫游泳实验评价药物抗抑郁作用研究中发现,香附组的小鼠在悬尾实验中不动时间显著缩短,说明香附发挥了抗抑郁作用。王君明等[4]还发现,香附95%乙醇提取物可显著缩短小鼠在悬尾实验和强迫游泳实验的不动时间,证实香附醇提取物是香附具有抗抑郁作用的活性提取物。周中流等[5]研究发现,香附醇提取物的乙酸乙酯萃取部位和正丁醇萃取部位与西药抗抑郁药氟西汀的作用类似,能显著缩短小鼠在强迫游泳实验和悬尾实验的不动时间,明显升高小鼠大脑额叶皮质 5-羟色胺和多巴胺含量。

二、香附在抗抑郁复方中的应用

1. 柴胡疏肝散 柴胡疏肝散最早见于《景岳全书》,是明代医家张介宾在《伤寒论》四逆散的基础上加味而成,历来被作为疏肝理气的良方,在临床抑郁症的治疗中疗效显著。方中柴胡、香附疏肝理气;木香、枳壳理气健脾;当归、白芍养血柔肝;茯苓、大腹皮健脾利湿。诸药共用以疏肝养肝,补气健脾,可有效针对抑郁症的中医病机。

单胺类递质分泌异常是抑郁症发病的最重要假说之一,尤其是5-羟色胺及其受体的表达。刘英等[6]研究发现,柴胡疏肝散能够改善慢性温和性不可预知应激模型大鼠的抑郁表现,升高海马组织5-羟色胺含量和5-羟色胺1A受体的表达水平。脑源性神经营养因子及其受体酪氨酸激酶受体B是广泛分泌于中枢神经系统的神经营养因子,对神经元起保护及促进再生作用,其蛋白水平的降低与抑郁症发生关系密切。邓颖等[7]研究发现,使用柴胡疏肝散能显著改善慢性温和不可预知应激叠加孤养的模型大鼠的抑郁状态,增强海马、额叶皮质和杏仁核区脑源性神经营养因子及其受体酪氨酸激酶受体B mRNA的表达。慢性应激导致的下丘脑-垂体-肾上腺皮质轴功能亢进,是抑郁症发生的假说之一。抑郁症患者血浆内促肾上腺皮质激素释放激素和促肾上腺皮质激素的浓度是升高的,抗抑郁治疗后有所下降。李云辉等[8]研究发现,柴胡疏肝散能够改善慢性温和不可预知应激模型大鼠抑郁样行为,显著降低血浆促肾上腺皮质激素释放激素和促肾上腺皮质激素的浓度,说明柴胡疏肝散可调节慢性应激引起的下丘脑-垂体-肾上腺轴功能亢进,发挥抗抑郁作用。抑郁症的发生与海马神经细胞的损伤、凋亡及再生障碍等关系密切,Bcl-2可抑制细胞凋亡,Bax会促进细胞凋亡,两种基因蛋白表达的比例是决定细胞凋亡的关键。樊蔚虹等[9]通过建立中风后抑郁大鼠模型观察柴胡疏肝散对大鼠海马神经元凋亡相关基因的影响,结果发现柴胡疏肝散显著下调海马Bax蛋白表达,并上调Bcl-2的蛋白表达,从而抑制神经细胞的凋亡,发挥治疗中风后抑郁的作用。张晓杰等[10]建立慢性温和不可预知应激抑郁大鼠模型,使用柴胡疏肝散进行干预,并使用透射电镜观察大鼠海马神经元形态超微结构,使用流式细胞仪测定神经元凋亡数目,结果显示柴胡疏肝散能够改善海马CA3区的神经凋亡情况。曹美群等[11]通过筛选慢性温和不可预知应激模型大鼠海马内特异性表达的 miRNA,并观察柴胡疏肝散对其表达影响的研究中发现,抑郁症发病相关的海马内 13 个特异性 miRNA,其中 miR-125a 和 miR-182 在柴胡疏肝散干预后恢复正常,提示柴胡疏肝散可能是通过这两个作用靶点发挥抗抑郁作用。由此可见,柴胡疏肝散是通过多靶点、多途径发挥其抗抑郁作用。

2. 越鞠丸 抑郁症属于中医郁证范畴,郁证的病名首见于明代医家虞抟所著的《医学正传》曰:"或七情之抑遏,或寒热之交侵,故为九气怫郁之候。或雨湿之侵凌,或酒浆之积聚,故为留饮湿郁之疾。"朱丹溪在其著作《丹溪心法》对郁证亦有论述,"气血冲和,万病不生,一有怫郁,诸病生焉。故人身诸病,多生于郁"。并提出气、血、火、痰、湿、食六郁之说,从病因角度进行了分类,由此创立的越鞠丸一方。越鞠丸由香附、苍术、川芎、神曲、栀子组成。以香附为君药,行气解郁针对气郁,苍术为臣为湿郁所设,佐以川芎以治血郁,神曲、栀子为使药消食郁和火郁,临床广泛用于抑郁症、中风后抑郁、更年期抑郁等疾病的治疗。李淑芬应用加味越鞠丸(香附、川芎、苍术、神曲、栀子、枸杞子、淫羊藿、巴戟天、沙苑子、百合、郁金、远志、柴胡、升麻)治疗 46 例中风后抑郁患者,并进行汉密尔顿抑郁量表评分,结果治疗组痊愈率为 58.7%,好转率为 28.3%,未愈为 13.0%,总有效率为达 87.0%。刘葛等应用越鞠丸结合电针治疗 30 例中风后抑郁患者,治疗前后汉密尔顿抑郁量表评分具有显著性差异,疗效肯定,与百忧解对照组相比无显著性差异。李建国等临床应用越鞠丸预防脑中风后抑郁,使用汉密尔顿评价结果显示,预防组中风后抑郁出现的例数显著低于对照组。

近年来,针对越鞠丸发挥抗抑郁作用途径的研究愈来愈多,闫东升等[12]研究发现,越鞠丸可显著改善慢性温和不可预知应激抑郁模型小鼠的行为学指标,升高抑郁症模型小鼠脑组织中 5-羟色胺含量,降低血浆皮质醇含量。蒋麟[13]观察越鞠丸对慢性应激抑郁大鼠模型的作用时发现,越鞠丸和阿米替林均可升高模型大鼠海马组织脑源性神经营养因子阳性神经元的平均吸光度，并且改善大鼠的体质量、摄食量、糖水消耗量及水平、垂直运动的得分，提示越鞠丸可能是通过增加脑源性神经营养因子的表达有关。越鞠丸原方以水丸入药，临床亦有用汤剂者，为此尉小慧等[14]采用两种行为绝望小鼠模型，对越鞠丸处方的水提物和醇提物抗抑郁活性进行比较，发现越鞠丸醇提物能不同程度地缩短小鼠悬尾和强迫游泳不动时间，具有较强的抗抑郁作用，而水提物活性不明显，说明临床应用越鞠丸使用丸剂要优于汤剂。以上研究表明，越鞠丸可能是通过调节单胺类神经递质，以及海马组织脑源性神经营养因子等方面发挥抗抑郁作用，但中药复方多具有多成分、多靶点的作用特点，尚需深入研究。

3. 其他复方　以香附为主药组成的复方中，还有很多被用于抑郁症的治疗，如香砂六君子汤、香苏散等，周本宏等应用香砂六君子汤对慢性温和不可预知应激模型小鼠进行干预，结果显示香砂六君子汤活性部位能改善模型小鼠的抑郁行为，抑制海马神经细胞外 Ca^{2+} 内流，阻止 Ca^{2+} 超载，保护小鼠海马神经元损伤。赵红宁运用自拟疏肝解郁汤（柴胡、香附、白芍、郁金、川芎、地龙、枳壳、百合、合欢皮、石菖蒲、远志）治疗 60 例中风后抑郁患者，汉密尔顿量表评分结果显效 24 例，总有效率为 85％。

三、结论与展望

香附作为传统的疏肝理气药物，无论是针对抑郁症中医病机，或是其化学成分的现代研究分析，均证实香附具有发挥抗抑郁作用的物质基础和科学可行性，临床应用也对其抗抑郁作用予以肯定。以香附为主组成的多种复方更为广泛地应用于抑郁症的治疗，尤其是柴胡疏肝散和越鞠丸，其作用机制涉及调控单胺类递质及其受体表达、减少神经元损伤和凋亡、调节下丘脑-垂体-肾上腺轴功能、改善脑源性神经营养因子等多方面，为其临床应用提供理论支持。但实验研究方面,较少涉及香附单味药抗抑郁作用的研究,无法确定其具体发挥作用的靶点和途径,以后的研究应加强对其进行抗抑郁活性成分的优选,阐明其作用机制,更好的应用于抑郁症的治疗。

参考文献

[1] 段艳霞,李洁,史美育. 中药治疗中风后抑郁症用药规律探讨[J]. 中华中医药学刊,2011,29(6):1419-1421.

[2] 章洪流,王天芳,郭文,等. 抑郁症中医证型的近 10 年文献分析[J]. 北京中医药大学学报,2005,28(3):79-81.

[3] 胡霜,马义泽. 石菖蒲等五味中药抗抑郁作用的实验研究[J]. 山东中医杂志,2009,28(11):799-800.

[4] 王君明,马艳霞,张蓓,等. 香附提取物抗抑郁作用研究[J]. 时珍国医国药,2013,24(4):779-781.

[5] 周中流,刘永辉. 香附提取物的抗抑郁活性及其作用机制研究[J]. 中国实验方剂学杂志,2012,18(7):191-193.

[6] 刘英,徐爱军,田艳霞,等. 柴胡疏肝散对抑郁症大鼠海马 5-羟色胺及 5-羟色胺 1A 表达的影响[J]. 河北北方学院学报(自然科学版),2013,29(5):65-67.

[7] 邓颖,张春虎,张海男,等. 柴胡疏肝散及其拆方对抑郁模型大鼠行为及海马、杏仁核、额叶 BDNF 及其受体 TrkB 的影响[J]. 中国中西医结合杂志,2011,31(10):1373-1378.

[8] 李云辉,张春虎,王素娥,等. 柴胡疏肝散对慢性应激抑郁模型大鼠行为及血浆促肾上腺皮质激素释放激素和促肾上腺皮质激素的影响[J]. 中西医结合学报,2009,7(11):1073-1077.

[9] 樊蔚虹,姚建平,赵文景. 柴胡疏肝散对卒中后抑郁大鼠海马组织 Bcl-2,Bax 蛋白表达的影响[J]. 中国实验方剂学杂志,2011,17(3):181-183.

[10]　张晓杰,董海影,孙玉荣,等．柴胡疏肝散对抑郁模型大鼠海马CA3区神经元的影响[J]．时珍国医国药,2011,22(1)：43-45.

[11]　曹美群,陈德珩,张春虎,等．抑郁模型大鼠海马内特异性microRNAs的筛选以及柴胡疏肝散的干预作用[J]．中国中药杂志,2013,38(10):1585-1589.

[12]　闫东升,周小琳,石和元,等．越鞠丸对抑郁症模型小鼠行为学、5-羟色胺及血浆皮质醇的影响[J]．江西中医学院学报,2007,19(2):64-67.

[13]　蒋麟．越鞠丸对慢性应激大鼠海马脑源性神经营养因子的影响[J]．中国临床康复,2005,09(28):138-140.

[14]　尉小慧,陈玥,夏广新,等．越鞠丸醇提物与水提物对抑郁模型小鼠的抗抑郁作用比较[J]．上海中医药杂志,2006,40(8):69-70.

第六节　活血药

葛　根

葛根为豆科植物野葛的干燥根。其性凉,味甘、辛。归脾、胃经。具有升阳解肌,透疹止泻,除烦止渴,活血清热,升阳解郁的功效。适用于抑郁症等多种疾病的治疗。近年来,较为深入地开展了葛根抗抑郁研究及其临床应用。

一、单味葛根及其活性成分

现代研究表明,葛根对心血管系统有扩冠、强心、抗心律失常、降血压、降低心肌耗氧量、抗缺血再灌注损伤、抗血小板聚集、降低血黏度、修复动脉血管内皮细胞、抗动脉粥样硬化等作用。葛根对脑血管系统有扩张脑血管、增加脑血流量、改善大脑供氧及脑微循环功能等作用。此外，还具有降血脂、调节血糖、保护糖尿病患者肾小球结构与功能、抗氧化、保护神经元、抗凝血、抗肿瘤、解酒护肝、解热及雌激素样（能促进未成熟大鼠乳腺、子宫发育、保护鼻黏膜上皮细胞免受雌激素缺乏的损害）作用等。因此，广泛用于心律失常、冠心病、心绞痛、心肌梗死、高血压、脑血管病、高黏血症、高血脂、糖尿病及其并发症、突发性耳聋、迟发性运动障碍、慢性单纯性青光眼、偏头痛、颈椎病、抗结核药物性肝炎、雌激素缺乏相关疾病等具有显著疗效。

近年的研究表明，葛根具有较强的抗抑郁作用。如 Yan B 等报道了葛根的乙醇提取物可显著缩短在大脑缺血再灌注模型中小鼠强迫游泳实验和悬尾实验的不动时间，同时有逆转大脑缺血再灌注小鼠海马和纹状体中去甲肾上腺素和 4-二羟苯乙酸含量降低的作用。

葛根含有多种生物活性成分，最受关注的是葛根素、大豆苷元等异黄酮类成分，具有抗氧化、扩张血管、降血糖、抗病毒、抗辐射、抗肿瘤等多种生理活性，亦是抗抑郁作用的主要药效物质基础。黄酮类化合物的抗抑郁作用机制复杂，涉及多种神经递质，如去甲肾上腺素、5-羟色胺、多巴胺等的调节；神经可塑性调节，如大脑海马区域神经发生、海马锥体神经元、神经胶质密度和前额叶皮质神经元体积改变；内分泌系统功能：下丘脑-垂体-肾上腺轴与应激密切相关，该轴释放的肾上腺激素主要功能是刺激促肾上腺皮质激素的分泌，进而增加糖皮质激素的分泌；另一个功能是调控应激时的情绪行为反应。王海岭等采用葛根异黄酮（50mg/kg、100mg/kg、200mg/kg）对雄性昆明小鼠连续灌胃，给药 14 天后，葛根异黄酮各剂量均显著缩短了强迫游泳实验和悬尾实验不动时间，显著增强了 5-羟色胺酸诱导的小鼠甩头行为，且呈剂量依赖性；葛根异黄酮对利血平所致的小鼠眼睑下垂、运动不能及体温下降等症状亦有显著对抗作用。

二、葛根复方应用

1. 中风后抑郁　中风后抑郁是脑血管疾病常见的并发症,为卒中后较为常见的心理障碍,属于继发性抑郁症的一种,除造成情感上的痛苦外,还减慢患者肢体功能与认知功能的恢复,并可使病死率升高,严重影响中风患者的治疗和康复过程[1]。葛根对中风后抑郁有显著的改善作用,常与补气活血、化痰通络中药配伍应用。如蔡敏等采用常规治疗脑梗死基础上加松龄血脉康胶囊(葛根、珍珠粉及松叶等)治疗脑梗死后抑郁患者 32 例,治疗 3 个月后汉密尔顿抑郁量表评分与美国国立卫生研究院卒中量表评分明显降低,Bar—thel 指数评分明显提高,全血黏度及血浆黏度明显降低,患者睡眠质量明显提高。李淑芬自拟解郁除烦汤(葛根、当归、郁金、远志、茯神、石菖蒲、半夏、合欢花、竹茹、夜交藤、枳实、牡蛎)治疗中风后抑郁 53 例,对运动功能水平和日常生活能力的改善均明显高于氟哌噻吨美利曲辛片对照组,抗抑郁作用两组相当。赵春蕾自拟活络解郁汤(葛根、川芎、鸡血藤、合欢皮、生酸枣仁、当归、红花、柴胡、伸筋草、全蝎等)治疗脑出血术后抑郁症 50 例,总有效率为 78.0%,显著优于氟哌噻吨美利曲辛片对照组(50%)。孙伟等采用益气温阳活血法(黄芪、葛根、川芎、当归、淫羊藿、巴戟天、合欢皮等)治疗脑中风后抑郁 34 例,运用汉密尔顿总分减分率、神经功能缺损量表减分值和日常生活能力量表增分值进行疗效评定,在 2 周、4 周时的总体疗效与氟西汀相当;在 8 周时总有效率为 91.18%,显著高于氟西汀对照组(71.87%),对神经功能缺损和日常生活能力改善情况均优于对照组。黄建强运用丹葛舒郁汤(紫丹参、粉葛根、川芎、地龙、郁金、石菖蒲、柴胡、酒白芍、炒酸枣仁等)治疗中风后抑郁 51 例,总有效率为 78.0%,显著高于

163

盐酸氟西汀对照组(50.0％)。袁磊用八味解郁丸(葛根、柴胡、白芍、枳壳、生甘草、制半夏、厚朴、茯苓、紫苏梗等)治疗中风后抑郁40例,治疗1个月、2个月后与治疗前比较,汉密尔顿评分及神经功能缺损评分均明显下降。卜献春采用丹葛活血解郁汤(紫丹参、粉葛根、川芎、地龙、全蝎、郁金、石菖蒲、柴胡、酒白芍、炒酸枣仁等)治疗脑卒中并发抑郁症86例,显效率为82.55％,显著高于氟西汀对照组(63.26％)。杨学青等采用随机、双盲双模拟、单中心探索性试验设计,用脑脉泰(葛根、三七、银杏叶、丹参、当归、红花、石菖蒲等)治疗中风后抑郁30例,治疗6周后,经汉密尔顿量表评定,有效率为66.67％,显著高于氟西汀对照组的40％。王峰等采用温通汤(淡附片、桂枝、葛根、三七、水蛭、益智仁、红参等)结合心理干预治疗脑卒中后并发抑郁/焦虑症30例,2～6周疗效明显优于单纯心理干预对照组。

2. 心血管病合并抑郁

(1)冠心病合并抑郁:抑郁与冠心病之间存在着密切的联系,抑郁已成为影响冠心病预后的独立危险因子。葛根具有活血解郁之效,是治疗冠心病合并抑郁的常用药物之一。赵红自拟益肾活血疏肝汤(葛根、淫羊藿、党参、黄芪、生地黄、丹参、川芎、三七粉、香附、柴胡、茯苓等)治疗冠心病合并抑郁获得较好疗效。刘青等采用常规治疗加心可舒片(葛根、丹参、三七、木香、山楂等)治疗冠心病合并抑郁、焦虑60例,在改善心悸乏力、日常活动、缺乏兴趣和愉悦感等,均优于单纯常规治疗对照组。金玉玲等采用基础治疗加心可舒片治疗老年冠心病合并抑郁39例,以汉密尔顿量表减分率为疗效指标,治疗8周后,总有效率为92.10％,显著优于单纯基础治疗对照组(51.42％),且不良反应较少。

(2)血管性抑郁:心脑血管疾病及其危险因素与抑郁症密切相关,易形成临床共患疾病。李乐军等采用随机、双盲、平行对照法各30例临床研究表明,舒郁胶囊(柴胡、郁金、半夏、茯苓、白术、陈皮、合欢皮、葛根、川芎、地龙)对血管性抑郁患者能降低汉密尔顿量表、简易精神状态量表、临床疗效总评量表评分,同时也能降低神经功能缺损评分及血低密度脂蛋白水平,总有效率为与氟西汀相当。治疗前后全血 5-羟色胺、血清可溶性细胞间黏附分子-1 和可溶性血管细胞黏附分子-1 含量比较,两组均有显著差异。治疗后两组全血 5-羟色胺、血清可溶性细胞间黏附分子-1 和溶性血管细胞黏附分子-1 含量比较,有显著差异,表明治疗作用机制可能与调节全血 5-羟色胺含量、血清可溶性细胞间黏附分子-1 和可溶性血管细胞黏附分子-1 含量有关。

(3)心血管神经症:心血管神经症是一种以心血管疾病的相关症状为主要表现的神经症,该病的大多数患者有抑郁障碍的表现,合并急性焦虑发作时症状很像心绞痛,但无器质性心脏病的证据。姬健平应用脑心通(葛根、红花、全蝎、地龙、乳香、红花、丹参、当归、三七、血竭、赤芍等)联合帕罗西汀治疗心血管神经症 90 例,改善抑郁疗效(83.3%)明显优于单纯帕罗西汀对照组(33.3%)。

3. 更年期抑郁症　更年期抑郁症是一种发生在更年期的常见精神障碍。葛根具有活血解郁,并具有雌激素样作用,常用于更年期抑郁症的治疗。如张学书应用葛根注射液 5 天 1 个疗程后继服葛根黄酮片治疗围绝经期及绝经后综合征 59 例,对潮热、易汗、烦躁抑郁及头痛、头晕、失眠健忘、耳鸣、记忆力减退均有明显改善作用。陈爱春等采用葛根异黄酮治疗更年期抑郁症 60 例,治疗 8 周后有效率为 72%,显著高于谷维素对照组(22%),汉密尔顿减分、汉密尔顿焦虑量表减分均优于谷维素组。朱婷等[2]选取 12 例术前予葛根治疗 30 天的绝经后盆底功能障碍性疾病患者,以同期 12 例近 3 月内未使用任何外源性雌激素患者及 5 例子宫内膜癌患者为对照研究表明,短期使用葛根会增加子宫内膜厚度,而且不会增加绝经后妇女子宫内膜癌发病的危险性。此外,更年期的女性吃葛根粉还可以补充体内雌激素分泌的不足,保持身体年轻活力。唐怡等[3]通过动物实验研究调理肝脾气机法(葛根、柴胡)对初老大鼠卵巢功能干预研究表明,中药能升高初老大鼠血清促黄体生成素、雌二醇浓度,降低血清促卵泡生成素浓度。

4. 抑郁相关综合征

(1)抑郁性头痛:头痛常是抑郁症的主要症状之一,葛根具有疏风止痛、活血解郁作用,常用于抑郁性头痛的治疗。如安栓平以葛根为主组方治疗脑血管硬化头晕头痛患者 200 例,均重用葛根,配以女贞子、何首乌、桑寄生、川芎、苏木、白蒺藜、地龙、天麻加味治疗,结果总有效率为 100%。刘岩采用柴葛芎芍汤(柴胡、葛根、川芎、白芍、当归、桃仁、甘草、红花、细辛)配合西药尼莫地平、谷维素治疗血管神经性头痛 40 例,总有效率为 97%,显著高于单纯西药对照组(84%)。李国庆采用自拟方葛根芍药汤(葛根、白芍、木瓜、川芎、甘草、当归、柴胡、郁金)治疗肌紧张性头痛 35 例,与多塞平、尼莫地平及镇痛药治疗 33 例对照,中药组治愈率、显效率、有效率明显优于对照组。闫咏梅、刘力等采用芎葛汤(川芎、葛根、白芍、当归、柴胡、郁金、白芥子、藁本、川牛膝、甘草)治疗血管性头痛,疗效优于盐酸氟桂利嗪,且中医证候积分和脑血流速度均比对照组改善明显。

(2)慢性疲劳综合征:是以慢性疲劳为主要特征,并伴有其他躯体症状及认知功能损害和情绪障碍的一组症候群,与抑郁症密切相关。张振贤采用理虚解郁方(黄芪、葛根、党参、丹参、景天三七、淫羊藿、郁金、石菖蒲)治疗慢性疲劳综合征 40 例,与西药维康复、三磷腺苷、谷维素治疗 35 例对照组,治疗后两组疲劳积分均显著改善,与治疗前及对照组比较,治疗组治疗后 Th 细胞、Ts 细胞含量升高,CD4/CD8 比值显著降低。吴丽丽等[4]通过随机对照研究表明,理虚解郁方组 SCL-90 各因子评分及总评分治疗后显著改善;其中 SCL-90 总评分、躯体化、强迫、抑郁、焦虑、敌对、其他因子较对照组差异显著($P<0.01$)。王争明采用该方治疗慢性疲劳综合征 60

例,总有效率为 93.9％,治疗期间未发生不良反应。

此外,葛根复方制剂的抗抑郁作用亦获得动物实验证实。史先芬等[5]采用小鼠行为绝望模型研究表明,奔豚汤(李根白皮、半夏、川芎、当归、白芍、葛根、黄芩、甘草、生姜)能缩短绝望模型中小鼠悬尾和强迫游泳不动时间,并对其有显著性影响,对小鼠自主活动无明显影响,表明奔豚汤具有抗抑郁作用。

三、结论与展望

综上所述,葛根具有活血通脉、宁心除烦、益脑安神、护肝理脾、升阳解郁之功效,广泛用于眩晕、头痛、便溏泄泻、心神不安、惊悸失眠、抑郁焦虑等症。对于葛根的抗抑郁研究与应用,有了较大进展,目前已对葛根的药效物质基础进行了较为深入的研究,其主要有效成分有以下几类:异黄酮类主要包括大豆苷元、大豆苷、葛根素等;葛根苷类主要包括葛根苷 A、葛根苷 B、葛根苷 C 3 种;三萜皂苷类,主要包括以葛根皂醇 A、葛根皂醇 B、葛根皂醇 C 命名的 7 种新型齐墩果烷型皂角精醇、槐花二醇、大豆皂醇 A、大豆皂醇 B 及生物碱等其他化合物。临床上治疗抑郁症应用葛根有效成分或复方制剂均有明显的抗抑郁作用,对抑郁症的有效防治具有积极作用。但今后还需在以下方面进行拓展和深入。首先,目前葛根主要应用于心脑血管疾病合并抑郁、更年期相关抑郁,对于其他各型抑郁症及抑郁相关神经精神症状的改善研究方面有待进一步研究。其次,葛根与其他抗抑郁中药的协同作用及其机制的研究,将为阐明葛根治疗抑郁症配伍规律、探讨抑郁症发病机制和提高抑郁症诊治水平具有重要作用。第三,其抗抑郁作用的筛选则多局限于经典"行为绝望"模型,及中药对单胺递质水平的影响,其对抑郁相关下丘脑-垂体-肾上腺轴功能及神经免疫内分泌影响的研究涉足较少,特别是在神经血管单元、神经可逆塑性及神经再生、细胞信号通路等研究方面更是今后努力的方向。如近年通过药物对磷酸二酯酶4和腺苷酸环化酶的影响,从调节细胞信号通路筛选新型抗炎药物或中枢系统药物特别是抗抑郁活性成分即是有益的尝试。第四,葛根为药食两用,无明显不良反应,但有报道葛根素导致药物性皮炎及引起溶血性贫血,急性肾衰竭等,提示今后在新药研发及产业化过程中,有必要加强药物的质量控制、安全性评价及相关研究。

参考文献

[1] 张晓璐,庞声航.老年卒中后抑郁中医药治疗研究近况[J].广西中医学院学报,2012,15(1):66-68.

[2] 朱婷,马庆良.葛根对绝经后妇女短期治疗安全性的研究[J].中国妇幼健康研究,2010,21(6):752-755.

[3] 唐怡,李祖伦,张庆文.调理肝脾气机法对初老大鼠卵巢功能调控的实验研究[J].江苏中医药,2010,42(1):72-73.

[4] 吴丽丽,张振贤,张烨.理虚解郁方治疗慢性疲劳综合征120例[J].辽宁中医杂志,2012,39(2):283-285.

[5] 史先芬,宋海宏,吴自光.奔豚汤对行为绝望小鼠的抗抑郁作用研究[J].四川中医,2012,30(11):47-48.

丹 参

丹参为唇形科植物丹参的干燥根和根茎。其性微寒,味苦。归心、肝经。具有活血祛瘀,通经止痛,清心除烦,凉血消痈的功效。丹参是临床最为常用的活血化瘀类中药之一,在临床治疗抑郁症的处方中出现的频率较高。段艳霞等[1]通过文献研究发现,在治疗中风后抑郁的中药种类中,活血化瘀药的应用频次位居第二,达到17.66%,其中尤以丹参的应用频数最高。熊洪艳等[2]对现代医家治疗抑郁症的方剂进行总结,也得到了类似的结果,291

首治疗抑郁症的方剂中,丹参出现 69 次;按用药出现频数由多到少排序,丹参位列 14。丹参在临床治疗抑郁症时使用频率如此之高,正逐渐引起抗抑郁中药研究者的重视。

一、丹参抗抑郁作用

《医林改错》云:"瞀闷,即小事不能开,即是血瘀;急躁,平素和平,有病急躁,是血瘀;俗言肝气病,无故爱生气,是血府血瘀。"《类证治裁·郁症》云:"七情内起之郁,始而伤气,继降及血,终乃成劳。"中医学认为,郁病多因年老体衰,或疾病日久不愈,损及于肾,精髓化生不足,元气虚衰,元神脑府失养,神机运转不利,脑功能得不到正常发挥。《灵枢·海论》曰:"脑转耳鸣,胫酸眩冒,目无所见,懈怠安卧。"在此基础上,更有社会、人际、精神、情志等因素影响,就会形成气血亏虚,气血水津流行不畅,滞而为郁,积而为痰,阻而为瘀。黄世敬等将其病机归纳为"虚气留滞"[3]。徐春燕等[4]通过分析 317 例抑郁症患者的中医证候要素发现,血瘀的出现频率为 22.4%。以上研究表明,血瘀是抑郁症的重要病机,活血化瘀是抑郁症的重要治法。丹参因其具有通行血脉、祛瘀止痛的功效,被广泛用于各种瘀血病症。《妇科明理论》有"一味丹参散,功同四物汤"一说,说明丹参既能活血,亦可补血。《本草纲目》亦谓其"能破宿血,补新血"。丹参专入血分,去滞生新,活血行血,内达脏腑而化瘀滞,外利关节而通脉络,对于以"虚气留滞"为主要病机的郁病具有活血和补血的双重功效。

郁症之中,气、血、痰、食等郁结日久,进一步导致气血亏虚,形成恶性循环,加重病情。郁结之邪容易化热化火,灼伤机体津液。丹参不仅可以活血化瘀,养血宁心,还因其味苦、性微寒而具备凉血清心除烦的作用,对于郁病郁结日久化火扰乱心神而形成的精神类症状有一定改善作用。

二、丹参抗抑郁作用机制

丹参化学成分主要包括以丹参酮类化合物为主的脂溶性成分（丹参酮、异丹参酮、隐丹参酮等）和以酚酸类化合物为主的水溶性成分（丹参素、丹参酸 A、丹参酸 B、丹参酸 C 等）。此外，还含有黄酮类、三萜类等其他成分。同时，针对抑郁症发病机制的假说也众说不一，经典学说主要包括单胺类神经递质假说、下丘脑-垂体-肾上腺轴失调假说、细胞因子学说、神经营养学说等。丹参抗抑郁作用可能与抗氧化、神经保护、内分泌调控有关。

1. 抗氧化机制　抑郁症的研究热点主要集中于单胺类神经递质及其受体、转运体等异常表现上，临床使用的抗抑郁药物也多是针对此靶点进行研究开发，但是 5-羟色胺再摄取抑制剂等抗抑郁药物起效过慢，个体差异较大等问题层出不穷，于是将抑郁症发病机制扩展到氧化应激学说方面[5]。机体在正常氧化代谢的同时会不断生成自由基，自由基参与免疫、信号转导等过程，是维持正常生命活动所必需的。当机体的氧化和抗氧化处于正常的动态平衡下，自由基水平是正常的，当机体抗氧化能力下降，该平衡被打破后，自由基水平会明显升高，机体氧化过激。过量的自由基会破坏生物体内相关细胞的功能和结构，引发多种疾病。临床发现，机体出现氧化应激后，体内自由基增加是造成焦虑及抑郁等这类精神障碍疾病的重要原因。重度抑郁症患者血液样本中丙二醛水平有所增高，超氧化物歧化酶和氧化氢酶活性下降，使用清除自由基的药物也可明显改善抑郁症的症状。

丹参酮在丹参中含量较高，具有抗氧化、扩张心脑血管、抗炎、降血脂等药理作用。张忠东等研究丹参酮的抗抑郁作用时发现，丹参酮可显著减少利血平复制的抑郁模型小鼠眼睑下垂、运动不能动物数，并升高模型小鼠肛温；显著减少丁苯贝那替嗪复制的抑郁模型小鼠眼睑下垂、僵住动物数；显著缩短绝望模型小鼠悬尾不动、游泳不动时间；显著降低盐酸色胺复制的惊厥模型大鼠动作平均分；显著缩短大鼠拍打动作持续的时间，验证了丹参酮的抗抑郁作用，可能机制为抑制单胺氧化酶的活性，有效减缓单胺类递质的降解而产生兴奋中枢神经的作用。

丹参中还含有黄酮类成分，且丹参酮成分的结构与黄酮类成分也十分类似。黄酮类化合物具有清除自由基、抗脂质过氧化、能使提高超氧化物歧化酶活性加快、提高机体抗氧化水平及对一氧化氮的降解、抑制血小板凝聚等作用，还能显著降低血清三酰甘油的含量，升高高密度脂蛋白水平，保护细胞和线粒体的正常结构及功能。董顺福等对丹参、黄芪、人参 3 味中药的黄酮类化合物含量、红外线图谱、抗氧化机制方面进行了系统研究，结果显示丹参、黄芪、人参总黄酮对自由基化学发光存在一定的抑制作用，表明药物的有效成分具有抗氧化能力，有效清除率高达 90%，且丹参与黄芪总黄酮浓度与药物抗氧化能力有量效关系，3 种药物中丹参的抗氧化能力最强。另有研究发现，诸多含有黄酮类化合物（如贯叶金丝桃总黄酮、黄蜀葵总黄酮、棉子总黄酮等）成分的中药均表现出显著的抗抑郁作用，也提示黄酮类化合物可能具有抗抑郁作用[6]。

2. 神经保护机制　抑郁症，尤其是伴随脑缺血状态的中风后抑郁、血管性抑郁等发病与谷氨酸系统异常、脑区神经肽异常、海马神经营养因子等神经系统功能异常关系密切。丹参改善脑缺血状态的临床研究资料十分丰富，对中风后抑郁、血管性抑郁症状有改善作用。小胶质细胞的激活多发生于神经元损害之后，脑缺血状态下，小胶质细胞可产生氧自由基、一氧化氮、蛋白酶及谷氨酸，这些因素会介导神经细胞的死亡。机体在应激状态下，脑内谷氨酸显著升高，当浓度超出正常范围，产生兴奋性神经毒性，可导致抑郁症的发生。刘军等[7]研究发现，丹参具有显著抗小胶质细胞活化及抑制其吞噬作用，可能机制包括降低脑缺血组织激活小胶质细胞的细胞因子释放和直接作用于小胶质细胞、抑制表面抗原表达两个途径。许多学者在研究丹参抗脑缺血再灌注损伤时发现,丹参酮和丹参素可协同起到膜稳定和钙拮抗作用,减少三磷腺苷降解,降低脑组织 P 物质和细胞外液兴奋性氨基酸含量,降低一氧化氮毒性,减轻脑水肿,清除脑组织内自由基的堆积和提高抗氧化酶活性。同时还可以缓解脑缺血组织中单胺类神经递质和神经肽的紊乱,减少脑梗死面积[8,9]。

丹参还具有神经营养作用。脑源性神经营养因子表达下降或功能下调均引起海马及大脑皮质神经元的形态和功能发生变化,参与抑郁症的发生,而抗抑郁药物可调节脑源性神经营养因子 mRNA 表达。刘鹏等[10]研究发现,丹参乙酸镁(丹参水溶性有效成分)对脑缺血-再灌注损伤有保护作用,可能机制是通过增加缺血半暗带脑源性神经营养因子的表达所实现的。沈霞等[11]研究显示,丹参可具有保护脑缺血后海马 CA1 区的锥体细胞的产生作用,其神经保护作用可能与上调并延长活化蛋白 1 的结合活性相关。丹参还可以显著增加脑缺血后的 Bcl-2 免疫阳性细胞数目,海马和大脑皮质区 Bcl-2 的蛋白表达,尤其是海马和大脑皮质区,证实了丹参的神经营养作用和保护作用。

3. 内分泌调控机制 糖皮质激素及其受体的水平与抑郁症发病相关。糖皮质激素受控于糖皮质激素其受体,具有调控下丘脑-垂体-肾上腺轴的功能。如果糖皮质激素受体缺陷导致糖皮质激素节律性的分泌增高,也会破坏下丘脑-垂体-肾上腺轴的负反馈调节,影响抑郁症的发生与发展。动物实验也表明,母亲的糖皮质激素缺乏会影响子代的下丘脑-垂体-肾上腺轴功能及行为。邹丽宜等[12]研究,丹参水提物可防护糖皮质激素的脑损伤作用,改善脑缺血状态及脑缺血引起的单胺类物质的代谢紊乱。临床上,也常常应用丹参改善下丘脑微循环,通过下丘脑-垂体-肾上腺轴发挥内分泌激素调控作用,抑制糖皮质激素的合成和分泌,减少糖皮质激素与其受体结合,降低糖皮质激素的不良反应。

三、结论与展望

近年来,针对丹参的生物特点、主要化学成分、药理作用、临床制剂及应用等方面的研究取得了很多成果。以丹参酮类化合物为代表的丹参脂溶性有效成分,具有改善微循环、扩张血管、免疫调节等多方面作用;以丹酚酸为代表的水溶性有效成分,具备抗氧化、保护神经、抗血小板凝集等作用,临床广泛应用于心脑血管疾病治疗,疗效显著,基础研究以丹参针对脑缺血-再灌注损伤的作用机制方面也有所突破。丹参作为心脑血管疾病常用中药及临床抗抑郁复方中的常见中药,逐渐被纳入抗抑郁中药的重点研究之列,其显著的抗氧化、神经保护、内分泌调控等作用可能对抑郁症的治疗有一定作用。

参考文献

[1]　段艳霞,李洁,史美育.中药治疗中风后抑郁症用药规律探讨[J].中华中医药学刊,2011,29(6):1419-1421.

[2]　熊洪艳,秦竹,徐薇,等.抑郁症现代治疗方剂用药特点浅析[J].云南中医学院学报,2008,31(6):7-9.

[3]　黄世敬,吴萍."虚气留滞"与血管性抑郁症[J].中国中医基础医学杂志,2006,12(12):901-902.

[4]　徐春燕,田金洲,时晶,等.抑郁症的中医证候特征研究[J].中华中医药学刊,2013,31(4):810-813.

[5]　费慧芝,王涵,胡小娅,等.帕罗西汀抗抑郁作用涉及改善氧化应激状态、下丘脑-垂体-肾上腺轴功能和海马脑源性神经营养因子表达[J].中国临床药理学与治疗学,2012,17(10):1137-1142.

[6]　陈蕾.黄酮类化合物的抗抑郁作用研究[J].国际精神病学杂志,2012,39(1):30-32.

[7]　刘军,匡培根,吴卫平,等．大鼠脑缺血再灌注区小胶质细胞反应及丹参的影响[J]．中华老年心脑血管病杂志,2002,4(2):127-129.

[8]　张景秋,赵喜庆,吉训明,等．丹参抗脑缺血再灌注损伤的作用[J]．河北医药,2010,32(24):3501-3503.

[9]　刘畅,闵连秋,季占胜,等．丹参对局灶性脑缺血大鼠氧化应激反应的保护效应[J]．中国临床康复,2006,10(3):37-39.

[10]　刘鹏,王瑾,苗常青,等．神经营养因子在大鼠局灶性脑缺血-再灌注损伤中的变化及丹参乙酸镁的影响[J]．脑与神经疾病杂志,2013,21(4):285-289.

[11]　沈霞,崔桂云,张璐,等．丹参对大鼠全脑缺血再灌注后海马 CA1 区 AP-1DNA 结合活性的影响[J]．江苏医药,2004,30(6):422-424.

[12]　邹丽宜,吴铁,崔燎,等．丹参水提液防治糖皮质激素性大鼠脑损害[J]．中国现代医学杂志,2006,16(12):1815-1818.

刺 五 加

刺五加首见于《神农本草经》,被列为中品药物,用于补虚、养生,药性平和。《本草纲目》称,刺五加为"本经上品,补中益气,坚筋骨强益智,久服轻身耐老"。《中国药典》记录刺五加为五加科植物刺五加的干燥根及根茎或茎。其性温,味辛、微苦。归脾、肾、心经。具有益气健脾,补肾安神的功效。该药作为补益药物治疗抑郁症临床使用频率很高。

一、刺五加单味药

1. 抗抑郁作用　刺五加益智安神、补肾健脾,主治腰膝酸软,失眠多梦,纳差乏力等。多数抑郁倾向者和抑郁症患者均会出现以上症状,所以抑郁症的临床和实验研究中常可见到刺五加及其制剂。常见刺五加制剂包括刺五加注射液、刺五加胶囊和刺五加浸膏等。刺五加注射液是使用刺五加茎和叶提取有效成分的灭菌水溶液,刺五加胶囊是以刺五加为主要成分的胶囊剂,刺五加浸膏是刺五加粉乙醇浓缩提取物。

临床方面,使用刺五加治疗抑郁症,与西药常用抗抑郁药物进行对比,治疗后通过相关抑郁量表评分对治疗作用和药物不良反应进行评价。周晋丽应用刺五加注射液进行穴位注射治疗96例抑郁症患者,显效率为79.17%,总有效率为95.83%,具有见效快、不良反应小等优势。蓝丽康等临床观察刺五加针对轻、中度抑郁症的疗效及安全性后发现,刺五加组和黛力新组的总有效率为分别为77%和80%,组间疗效无差异,前者未出现不良反应,后者不良反应发生率为15%,说明刺五加治疗抑郁症更加安全可靠。刺五加提取物和化学成分具有保护神经元、扩张脑血管、降低血液黏稠度、抑制血小板凝集、促进缺血坏死组织修复、增强脑组织的缺氧耐受性等作用。因此,对于脑血管病合并抑郁的疾病如血管性抑郁、中风后抑郁等具有改善血管病和抑郁症状的双重作用[1]。如黄文等研究发现,刺五加注射液治疗脑梗死后抑郁患者,治疗15天后有效率达74%。刘宏在临床观察刺五加注射液治疗脑中风后抑郁状态疗效,56例患者分为治疗组(刺五加)和对照组(常规治疗),治疗组治疗前后汉密尔顿抑郁量表评分显著下降,神经功能缺血评分量表评分显著降低,日常生活能力Barthel指数量表评分明显提高,验证刺五加注射液不仅对抑郁状态有治疗效果,且能够促进脑卒中后神经功能的恢复。

实验研究方面,通过建立小鼠悬尾模型、强迫游泳模型、慢性温和性不可预知应激模型等,观察刺五加干预后对模型鼠的行为学影响来评价刺五加的抗抑郁作用。陈忠新等[2]采用小鼠悬尾实验和强迫游泳实验等抑郁模型研究刺五加浸膏的抗抑郁作用,结果显示刺五加浸膏和氟西汀一样可以明显缩短小鼠悬尾的失望时间和强迫游泳的不动时间,说明刺五加浸膏对行为绝望动物模型具有明显的抗抑郁作用。唐晓伟等通过建立强迫游泳大鼠模型和慢性温和不可预知应激叠加孤养的经典抑郁症模型观察刺五加浸膏对动物行为学的影响,结果显示在强迫游泳实验中,刺五加浸膏(600mg/kg)能显著缩短大鼠水面停留时间;在慢性温和不可预知应激叠加孤养模型实验中,经过28天的治疗后,各治疗组的运动学指标基本达到正常组水平,说明刺五加可改善抑郁大鼠的快感缺乏,以及其他行为学变化,作用与盐酸氯丙咪嗪相似,在提高动物对环境的要求和自身关注度方面改善作用优于盐酸氯丙咪嗪,两者联合用药优于单独用药。

2. 抗抑郁途径　刺五加的化学成分和药理作用繁多且复杂,包含多种苷类、黄酮等活性成分,以及多种氨基酸和微量元素,具备抗应激刺激、抗疲劳反应、抗氧化反应等多种药理作用,对中枢神经系统、免疫系统,以及内分泌系统等多系统具有双向调控作用。

单胺类递质假说是抑郁症发病的重要假说之一,抑郁症及其导致的自杀行为的生物学基础主要是单胺类递质出现异常,尤其是5-羟色胺系统。研究发现,抑郁症患者蓝斑的酪氨酸羟化酶免疫阳性神经元显著减少,说明抑郁症与酪氨酸羟化酶活性关系密切,同时大脑内酪氨酸羟化酶的活性影响多巴胺、去甲肾上腺素的生成,酪氨酸羟化酶活性降低也会导致此类神经递质的减少。色氨酸羟化酶作为5-羟色胺合成的关键酶,负责催化L-色氨酸向5-羟色胺转化,是5-羟色胺合成过程中的限速酶,其活性直接影响5-羟色胺的代谢功能。孙薇等[3]研究发现,不同剂量组(300mg/kg、600mg/kg、1200mg/kg)的刺五加胶囊均可明显升高慢性温和不可预知应激模型大鼠海马组织中酪氨酸羟化酶、色氨酸羟化酶蛋白和 mRNA 表达,说明刺五加可能是通过调节酪氨酸羟化酶、色氨酸羟化酶表达,从而影响脑内单胺类递质的含量,发挥抗抑郁作用。

神经营养因子是近年来抑郁症研究的热点内容。海马是与人类情绪、行为、学习记忆能力关系最为密切的脑区,海马神经细胞凋亡、海马体积缩小等与抑郁症发病关系密切。集中分布于海马和大脑皮质的脑源性神经营养因子是营养和保护神经元功能及神经元再生的主要成分,参与抑郁症发生的生理病理过程中,研究发现脑源性神经营养因子的表达是影响抑郁症发病和抗抑郁治疗的重要因素。黎功炳等研究刺五加胶囊抗抑郁作用时发现,刺五加胶囊低剂量组(200mg/kg)能升高慢性温和不可预知应激抑郁大鼠大脑海马组织内脑源性神经营养因子的表达,并且可以改善抑郁模型大鼠的学习记忆能力,提示刺五加可能是通过调节海马组织中脑源性神经营养因子的表达,促进抑郁大鼠损伤海马神经元的修复,改善抑郁症状。Tohda 等研究刺五加的水和醇提取物均可修复大鼠 Aβ(25～35)损伤神经元,重建神经突触,说明刺五加可通过抑制神经元凋亡并修复受损神经元而发挥作用。此外,刺五加总苷作为生物活性成分,可保护缺氧损伤的神经元,对提高大脑学习和记忆能力有显著促进作用[4~6]。

氧化应激反应是由于体内的氧化还原平衡失调,导致过多的活性氧物质产生,继而机体代谢异常出现大量自由基,具备很强的神经毒性,对机体产生损伤,神经细胞等极易受到自由基的攻击而坏死,导致出现精神障碍。因此,氧化应激在抑郁症的发病中发挥了重要作用。张向阳等[7]研究指出,抑郁症患者血浆中的超氧化物歧化酶活性显著降低,丙二醛含量显著升高,即提示氧自由基的增多。黄酮类化合物是刺五加的主要药效部分,其具有清除自由基,加快超氧化物歧化酶活性,提高机体抗氧化水平等作用。陈貌连等[8]利用电喷雾多级串联质谱技术分析刺五加叶中黄酮类化合物包括金丝桃苷、槲皮素等,总含量达 37.25%。张英华等[9]采用紫外分光光度法检测提取物中总黄酮类物质的含量,得率为

0.34％,刺五加黄酮提取物表现出较强的清除羟自由基、超氧阴离子和 1,1-二苯基-2-三硝基苯肼自由基能力。关利新等[10]研究发现,刺五加注射液(45mg/kg、90mg/kg)可显著降低脑组织内丙二醛的含量,升高超氧化物歧化酶的活性,从而抑制神经细胞的凋亡,增加 bcl-2 的蛋白表达,减少 bax 和 caspase-3 的蛋白表达。相关研究也证实,刺五加提取物能够增强抑郁小鼠的免疫应答并降低其体内的氧化应激反应。

二、刺五加配伍应用

辨证论治、配伍用药是中医药的特色,针对患者个体治疗更加具体全面,所以临床使用刺五加治疗抑郁症多配伍应用,如中药配伍、针灸配伍、中西医配伍,疗效显著。徐向青临床使用刺五加配伍栀子治疗老年抑郁障碍患者,取"泻南补北"之义,益肾水清心火,95 例患者分为观察组(刺五加配伍栀子)和对照组(逍遥散),观察组治疗总有效率为 91.67％,显著好于对照组,且汉密尔顿评分、汉密尔顿焦虑量表评分等均显著低于对照组,说明二药配伍应用可提高老年抑郁障碍的治疗有效率,缓解其负面情绪。王继伟等采用随机双盲对照试验也显示刺五加配伍栀子可以有效降低老年抑郁障碍的抑郁评分,提高治疗效果。张妍燕使用加味疏肝益肾汤合刺五加注射液治疗 43 例更年期综合征患者,治疗 3 周后有效率达 84.1％,高于单纯服用疏肝益肾汤组(59.5％)和口服西药多塞平、谷维素组(50.0％),且差异显著。张玉军通过研究银杏叶与刺五加注射液联合治疗脑梗死后抑郁发现,104 例患者随机分为治疗组和对照组各 52 例,疗程 14 天,治疗后治疗组的 Zung 抑郁评定量表评分显著下降,神经功能缺损量表评分和巴氏指数评分较治疗前均有显著差异。

苏亚妹等使用双侧背俞穴透刺合刺五加注射液的方法治疗 39 例抑郁症患者,21 天后有效率达 100％。厉秀云等运用活血开窍法(赤芍、川芎、桃仁、红花、麝香、茯苓、胆南星、半夏、竹茹、枳实等)联合刺五加注射液治疗脑中风后抑郁患者 30 例,总有效率为 86%。

唐记华等采用随机双盲对照试验研究刺五加合并碳酸锂治疗青少年抑郁障碍,以氟西汀合并碳酸锂作为对照组,结果显示治疗 6 周后两组患者的汉密尔顿评分均较治疗前显著降低,疗程结束时两组显效率和有效率无显著差异,不良反应症状量表评分刺五加组显著低于氟西汀组。说明刺五加联合碳酸锂对青少年抑郁障碍有较好疗效,且不良反应少于氟西汀联合碳酸锂。崔隽等应用小剂量舒必利合并刺五加静脉滴注治疗 61 例抑郁症患者,治疗 21 天后比治疗前的抑郁自评量表评分显著降低。崔吉峰等将 136 例脑中风后抑郁患者随机分为对照组和治疗组,对照组采用刺五加注射液治疗,治疗组在此基础上联合使用黛力新,对比观察后发现,6 周治疗结束后,治疗组患者总有效率为 95.59%,显著高于对照组的 82.35%,说明二药联用临床疗效更为明显。

三、结论与展望

综上所述,临床使用刺五加治疗抑郁症疗效显著,实验研究也验证其通过调控脑内单胺类递质水平、调节脑内神经营养因子表达、修复受损神经元、减少细胞凋亡、清除自由基、抗氧化等多种途径发挥抗抑郁的药理作用,提示刺五加应用疗效显著、安全性高。临床辨证配伍使用刺五加,也收到较佳疗效,这为进一步开展对刺五加的深入研究及临床应用提供了依据。

参考文献

[1] 谢湘林,邹洪斌,李晔,等. 刺五加注射液对血管性痴呆大鼠的治疗作用[J]. 中国老年学杂志,2010,30(9):1245-1247.

[2] 陈忠新,李强,闫丽莉,等. 刺五加浸膏抗抑郁作用的实

验研究[J]. 黑龙江科技信息,2011,21(13):48.

[3] 孙薇,吴博,石伟彬,等. 刺五加胶囊对抑郁大鼠海马组织 TH、TPH 表达的影响[J]. 现代生物医学进展,2011,11(22):4247-4249.

[4] 陈剑峰,张烽. 刺五加皂苷对体外培养大鼠脊髓运动神经元缺氧损伤的保护作用[J]. 第二军医大学学报,2006,27(2):173-177.

[5] 顾晓苏,顾永健,施建生,等. 刺五加皂苷对大鼠海马脑片长时程增强效应的影响[J]. 江苏医药,2005,31(5):373-374.

[6] 眭大员,曲绍春,于小风,等. 刺五加叶皂苷对大鼠心肌缺血再灌注损伤的保护作用[J]. 中国中药杂志,2004,29(1):75-78.

[7] 张向阳,周东丰,郭华. 抑郁症、精神分裂症患者细胞免疫和血超氧化物歧化酶的对照研究[J]. 中华精神科杂志,2000,3(1):25-27.

[8] 陈貌连,宋凤瑞,郭明全,等. 刺五加叶中黄酮类化合物的分析[J]. 分析化学,2002,30(6):690-694.

[9] 张英华,关雪. 刺五加叶中黄酮类提取物的抗氧化性及抑菌作用研究[J]. 东北农业大学学报,2012,43(3):85-90.

[10] 关利新,翟凤国,衣欣,等. 刺五加注射液对大鼠脑缺血损伤保护机制的研究[J]. 中国临床药理学与治疗学,2007,12(9):1032-1036.

郁　金

　　郁金为姜科姜黄属植物温郁金、姜黄、广西莪术或蓬莪术的干燥块根。其味辛、苦,性寒。归肝、心、肺经。具有行气解郁,开窍宁神,活血通络,凉血清心的功效。随证配伍,广泛用于各种不同类型抑郁症的治疗。迄今为止发现的具有抗抑郁作用的单味中草药已超过 50 种,郁金是治疗抑郁症中应用频次居前 10 位的单味中药之一。

一、行气解郁,配疏肝理气

抑郁症多因肝气郁结,气机阻滞所致。治郁理气为先,郁金为其常用药物之一,配疏肝理气之品如柴胡、香附、枳壳、佛手、陈皮等,以增强行气解郁之功。如王锦蓉采用中药(佛手、合欢花、郁金)联合帕罗西汀治疗抑郁症 24 例,总有效率为 100%,显著优于单纯帕罗西汀组(87.50%)。王萍等采用疏肝解郁汤(柴胡、白芍、当归、川芎、枳壳、香附、郁金、青皮等)合用氯米帕明治疗中风后抑郁 30 例,治疗 6 周后汉密尔顿抑郁量表、汉密尔顿焦虑量表评分均显著改善,有效率 90%,优于单用氯米帕明(67%),且不良反应显著减少。翟磊采用疏肝解郁通窍汤(由柴胡、香附、郁金、川芎、百合、石菖蒲等组成)治疗中风后抑郁 75 例,治疗 2 个月后,汉密尔顿积分明显改善,有效率为 89.2%,显著高于对照组(73.2%)。

二、通窍解郁,配化痰利湿

郁而生痰,痰浊流注、痹阻经络、壅塞清窍。郁金具有通窍解郁之功,临证当配化痰之品,如石菖蒲、半夏、陈皮、竹茹、胆南星、远志等,以奏化痰开窍,解郁安神之效。高新立等自拟疏肝解郁汤(柴胡、陈皮、法半夏、茯苓、石菖蒲、郁金、佛手等)联合文拉法辛治疗抑郁症 60 例,总有效率为 85%,显著高于单纯西药组(71.67%)。杨赶梅等运用对药石菖蒲、郁金为主,佐以开窍化痰之品治疗抑郁症 69 例,治疗后 Zung 抑郁评分明显降低。樊小军等用疏肝解郁汤(柴胡、郁金、枳壳、石菖蒲、半夏、陈皮等)联合氟西汀治疗中风后抑郁 62 例,汉密尔顿评分及抑郁症状改善均优于单纯氟西汀组。于文亚等用导痰汤合菖蒲郁金汤治疗中风后抑郁,取得满意疗效。吴华等用解郁安神颗粒(柴胡、郁金、胆南星、茯苓、石菖蒲、远志等)治疗更年期抑郁症 30 例,总有效率为 93.3%。

湿聚热蒸结为痰,因此治痰郁化火之证,郁金常配清热利湿之品,如黄连、栀子、竹叶、灯心草、木通等。郭玉凡等[1]以抒郁散(柴胡、郁金、石菖蒲、苍术、半夏、黄连等)联合乌灵胶囊治疗抑郁症 60 例,取得较好疗效,且不良反应小。张子梅、王淑萍等采用菖蒲郁金汤(石菖蒲、郁金、炒栀子、鲜竹叶、牡丹皮、连翘、灯心草、木通、竹沥等)联合氟西汀治疗抑郁症等精神疾病,起效快,效果肯定,不良反应少。温红伟用菖蒲郁金汤加减治疗中风后抑郁 58 例,疗效与帕罗西汀相当,安全性更高。谭捷等用玳瑁郁金汤(玳瑁、栀子、木通、竹茹、郁金)配合针刺治疗更年期抑郁症 31 例,总有效率为 80.6%,显著优于单纯针刺对照组 67.7%。

三、化瘀解郁,配活血化痰

郁金具有化瘀解郁之效,常配活血通络之品,如丹参、川芎、当归、桃仁、红花等,以助其功。如黄佩珊采用加减柴胡疏肝散(柴胡、白芍、川芎、丹参、郁金等)联合抗抑郁西药治疗抑郁症 68 例,总有效率为 81%。李洋等用疏肝解郁饮(柴胡、郁金、木香、砂仁、当归、川芎等)治疗中风后抑郁 46 例,汉密尔顿评分显著改善,有效率为 87.1%,显著高于氟西汀组(72.12%)。

痰瘀互结,活血又当配涤痰之品。段冬梅等采用涤痰解郁汤(苍术、石菖蒲、瓜蒌、丹参、半夏、川芎等)治疗抑郁症 35 例,总有效率为 93.7%,与帕罗西汀疗效(91.0%)相当,且不良反应小。鲍继奎等采用通窍活血汤合涤痰汤(赤芍、川芎、桃仁、红花、麝香、茯苓、陈皮、胆南星、半夏、竹茹、石菖蒲、郁金等)治疗中风后抑郁 150 例,汉密尔顿、神经功能缺损评分显著改善,总有效率为 88.0%,明显高于氟西汀组(69.7%)。马云枝等采用舒郁颗粒(由郁金、香附、川芎、水蛭、地龙、白芍、石菖蒲等组成)治疗中风后抑郁 150 例,汉密尔顿积分及神经功能缺损症状积分显著改善,不良反应发生率低,总有效率为 87.3%,显著高于对照组(78.0%)。闫咏梅等采用醒脑解郁胶囊(石菖蒲、远志、郁金、柴胡、合欢皮、巴戟天、丹参等)联用黛力新治疗伴躯体运动障碍中风后抑郁 30 例,汉密尔顿、抑郁自评量表、症状自测量表评分有显著改善,显著优于单纯黛力新治疗。

四、凉血解郁,配泻火解毒

气机郁滞,易于化火蕴毒损络。郁金具有凉血解郁之功,常配泻火解毒之品。张海林等采用解郁清心安神汤(柴胡、炒枳实、广郁金、醋香附、陈皮、青皮、栀子、淡豆豉、炒酸枣仁、夜交藤、合欢皮、珍珠母)治疗失眠、头痛及抑郁等症状有显著疗效。张辉等用开郁祛火汤(柴胡、牡丹皮、丹参、郁金、龙胆草、栀子、石菖蒲等)合并小剂量氟西汀治疗抑郁症 44 例,可增强氟西汀对抑郁症的总体疗效,减轻其用量,且不良反应少。姜林芳等在常规治疗的基础上服用清心安神颗粒(法半夏、胆南星、陈皮、茯苓、白术、枳壳、黄连、栀子、竹茹、远志、酸枣仁、合欢皮、郁金等)治疗抑郁症 40 例,总有效率为 95.0%,显著高于单纯常规西药对照组(77.5%)。陈桂霞等采用丹栀逍遥散加味(牡丹皮、栀子、柴胡、茯苓、当归、白芍、薄荷、石菖蒲、郁金、远志等)治疗中风后抑郁 45 例,总有效率为 86.7%,显著高于帕罗西汀组(71.1%)。张灵用解郁汤(郁金、柴胡、香附、枳壳、陈皮、夜交藤、川芎、白花蛇舌草、半枝莲、丝瓜络、甘草)合黛力新治疗恶性肿瘤伴抑郁症 42 例,汉密尔顿评分及汉密尔顿减分率优于单纯黛力新对照组,且安全性高,依从性好。

五、开郁行滞,当益气助阳

抑郁症或因虚致郁,或郁久成虚。郁金具有开郁行滞之功,临证配补气助阳之品,以助解郁之力,如人参、黄芪、甘草、茯苓、白术、巴戟天等。周喜燕等用中药甘麦大枣汤加味(甘草、淮小麦、大枣、郁金、合欢皮)治疗中风后抑郁 30 例,临床疗效及汉密尔顿评分改善,疗效高于氟西汀组。赵洁萍用西药(阿司匹林＋单硝酸异山梨酯)联合解郁汤(柴胡、郁金、党参、茯苓、甘草、大枣等)治疗冠心病伴发抑郁焦虑症状 30 例,心绞痛、心电图及中医证候改善优于单纯西药治疗。王兵采用温胆解郁汤(半夏、竹茹、枳实、石菖蒲、郁金、茯苓、白术、麦冬等)治疗中风后抑郁 32 例,临床疗效和汉密尔顿评分均优于氟西汀组,并能明显促进中风后神经功能的康复。范文涛等采用醒脑解郁方(石菖蒲、郁金、黄芪、柴胡、巴戟天)配合心理辅导治疗中风后抑郁 30 例,治疗后汉密尔顿评分、神经功能缺损评分显著改善,优于单纯中药组和氟西汀组。

六、凉血清心,宜补血养阴

气郁易化火,耗伤阴血。郁金有凉血清心治郁之效,常配养血滋阴宁神之品如何首乌、五味子、白芍、大枣、生地黄、百合等。如黄鹏展等采用益肾疏肝解郁汤(何首乌、山茱萸、五味子、柴胡、香附、郁金、丹参、当归、合欢皮、远志)治疗中风后抑郁 30 例,全部有效,未见不良反应。李红瑜等用逍遥散加味(柴胡、当归、白芍、白术、茯苓、炙甘草、生姜、薄荷梗、生地黄、麦冬、佛手、郁金)治疗产后抑郁症 30 例,总有效率为 86.7%。

七、郁金抗抑郁的实验研究

实验研究表明,郁金具有明确的抗抑郁作用。如钱海兵等[2]通过对中风后抑郁大鼠干预研究表明,温郁金水提物可以明显提高中风后抑郁大鼠的行为学评分及蔗糖水消耗量,促进海马区血管内皮生长因子及其受体 FLK-1 的表达。韩珍等[3]采用小鼠强迫游泳实验、悬尾实验等实验研究表明,郁金高、中、低剂量组均可缩短小鼠强迫游泳、悬尾不动时间和拮抗利血平所致小鼠体温下降作用。

郁金通过配伍,广泛用于不同类型的抑郁症,并形成了不同的固定方药,经实验研究亦具有明确的抗抑郁作用。如于文亚等采用导痰汤合菖蒲郁金汤对中风后抑郁大鼠模型进行干预,可以改善中风后抑郁大鼠的抑郁行为及脑内单胺类神经递质 5-羟色胺、去甲肾上腺素、多巴胺、5-羟基吲哚乙酸的含量。张惠珍等[4]通过抑郁大鼠模型行为学指标的研究表明,加味菖蒲郁金汤可升高旷场实验评分,增加糖水消耗量,改善抑郁大鼠模型的抑郁行为。

八、结论与展望

综上所述,郁金具有行气解郁、开窍宁神、活血止痛、清心凉血等功效。现代药理学研究表明[5],郁金具有保护肝细胞、促进肝细胞再生、抗癌、抗菌、抗氧化、抗抑郁等作用,广泛用于肝炎、胃炎、胆囊炎、心血管病、精神分裂症、抑郁症、肿瘤等病症。对于郁金的抗抑郁研究与应用取得了一定进展,为今后进行拓展和深入奠定了基础。首先,临床上治疗抑郁症应用郁金主要以复方制剂为主,因此郁金与其他抗抑郁中药的协同作用及其机制的研究,将为阐明治疗抑郁症中药配伍规律、探讨抑郁症发病机制和提高抑郁症诊治水平具有重要作用。其次,实验研究方面,目前已对郁金的药效物质基础进行了初步研究,其主要有效成分含挥发油、姜黄素、多糖、少量微量元素等成分。但其抗抑郁作用的筛选则多局限于经典"行为绝望"模型,及中药对单胺递质水平的影响,其对抑郁相关下丘脑-垂体-肾上腺轴功能及神经免疫内分泌影响的研究涉足较少。另外,其对神经血管单元、神经可逆塑性及神经再生、细胞信号通路等研究亦将是有益的尝试。

参考文献

[1]　郭玉凡,宋科,苏亚妹.乌灵胶囊为主治疗抑郁症的临床研究[J].光明中医,2009,24(9):1675-1677.

[2]　钱海兵,王毅,黄国钧.温郁金水提物对卒中后抑郁大鼠行

为及血管新生的影响[J]. 时珍国医国药,2012,23(7):1709-1711.

[3] 韩珍,贺弋,杨艳,等. 郁金抗抑郁作用的实验研究[J]. 宁夏医学院学报,2008,30(3):275-276.

[4] 张惠珍,孙林. 加味菖蒲郁金汤对抑郁大鼠模型行为学的影响[J]. 甘肃中医,2010,23(3):29-30.

[5] 兰凤英. 郁金的药理作用及临床应用[J]. 长春中医药大学学报,2009,25(1):27-28.

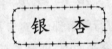

银杏又称白果,是我国特有的珍稀树种,被称为裸子植物的活化石。银杏性平,味甘、苦、涩。归心、肺经。具有敛肺,平喘,活血化瘀的功效。历代以来,医家多用其果实烘干炮制后入药,以其能清肺胃之气,化痰定喘,止咳,多用来治疗呼吸系统疾病和妇科疾病。《医学入门》曰:"熟食能温肺益气,定喘嗽,缩小便,止白浊。" 直到20世纪,人们开始普遍认识到银杏叶的药效,经研究发现银杏叶的主要成分包含黄酮类、内酯类、聚戊烯醇。多项试验表明,银杏叶提取物能扩张冠状动脉血流量[1]、增加大脑血流量,现广泛应用于心脑血管疾病的治疗上,包括冠心病、脑梗死、阿尔茨海默病。近年来众多学者又发现,银杏叶的提取物有精神药理活性,将其应用范围拓宽至精神疾病的治疗上[2],如抑郁症、焦虑、精神分裂症等,其中对抑郁的研究较为集中。

一、银杏叶抗抑郁基础研究

1. 对递质类的调节

(1)对5-羟色胺、单胺氧化酶的调节:银杏叶提取物可以起到刺激5-羟色胺自身合成,提高5-羟色胺能,促进大脑微循环,提高受体与配基的结合率。Satyan研究后发现,给老年大鼠口服银杏叶提取物后,脑内 5-羟色胺 1A 受体结合率增加了 33%,提示了银杏叶提取物提高 5-羟色胺能的作用。此外,银杏叶提取物中银杏内酯 B 还能调节中枢单胺氧化酶活性,单胺氧化酶广泛存在于神经与非神经组织,随单胺类递质的消长而波动,当脑缺血后中心区及半暗区单胺氧化酶活性发生改变时,银杏叶内酯 B 能调节缺血中心区单胺氧化酶活性,逆转单胺类递质代谢紊乱,调节递质平衡。

(2)对去甲肾上腺素的调节:Bolanos 等使用印度产的银杏叶提取物喂服小鼠后发现,在下丘脑、海马、纹状体和前脑皮质内,去甲肾上腺素和它的代谢产物苯乙二醇增高,说明银杏叶提取物可以增加神经递质去甲肾上腺素的生成及代谢,提高更新率。Kristofikova 还发现,EGb761 银杏叶标准提取物能明显增加海马突触、小体突触前膜末梢对胆碱的亲和力,增加乙酰胆碱的释放,提高乙酰胆碱周转率,起到改善老年记忆和抑郁情绪的效果。

(3)对一氧化氮的调节:一氧化氮具有神经毒作用,由一氧化氮合酶催化 L-精氨酸而成,一氧化氮合酶包括神经元型、诱导型等多种类型。中国医科大学秦晓松等[3]观察发现,接受慢性刺激后的大鼠海马 CA3 区神经元型表达比对照组增多,血清中一氧化氮增多且略迟于海马区,提示神经元型来源产生的一氧化氮增多可能是抑郁症的病理机制之一。实验发现,银杏内酯 GKA/银杏叶内酯 B 可以通过抑制局势细胞内一氧化氮合酶 mRNA 的表达减少一氧化氮的形成,而合用 GKA、GAKB 并不比单用产生的抑制作用强[4],这提示了两者可能是通过相同的途径发生作用。秦晓松等联用文拉法辛和银杏叶提取物发现治疗组海马神经元型表达下降,海马及血清中一氧化氮含量减少,且作用明显优于单药组,提示合并用药组可能是通过抑制神经元型的表达,从而发挥抗抑郁作用。

2. 抗自由基作用保护神经元　银杏叶提取物中的黄酮类具有清除自由基的作用,包括氧、氢氧根、一氧化氮、脂质过氧化自由基等,且银杏内酯中的 GB、GM 及白果内酯(BB)也有清除自由基的作用,但 GA 没有抗氧化性。研究发现,精神疾病患者多存在着氧自由基代谢异常,初期多巴胺系统功能亢进,导致其代谢产物自由基生成增多,引起神经元细胞膜发生脂质过氧化,且儿茶酚胺及其衍生物,如 6-羟多巴胺自身氧化所产生的自由基超氧阴离子和羟自由基具有很强的神经毒性,导致神经元细胞受损,出现神经元退行性变。通过用二氯氢化荧光素注入脑神经元中检测发现,黄酮类化合物可以明显抑制脑细胞的氧化,同时降低 Ca^{2+} 诱导的氧化代谢增强,从而保护神经元细胞。

3. 类脑源性神经营养因子作用 脑源性神经营养因子对维持神经元的稳态起着重要的保护作用,Angelucci 等认为脑源性神经营养因子对神经元损伤后的修复也有重要作用,脑源性神经营养因子可以直接促进轴突的生长[5],调节神经元突触的可塑性,还能诱导神经干细胞分化为神经元,对神经元的生长、分化、可塑性有着重要的作用。脑源性神经营养因子表达降低或者功能下调会引起海马、皮质神经元形态和功能发生改变,从而参与抑郁症的发生发展。银杏叶片具有类脑源性神经营养因子作用,可以促进神经元的再生,拮抗脑缺血造成的神经细胞损伤,维持神经元稳态。秦晓松等[6]的实验结果证实了这一论点,慢性应激刺激使大鼠海马 CA3 区脑源性神经营养因子表达下降,开始仅表现为反应灰度值的增加,逐渐神经元面积比也明显减少,提示人类的抑郁障碍与脑部脑源性神经营养因子的表达降低或功能下调有关,在联合应用银杏叶提取物和文拉法辛时,两者都增加,且疗效优于单药组,提示银杏叶提取物可能通过提高脑源性神经营养因子的表达或功能来拮抗神经元的损伤,从而起到治疗抑郁症的效果,以及拮抗脑缺血时对神经元的损害,保护神经元细胞,从而维持神经血管单元的稳态。罗向东等[7]的临床试验同样证明了这一点,观察 90 例血管性抑郁患者在治疗前血清脑源性神经营养因子浓度均低于正常对照组,帕罗西汀组和联用银杏叶组治疗 8 周后血清脑源性神经营养因子浓度明显提高,且与正常组的差异没有统计学意义($P >$ 0.05),汉密尔顿量表治疗后评分明显高于治疗前水平,提示脑源性神经营养因子可能是血管性抑郁的影响因子之一,银杏叶可能是通过提高脑源性神经营养因子来发挥疗效。张兰英等[8]进一步研究发现,将血管性痴呆模型大鼠注射银杏叶片生理盐水混悬液后发现,用药组海马突触素明显高于模型组,即认为银杏叶提取物能促进海马突触重建,增加海马突触数量,提高突触传递功能,从而推测银杏叶提取物的类似脑源性神经营养因子作用,通过提高海马突触的数量和功能,保护神经元细胞,发挥抗抑郁作用。

4. 抗激活因子作用增加脑血流量保护神经元 银杏叶提取物能扩张血管,降低血管阻力,增加大脑血流量,减少急性脑缺血再灌注细胞损伤,增强脑组织对葡萄糖的利用率,防止缺血缺氧造成的脑水肿,促进脑细胞功能恢复。发挥此作用的主要是银杏总黄酮。黄酮类物质对血管紧张素转化酶活性有明显的抑制作用,能刺激儿茶酚胺释放并抑制其降解,同时刺激前列环素和内皮舒张因子的生成,增加血管中环磷酸鸟苷的含量,从而拮抗内皮素和血栓素的缩血管作用,达到扩张血管,增加血流量的效果。另外,银杏内酯 B 也有增加脑血流的功效,通过与血小板细胞膜上激活因子受体竞争而产生抑制作用,拮抗激活因子引起的血小板聚集和血栓的形成,从而对抗再灌注时对血管内皮细胞核及脑细胞的损伤。另外,在大脑缺血缺氧时激活因子会促使兴奋性神经递质如谷氨酸释放增加,银杏叶提取物 761 一方面通过抗激活因子作用,拮抗这些神经递质的超常释放,对抗由此引发的神经细胞形态上和生化上发生的改变,使神经细胞对谷氨酸引起的神经毒性敏感性降低,另一方面还能通过抑制 Ca^{2+} 直接对抗谷氨酸受体,直接对抗谷氨酸的毒性作用。徐江平等[9]的实验分别选用低、中、高3 剂量组灌注犬胃发现,低中剂量组灌胃后 90 分钟可使脑血流量显著增加,高剂量组灌胃 150 分钟后可明显降低脑血管阻力,同时不影响心率及血压,证实了银杏内酯可增加大脑血流量,降低脑血管阻力,对缺血性脑血管疾病有一定的保护作用。张爱林等[10]采用复方银杏滴丸观察对气虚血瘀型小鼠的脑保护作用,结果发现药物组等延长模型小鼠的断头喘气时间,并可以明显逆转模型小鼠脑组织生化指标如乳酸、乳酸脱氢酶等的异常,证实了银杏叶提取物对脑组织能量代谢的改善作用。

二、银杏叶抗抑郁临床研究

1. 合用西药　银杏叶在精神疾病治疗方面,单一用药疗效较差,故临床应用时多与其他抗抑郁药合用。汤甫琴等[11]选用舒血宁胶囊和麦普替林做双盲对照实验,观察两者对老年抑郁的疗效,结果发现舒血宁组有效率为 68.75%,对照组为 78.57%,疗效虽不及麦普替林,但证实了舒血宁治疗老年抑郁的肯定疗效。武春忠等[12]选用氯丙咪嗪与银杏叶片对照观察抑郁患者,同样证明了单用银杏叶片的疗效不及氯丙咪嗪,其中银杏叶片总有效率为 61.3%,氯丙咪嗪为 71%,但两个试验均证明了银杏叶片的不良反应少且可以忍受的优点。因此,临床多将银杏叶制剂和抗抑郁药联合使用,在增强疗效的同时还能减轻西药的不良反应。罗和春等将舒血宁与三环类抗抑郁药(阿米替林)合用,多中心双盲对照试验中发现,研究组的显效率达 85.1%,汉密尔顿减分率明显高于对照组,不良反应明显减少。与 5-羟色胺再摄取抑制药合用,如郭克锋将帕罗西汀合并银杏叶片治疗抑郁症患者,结果发现,研究组治疗后汉密尔顿各因子的减分上明显好于单药组,且不良反应少,提示银杏叶与并帕罗西汀发挥了协同作用。与西酞普兰片和盐酸氟西汀、舍曲林的合用也取得了同样的效果。与其他抗抑郁药合用,如肖启等[13]将舒血宁注射液和米氮平合用,试验结果发现药物起效时间为 7~10 天,2 周内抗抑郁效果最佳,提示了舒血宁注射液对抗抑郁药物可以起到增效和快速起效的催化作用,与曲唑酮合用的临床试验也体现了这一作用。

2. 合用中药　银杏叶还可合用单味中药或复方治疗抑郁障碍，目前有实验数据的为刺五加、逍遥丸、小柴胡汤合并银杏制剂治疗抑郁障碍，结果证明中药联合应用抗抑优于或等同于西药抗抑郁药，且无明显不良反应，提示了治疗抑郁障碍的新方向新思路。张玉强将银杏叶注射液和刺五加注射液联用 14 天后发现，治疗组 Zung 抑郁量表较治疗前明显下降，与对照组比较有统计学意义。徐海虹在加味小柴胡汤的基础上合用银杏叶片观察发现，联用组总有效率为达 84%，高于多塞平片组为 78.3%，且无明显的不良反应。张占英等在舒血宁注射液的基础上合用逍遥丸，发现疗效与百忧解无差异，且未出现明显不良反应。

综上所述，临床在治疗抑郁障碍时，应适当考虑联合银杏叶制剂，以达到提高疗效，降低不良反应的效果。

3. 用药时间及周期　银杏叶的抗抑郁疗效是肯定的，但用药周期和显效周期尚未达到统一。多数医家认为，银杏叶提取物具有清除自由基、抗氧化的功效，可以作为预防药用，且尚未发现不良反应，因此可以长期服用。如陈华斌的试验显示，银杏叶片合并西酞普兰与单用西酞普兰治疗 4 周时与对照组无显著差异，治疗 8 周时有显著差异，治疗 12 周时差异显著，提示银杏叶制剂治疗时间较长之后疗效才能体现出来，应当坚持使用。部分医家认为，银杏叶制剂与抗抑郁药物具有协同作用，可以调高抗抑郁药物的疗效，甚至起到快速显效的作用，因此应该及早应用。马永盛等[14]将银杏叶提取物和西酞普兰合并应用治疗老年抑郁症，结果发现第一阶段汉密尔顿评分下降尤为明显，提出银杏叶提取物＋5-羟色胺再摄取抑制药早期干预老年抑郁比后期效果好。陈炯将舒血宁注射液与 5-羟色胺再摄取抑制合用后也发现银杏叶提取物可以加快舍曲林的起效时间，肖启等同样证明了这一点，临床观察结果显示舒血宁注射液与米氮平合用一周后即可显示出治疗效果,而单用抗抑郁药多在 2 周之后才能显示疗效。但也有医家认为,银杏叶制剂只在初期阶段显效,如龚飞中的[15]实验发现,西酞普兰合用银杏叶提取物在一周末起汉密尔顿评分明显下降,且一直持续到第六周末,然而从 2 周后与对照组无明显差异。因此认为,银杏叶治疗抑郁时当早期短期联合使用,在治疗 2 周后可不必再使用。

三、结论与展望

抑郁症的发病机制较为复杂,现在人们普遍认为有以下几种:递质类学说,这也是目前较为公认的病机学说。中枢神经系统和 5-羟色胺、去甲肾上腺素合成不足和释放减少;血浆一氧化氮水平升高,体内氧自由基增多。炎症反应假说,炎症因子包括白细胞介素、集落刺激因子、干扰素、肿瘤坏死因子可能会与核转录因子发生反应,激活一氧化氮合酶导致一氧化氮的合成增加,这一反应在海马尤为明显,而过多的一氧化氮会抑制海马神经元发生。另外,有些炎症因子的代谢产物除了导致氧自由基的过量产生,产生神经元毒性,还能使单胺氧化酶的活性增加,导致了 5-羟色胺的快速消耗,进一步加剧了单胺类递质的降低。神经营养假说:即抑郁障碍与脑部脑源性神经营养因子的表达降低和功能下降有关,脑源性神经营养因子参与神经细胞的生长、分化和维持,还能调节突触的可塑性,增加突触间联系。

银杏叶提取物对抑郁症的治疗效果已得到认可,在临床应用也较多。从动物实验和临床试验来看,多数研究人员将银杏叶用于治疗老年抑郁,或者血管性抑郁疾病。因为银杏叶可以增加心脑血流量,具有抗动脉粥样硬化的作用,并且尚未有明确的不良反应。故笔者认为,可以将银杏叶的应用范围进一步拓宽,既可以作为老年人的预防用药,又可以作为老年抑郁,特别是血管性抑郁的治疗用药。银杏叶的清除自由基作用,对精神阴性症状有比较好的治疗效果。如郭克锋试验发现联合用药组症状缓解更显著的为焦虑/躯体化,迟滞、睡眠障碍、绝望感、日夜变化。另外,银杏叶能拮抗抗抑郁药物引起的性功能障碍,提示了应用抗抑郁药时应与银杏叶制剂联合应用,故临床医生应该树立抗抑郁药物与银杏叶制剂联合应用的意识。因抑郁症的发病机制尚未明确,各家研究者切入点纷杂散乱,未形成统一的标准和思路模式,故银杏叶的抗抑郁作用机制仍有待于进一步研究。

参考文献

[1] 周兰兰,明亮,江勤,等. 银杏叶提取物对反复脑缺血再灌注损伤的保护作用[J]. 中国中西医结合杂志,2000,20(5):356-358.

[2] 陈有福,李永强,韩毳,等. 中药银杏叶提取物在精神科的应用[J]. 中国民康杂志,2004,16(2):94-96.

[3] 秦晓松,金魁和,丁宝坤. 银杏叶提取物联合盐酸文拉法辛对抑郁大鼠海马一氧化氮神经元型蛋白表达及一氧化氮水平的影响[J]. 中国心理卫生杂志,2003,17(12):828-831.

[4] Cheung F, Siow YL , OK. Inhibition by ginkgolides and bilobalide of the production of nitric oxide in macrophages (THP-1) but not in endothelial cells (HUVEC)[J]. Biochem Pharmacol, 2001,61(4):503-510.

[5] Martinowich K, Manji H, Lu B. New insights into BDNF function in depression and anxiety[J]. Nat Neurosci, 2007,10(9):1089-1093.

[6] 秦晓松,金魁和. 银杏叶提取物联合盐酸文拉法辛对抑郁大鼠海马脑源性神经营养因子表达及行为学改变的影响[J]. 中国神经精神病杂志,2003,29(3):187-189.

[7] 罗向东,吴景芬,周波,等. 帕罗西汀联合银杏叶片治疗

血管性抑郁对血清脑源性神经营养因子的影响及疗效观察[J].
四川医学,2012,33(1):4-6.

[8] 张兰英,王玉良.银杏叶提取物对血管性痴呆大鼠海马
突触素表达的影响[J].中国病理生理杂志,2008,24(1):40-43.

[9] 徐江平,李琳,孙莉莎.银杏内酯对犬血流量的影响[J].
中西医结合学报,2005,3(1):50-53.

[10] 张爱林,徐秋萍,孙建宁,等.复方银杏滴丸对拟气虚
血瘀模型小鼠脑保护作用的实验研究[J].中国中西医结合杂志,
2004,24:48-50.

[11] 汤甫琴,罗和春,赵安全,等.舒血宁治疗老年抑郁症
的双盲对照研究[J].四川精神卫生,1998,11(23):127-128.

[12] 武春忠,杨洪志,王艳,等.银杏叶片治疗抑郁状态的
临床研究[J].滨州医学院学报,2002,25(3):229-230.

[13] 肖启,王鹤秋,顾成宇,等.舒血宁注射液合并米氮平
治疗抑郁症48例[J].浙江中医杂志,2013,48(4):309-311.

[14] 马永盛,马洪胜.银杏叶提取物联合西酞普兰治疗老
年抑郁症的研究[J].中国实用医药,2010,5(30):51-52.

[15] 龚飞中,曾骥,谭伟.银杏叶提取物合并氢溴酸西酞普
兰治疗抑郁症的临床研究[J].四川医学,2010,31(10):
1482-1484.

玫瑰花

玫瑰花,又名徘徊花、刺玫花,首载于《食物本草》,是蔷薇科植
物玫瑰的干燥花蕾。其性温,味甘、微苦。归肝、脾、胃经。具有行
气解郁,疏肝理气,和血散瘀等的功效。主治肝胃气痛、食少呕恶、
月经不调、跌仆伤痛等症。玫瑰花中含有挥发油、黄酮类和多酚类
化合物、色素类、多糖类、氨基酸、微量元素、蛋白质、脂肪、淀粉、有

机酸、生物碱、胡萝卜素、维生素 C、维生素 E、矿物质、鞣质、膳食纤维等多种化学成分。

一、单味药及其活性成分

《本草再新》中记载:玫瑰花能"疏肝胆之郁气"。功效疏肝解郁。临床上常用于郁病的治疗,如名老中医周绍华教授尤擅用玫瑰花等花类药治疗焦虑抑郁等精神系统疾病,临床疗效显著[1]。虽尚无关于玫瑰花提取物抗抑郁的实验研究,然而已有研究显示玫瑰花茶泡水具有显著的抗抑郁作用。李金枝等采用随机对照试验观察玫瑰花茶治疗产后抑郁症患 89 例,结果治疗组 8、12 周后进行的爱丁堡产生抑郁量表评分均显著低于对照组,且相关症状得到不同程度改善。动物行为学实验亦证明,玫瑰花具有抗抑郁作用。陈文等[2,3]应用小鼠旷场实验和尾悬挂实验观察玫瑰花茶对束缚应激小鼠行为的影响,结果显示玫瑰花茶能够缩短束缚应激小鼠的不动时间,提高小鼠在旷场中央和周边区域的自主探究活动能力,并增强了尾悬挂实验中小鼠的挣扎活动能力,在一定程度上缓解了束缚应激小鼠的"行为绝望"状态。李小英等[4]采用小鼠强迫游泳和悬尾实验考察玫瑰花微粉抗抑郁活性、采用小鼠急性毒性、亚急性毒性实验考察其安全性,结果显示玫瑰花微粉具有明显抗抑郁活性,其最大耐受量大于每日 24g/kg,连续灌服 30 日的无毒性剂量为 2g/kg。

二、复　方

有不少以玫瑰花为组成的中药复方常用于抑郁症的治疗,其中玫瑰花发挥了不可替代的作用。邵铭教授认为,疏肝解郁,独擅轻灵,首推花类,并擅用百合五花汤(由百合、合欢花、绿梅花、厚朴花、玫瑰花、月季花组成)治疗抑郁症[5]。临床及动物实验亦显示,不少以玫瑰花为组成的中药复方具有抗抑郁作用。蔡永亮等以曲唑酮为对照观察解郁一号方(由白芍、柴胡、石菖蒲、当归、川芎、月季花、合欢花、玫瑰花、酸枣仁、大枣组成)治疗抑郁性神经症的临床疗效,于治疗前及治疗后2周、4周、6周、8周进行汉密尔顿抑郁量表评定疗效,结果治疗组总有效率为88.89%,且具有不良反应小、疗效持久等优点。郭志峰应用五花芍草汤(由玫瑰花、佛手花、绿萼梅、白扁豆花、厚朴花、白芍、炙甘草组成)治疗郁证136例,总有效率为88.97%。金涛等观察解郁汤(由玫瑰花、佛手、灵磁石、百合、茯神等组成)治疗抑郁症患者43例,疗效显著且耐受性好。王君明等研究显示补气养阴解郁茶(由山药、大枣、枸杞子、玫瑰花、绞股蓝各等份组成)可显著缩短模型小鼠悬尾实验、强迫游泳实验和开场实验的不动时间,证实补气养阴解郁茶具有抗抑郁作用。

三、结论与展望

玫瑰花是集药用、食用、化工、美容、观赏为一体的名贵中药材。随着玫瑰花应用范围的扩大和功效机制研究的深入及人们自我保健意识的增强,玫瑰花在抗肿瘤、抗病毒、治疗心血管疾病及保健、延缓衰老等方面发挥着越来越重要的作用。研究表明,玫瑰花具有保护心血管、抗氧化、抗菌、抗病毒、抗肿瘤、降血糖、利胆、抗抑郁等药理作用。作为一种抗抑郁药物,已有大量研究表明玫瑰花及其复方具有明显抗抑郁临床疗效,然有关于其疗效机制仍了解甚少。此外,关于其抗抑郁有效成分的研究及其成分提取的研究仍不够。通过对玫瑰花抗抑郁的疗效机制及抗抑郁有效成分的进一步深入研究,对于抗抑郁新药物的研发及玫瑰花的进一步开发利用都有重要的意义。

参考文献

[1] 宁侠,毛丽军,周绍华. 花类药在精神疾病治疗中的应用[J]. 北京中医药,2012,31(6):461-463.

［2］ 陈文,任超,刘娇,等.玫瑰花茶对束缚应激小鼠旷场活动性的影响[J].食品工业科技,2011,32(9):396-398.

［3］ 陈文,张静,常平,等.玫瑰花茶对束缚应激小鼠尾悬挂实验与抗氧化能力的影响[J].食品工业科技,2012,32(1):376-378.

［4］ 李小英,齐美凤,宋达,等.玫瑰花微粉抗抑郁活性及初步安全性研究[J].云南中医中药杂志,2013,34(3):46-48.

［5］ 陈丽平,邵铭.邵铭教授应用百合五花汤经验[J].辽宁中医药大学学报,2010,12(10):117-118.

第七节 化痰消食药

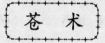

苍术味辛、苦,性温。归脾、胃经。具有健脾,燥湿,解郁,辟秽的功效。主治湿盛困脾、脘痞腹胀、呕吐、泻泄、痢疾、疟疾、痰饮、水肿、时气感冒等病症。朱震亨曰:"苍术治湿,上、中、下皆有可用,能解诸郁。"程博琳等[1]通过"中药性味现代化数据库系统"查出有健脾功效的中药多为味辛、甘,性温。辛温而兼芳香,化湿醒脾,治疗湿阻中焦之证。若辛温性烈,苍术作用更强,而又能行气散结、通积化滞,因此为治疗抑郁症的常用中药。

一、健脾利湿解郁

脾虚湿滞易为郁。脾胃为后天之本,气血生化之源,若脾胃虚衰,则脾不运化水谷而产生脘胀、便溏、纳呆、乏力等气血生化不足的病变,不能运化水液则水湿内停,甚则元气不足,不能温养五脏,形成抑郁本虚标实之证,此则需助少火化生元气。少火之所以能生气助阳,有赖于脾气脾阳充足,脾气健旺,脾运化功能正常。黄娜娜等[2]通过健脾祛湿、温补命门之火、通络开郁而治疗抑郁症。甘温益气以补脾,以温阳解郁汤(苍术、川芎、佛手、巴戟天、五指毛桃、茯苓、鸡内金、麦芽、附子、肉桂)治疗抑郁症患者,有效率达86.67%。

二、行气通滞化痰解郁

《丹溪心法·六郁》曰:苍术"气血冲和,万病不生,一有怫郁,诸病生焉,故人身诸病,多生于郁"。意即情志之波动,可致气机郁滞,气郁日久,由气及血,变生多端。初起时,总属情志所伤,气分郁结。郭玉凡等[3]以乌灵胶囊与抒郁散(柴胡、香附、郁金、石菖蒲、川芎、苍术、栀子、半夏、茯神、黄连)联合应用治疗抑郁症,有效率达86.66%。邓庆华等以自拟疏肝解郁汤(郁金、香附、佛手、柴胡、苍术、白芍、茯苓、生姜、薄荷、当归、川芎、神曲、甘草)治疗抑郁症,有效率达95.12%。

三、结论与展望

综上所述,抑郁症是因郁怒、思虑、悲哀、忧愁等情志不遂,导致肝失疏泄、脾失运化、心神失常、脏腑阴阳气血失调而成。初起多见实证,可因气滞而夹痰、夹食、夹热;久病由气转血,由实转虚,可见到久郁伤心神、心脾气血两虚、阴虚火旺等虚证。苍术能健脾、燥湿、解郁、辟秽等。药理学研究表明[4],苍术有独特的化学成分和显著的药理活性,具有抗溃疡、抗心律失常、降血压、利尿、保肝、抗炎、抗菌等作用。由于临床上治疗抑郁症主要在复方中应用苍术,关于单味苍术抗抑郁的成分研究及作用机制研究还没有较大突破,而苍术与其他抗抑郁中药的协同作用及其机制更有待于进一步的研究。

参考文献

[1] 程博琳,苗明三.健脾中药的特点及现代研究[J].中医学报,2014,29(3):384-385.

[2] 黄娜娜,濮欣,何希俊,等.温阳解郁汤治疗脾肾阳虚型抑郁症 30 例[J].中医研究,2014,27(8):25-27.

[3] 郭玉凡,宋科,苏亚妹,等.乌灵胶囊为主治疗抑郁症的临床研究[J].光明中医,2009,24(9):1675-1677.

[4] 赵春颖,毛晓霞.北苍术化学成分与药理作用研究进展[J].承德医学院学报,2010,27(3):309-311.

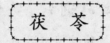

茯苓为多孔科真菌茯苓的干燥菌核。其性平,味甘、淡。归心、肺、脾、肾经。因其助肺司宣肃、宁心以安神、健脾调升降、护肝利疏泄、渗湿除肾邪。具有安五脏,行气利水,解郁消滞的功效。可用于抑郁症的治疗。

单味茯苓的抗抑郁作用报道较少,但在治疗抑郁症的复方中极为常用。段艳霞等[1]采用计算机检索中药治疗中风后抑郁的文献,茯苓居单味中药应用频次前 10 位。秦竹等[2]收集整理 386 首古方和 165 首现代方剂进行整理分析和研究发现,以人参、茯苓和远志为主药的药对是中医治疗抑郁症的最常用药对。

一、助肺司宣肃,化痰解郁

肺居上焦,主气,司宣发和肃降以调节全身气机,气顺津布,营养全身,反之则气滞水停,抑郁发病。故《素问·至真要大论》曰:"诸气膹郁,皆属于肺。"《宣明五气》也指出"精气并于肺则悲"。《医述·郁》曰:"所谓郁者,清气不升浊气不降也。然清浊升降皆出于肺,使太阴失治节之令,不唯生气不生,收气也不降,上下不交而郁成矣。"茯苓淡渗助肺之宣发,利水行肺之肃降。《本草纲目》曰:"茯苓气味淡而渗,其性上行,生津液,开腠理,滋水源而下降,利小便,故张洁古谓其属阳,浮而升,言其性也;东垣谓其为阳中之阴,降而下,言其功也。"临床常与枇杷叶、瓜蒌、郁金、半夏等配伍应用。如叶天士《临证指南医案·郁》中记载:"患者朱,情怀抑郁,无志热蒸,痰聚阻气,脘中窄隘不舒,胀及背部。此上焦清阳欲结,治肺一展气化"。药用鲜枇杷叶、杏仁、瓜蒌皮、郁金、半夏、茯苓、姜汁、竹沥。茯苓行水,通调水道,配半夏、厚朴等以增强降气化痰之功,如半夏厚朴汤治疗郁证、梅核气、咳嗽即是此义[3]。

二、宁心以利窍,安神开郁

心主血脉、藏神,总统精神情志活动。《素问·灵兰秘典论》曰:"心者,君主之官也,神明出焉。"心气赖水谷精微充养,津盈血充,血脉流畅,神清志宁。反之,气血亏虚,或痰瘀阻滞,心主血脉的功能异常,则心神失养,必然出现神志的改变,如心悸怔忡、神思恍惚、失眠多梦等。《景岳全书·郁证》所云:"至若情志之郁,则总由乎心,此因郁而病也"。茯苓健脾助运化,以充养心脉,行水利窍,宁心安神。《本草正》曰:"白茯苓,能利窍去湿,利窍则开心益智,导浊生津。"《药征》云:茯苓"主治悸及肉瞤筋惕,旁治头眩烦躁。"临床上治疗抑郁症,茯苓常与人参、远志、石菖蒲、酸枣仁、龙骨、牡蛎等益气养血、宁心安神药配伍。如殷春萍之平肝舒心饮(茯苓、珍珠母、龙齿、当归、党参、酸枣仁等)、姜林芳等清心安神颗粒(茯苓、栀子、远志、酸枣仁、合欢皮、生龙骨等)治疗抑郁症均获良效。陈平亚等采用解郁安神颗粒(茯苓、石菖蒲、远志、百合、酸枣仁、龙骨、郁金等)治疗更年期抑郁症及抑郁症失眠取得较好疗效。茯苓配宁心安神药治疗抑郁症,还从动物实验获得支持,如复方郁金胶囊(茯苓、郁金、酸枣仁和合欢皮的干燥水提取物)可显著缩短小鼠强迫游泳和悬尾实验不动时间,显著增加高台十字迷宫实验小鼠在开臂内停留的时间和进入开臂内次数,降低孤养小鼠应激体温升高而不增加小鼠自主活动次数[4]。柴胡加龙骨牡蛎汤(茯苓、人参、柴胡、半夏、甘草、生龙骨、生牡蛎等)及龙骨、牡蛎、桂枝、茯苓、大黄可显著改善不可预见性慢性应激抑郁模型大鼠的行为学和肾上腺、海马体积的变化[5]。

此外,对中风后抑郁的治疗,茯苓多与活血化痰开窍药配伍。如鲍继奎等以通窍活血汤合涤痰汤(赤芍、川芎、桃仁、红花、麝香、茯苓、胆南星、半夏、竹茹、枳实等)治疗脑中风后抑郁总有效率为在84%以上。黄世敬等经临床及动物实验表明,开心解郁方(茯苓、远志、人参、赤芍等)具有显著抗抑郁作用,并能调节单胺类递质及其受体表达,改善神经血管单元稳态作用,对血管性抑郁症具有较好疗效。姚恩东等采用口服涤痰汤(茯苓、人参、胆南星、半夏、竹茹、枳实等)治疗脑中风后抑郁总有效率为80%。谢英姿等采用涤痰开窍药(茯苓、法半夏、竹茹、枳实、石菖蒲、郁金等)联合盐酸氟西汀治疗脑中风后抑郁,可明显改善症状,促进神经功能和日常生活活动能力的恢复。

三、健脾调升降,化湿解郁

脾主运化升清,胃主受纳降浊,因此脾主中焦,为气机升降之枢。饮食物通过胃之受纳腐熟,脾的运化转输,浊者以降,化为糟粕;清者以升,化为水谷精微,上输至心、肺、头目,布散全身,则元气才能充沛,人体始有生生之机,思维活动才能活跃。只有升降平衡,一身之气机才可正常运行。若脾不健运,痰湿阻滞,蒙蔽气机,中焦脾胃之气升降失常,郁而发病。因此,健脾渗湿、和胃理气以复其升降之功是治疗抑郁症的重要治法。如《证治汇补》曰:郁证"治宜开发运动,鼓舞中州"。茯苓健脾渗湿,调中和胃,脾虚湿滞者必用之。《本经疏证》曰:"夫气以润而行,水以气而运,水停即气阻,气阻则水瘀。茯苓者,纯以气为用,故其治咸以水为事。"茯苓甘淡平,健脾渗湿,常与党参、黄芪、白术健脾助运化,配木香、砂仁、石菖蒲、柴胡醒脾以升清,配半夏、陈皮、竹茹等化痰以降浊。如香砂六君子汤治疗脑血管病后抑郁伴功能性消化不良获效[6]。加味六君子汤(六君子汤加石菖蒲、龙骨、牡蛎等)明显改善慢性不可预见性温和应激刺激结合孤养抑郁大鼠行为学,并下调白细胞介素-1β、白细胞介素-6 的含量[7]。温胆汤(茯苓、半夏、枳实、竹茹、白术、陈皮等)加减治疗湿热痰浊,上蒙清窍,扰乱心神所致精神抑郁;黄连温胆汤(茯苓、半夏、黄连、甘草、枳实、竹茹、陈皮、柴胡等)配合百忧解治疗中风后抑郁;温胆解郁汤(茯苓、半夏、枳实、竹茹、石菖蒲、郁金、白术、麦冬等)治疗肝郁脾虚痰湿内生型中风后抑郁获效。复方柴郁温胆汤(柴胡、郁金、枳实、半夏、茯苓、陈皮、竹茹等)能逆转慢性轻度不可预见性应激抑郁模型大鼠行为学、体内微量元素锌和铜的改变;显著提高慢性应激抑郁模型小鼠雌二醇、神经肽 Y 的作用。加减温胆汤(茯苓、半夏、竹茹、枳实、柴胡、石菖蒲、合欢花)可上调慢性不可预见性应激诱导抑郁大鼠脑内海马、皮质区 5-羟色胺、去甲肾上腺素水平,增强脑源性神经营养因子在额叶皮质、海马 CA4 区的表达。

四、护肝利疏泄,调和解郁

　　肝主疏泄,藏血。肝气升发,喜条达而恶抑郁。肝以血为体,以气为用,体阴而用阳,集阴阳气血于一身,成为阴阳统一之体。其病理变化复杂多端,每易形成肝气抑郁。肝为风木之脏,肝郁易侮脾土,形成肝郁脾虚,或横逆犯胃,则为肝胃不和。故抑郁症的治疗中疏肝不忘健脾和健胃。茯苓具有健脾和健胃之功效,防疏泄太过,和降以护肝,可治胸胁逆气,忧思烦满之证。《药品化义》云:茯苓"主治脾胃不和,泄泻腹胀,胸胁逆气,忧思烦满,胎气少安,魂魄惊跳,膈间痰气"。临床上,茯苓配柴胡、郁金、香附等以疏肝,配当归、芍药以养血柔肝,配白术、党参加强扶脾之功,治疗肝郁脾虚之抑郁症。如逍遥散(柴胡、当归、白芍、茯苓、白术、甘草、生姜、薄荷)加减治疗糖尿病抑郁症、脑中风后抑郁、产后抑郁症、慢性充血性心力衰竭伴抑郁均获得较好效果。实验研究发现,逍遥散具有抗焦虑和抗抑郁作用,能增加慢性不可预见性应激刺激模型大鼠海马区的神经生长因子的阳性表达;明显缩短行为绝望模型小鼠的不动时间。丹栀逍遥散 4 个组分(石油醚提取液、水提醇沉液、多糖部分、醇提液部分)在悬尾实验中,均有明显的抗抑郁效果。甘俊鹤自拟疏肝解郁汤(香附、柴胡、郁金、当归、茯神、陈皮、炒酸枣仁、炙甘草)治疗中风后抑郁,董宁等采用自拟中药疏肝解郁汤制成颗粒(柴胡、枳壳、香附、当归、白芍、茯苓、半夏、茯神)治疗肝气郁结型抑郁症,周梦煜自拟疏肝解郁汤(柴胡、香附、郁金、白术、茯苓、石菖蒲、薄荷、珍珠母)治疗抑郁症,均获良效。

五、利水伐肾邪,下气解郁

肾藏志,肾与精神意识活动亦密切相关。志是对神志活动的高度概括,是精神活动的集中体现,具有调节、控制各种心理活动和行为活动的作用。在所有七情反应中,意志是决断力,是其枢纽和关键。肾藏精生髓,元气(肾气)之根本,资助和促进各脏腑之气及其阴阳;肾主水,调节着机体水液代谢的各个环节,如胃之"游溢精气",脾之"散精",肺的"通调水道"及小肠的"泌别清浊",都依赖于肾的蒸腾汽化,通过升清降浊,使津液正常输布和排泄。故《景岳全书·肿胀》曰:"肾者水藏,主津液。"若肾气虚衰,一方面,精气不足,髓海失充,则神明失用,另一方面蒸腾汽化作用失调,则津液停留,湿聚为水,积水成饮,饮凝成痰,阻滞气机,发生或加重抑郁。《本经疏证》曰:"夫气以润而行,水以气而运,水停即气阻,气阻则水淤。茯苓者,纯以气为用,故其治咸以水为事。"因此,治当助肾之气化,利水除湿。茯苓为利水除湿之要药。如《本草求真》曰:

"茯苓入四君,则佐参术以渗脾家之湿,入六味,则使泽泻以行肾邪之余,最为利水除湿要药……故水去则胸膈自宽而结痛烦满不作,水去则津液自生而口苦舌干悉去。"《本草经疏》曰:"开胸腑,调脏气,伐肾邪者,何莫非利水除湿,解热散结之功也。"临床上,茯苓常与补肾利水药合用,如六味地黄丸、肾气丸及济生肾气丸均可用于抑郁症的治疗。

六、结论与展望

综上所述,抑郁症发病多为气血水津运行失常、影响气机升降出入所致,涉及肺心脾肝肾等脏腑功能。茯苓有利尿渗湿、健脾宁心之功效,广泛用于水肿尿少、痰饮眩晕、脾虚食少、便溏泄泻、心神不安、惊悸失眠等症。现代研究表明[8],茯苓主要成分有茯苓多糖、茯苓素等,具有利尿、免疫调节、保肝、抗肿瘤、抗氧化、抗炎、抗病毒等多种药理作用;茯苓煎剂特别是茯神注射液,对动物有镇静及催眠作用;茯苓提取物还有降低血铅和骨铅含量,改善大脑记忆功能等作用。由于临床上茯苓治疗抑郁症主要在复方中应用,因此单味茯苓的抗抑郁成分及其作用机制还有待进一步深入研究,特别是茯苓与其他抗抑郁中药的协同作用及其机制的研究,将为茯苓应用于抑郁症治疗提供科学依据。

参考文献

[1] 段艳霞,李洁,史美育.中药治疗中风后抑郁症用药规律探讨[J].中华中医药学刊,2011,30(6):1419-1421.

[2] 秦竹,徐薇,熊红艳,等.基于古今方剂药对统计分析的抑郁症配伍规律研究[J].辽宁中医杂志,2012,39(10):1898-1900.

[3] 马青芳.半夏厚朴汤加减治疗梅核气42例[J].实用中医药杂志,2012.28(1):24-24.

　[4]　马行,库宝善,徐英,等．复方郁金胶囊抗抑郁抗焦虑的作用[J]．中国临床康复,2006,10(15):56-58.

　[5]　周劲光,杨霄鹏．柴胡龙骨牡蛎汤对慢性应激大鼠的抗抑郁作用[J]．中国实用神经疾病杂志,2010,13(19):5-7.

　[6]　王志强．香砂六君子汤治疗脑血管病后抑郁伴功能性消化不良 12 例[J]．河北中医,2008,30(1):61-61.

　[7]　艾群,张红,苗裕．加味六君子汤对抑郁大鼠行为学及白细胞介素 1β 和白细胞介素 6 的水平调整[J]．中国临床康复,2006,10(47):55-57.

　[8]　卢建中,喻萍,吕毅斌,等．茯苓提取物对铅致记忆损伤及相关抗原表达的影响[J]．毒理学杂志,2006,20(4):224-226.

麦　芽

　　麦芽是禾本科植物大麦的成熟果实经发芽干燥而得。麦芽入药首载于《药性论》,又名大麦蘖、大麦芽。明代《本草纲目》始称麦芽。麦芽性平、微温,味甘。归脾胃、肝经。具有行气消食,健脾开胃,退乳消胀的功效。适用于食积不消,脘腹胀痛,脾虚食少,乳汁郁积,乳房胀痛,妇女断乳,肝郁胁痛,肝胃气痛等。生麦芽健脾和胃,疏肝行气,适用于脾虚食少,乳汁郁积;炒麦芽行气消食回乳,适用于食积不消,妇女断乳;焦麦芽消食化滞,适用于食积不消,脘腹胀痛。煎汤,10~15 克,大剂量 30~120 克;或入丸、散剂。

一、疏肝解郁

　　麦芽味甘,入肝经,有疏肝作用。《名医别录》曰:小麦可"除热,止燥渴,利小便,养肝气,止漏血唾血"。甘能缓急,故《素问·脏气法时论》曰:"肝苦急、急食甘以缓之。"清·赵其光《本草求原》曰:"凡麦、谷、大豆浸之发芽,皆得生升之气,达肝以制化脾土,故能消导。凡怫郁致成膨膈等症,(麦芽)用之甚妙,人知其消谷而不知其疏肝也。"清代名医陈修园在《神农本草经读·卷四》述及谷芽时曰:"凡物逢春萌芽而渐生长,今取干谷透发其芽,更能达木气以制化脾土,故能消导米谷积滞。推之麦芽、黍芽、大豆黄卷,性皆相近。而麦春长夏成,尤得木火之气,凡怫郁致成膨胀等症,用之最妙。人但知其消谷,不知其疏肝,是犹称骥以力也。"清·张锡纯《医学衷中参西录》记载:"大麦芽,能入脾胃,消化一切饮食积聚,为补助脾胃之辅佐品,若与参、术、芪并用,能运化其补益之力,不致作胀满,为其性善消化,兼能通利二便,虽为脾胃之药,而实善疏肝气。夫肝主疏泄,为肾行气,为其力能疏肝,善助肝木疏泄以行肾气……"他还指出,麦芽"虽为脾胃之药,而实擅疏肝气(疏肝宜生用,炒用则无效)。盖肝于时为春,于五行为木,原为人身气化之萌芽,麦芽与肝为同气相求,故善舒之"。在此书中还记载了调气养神汤(由龙眼肉、柏子仁、生龙骨、生牡蛎、生麦芽、远志、甘松、石菖蒲、生地黄、天冬、甘草、朱砂等组成,磨取铁锈浓水煎药同服疗效甚好)治疗抑郁由思虑过度,伤其神明,或因思虑过度,暗生内热,消耗心肝之血,以致心火肝气,上冲头部,扰乱神经,知觉错乱,以是为非,以非为是,而不至于疯狂过甚者。方中佐以生麦芽,其寓意即为诚以肝为将军之官,中寄相火,若但知敛之镇之,或激动共反应之力,故又加生麦芽,以将顺其性,实则是取生麦芽之疏肝功效。调气养神汤其作用是养神明,滋心血,理肝气,清虚热。

　　麦芽疏肝、升肝气作用很早就有记载,清代麦芽被用于郁证治疗。张锡纯不但在抑郁治疗时擅用麦芽以疏肝,同时在其他方中也常取麦芽疏肝之效以辅助其他病的治疗,如镇肝息风汤不用柴胡疏肝而以茵陈蒿、生麦芽,也是取麦芽之疏肝行气之用。张锡纯对生麦芽的疏肝有深刻的认识,认为柴胡升提肝气之力甚大,用之失宜,恒并将胃气之下行者提之上逆,生麦芽虽能升肝,实无妨胃气之下降,盖其萌芽发生之性,与肝木同气相求,能宣通肝气之郁结,使之开解而自然上升,非若柴胡之纯于升提也。即柴胡调肝,在于升提,生麦芽之调肝,在于宣通。现代医家治疗肝气郁滞或肝胃不和之胸胁胀闷、胁痛、脘腹痛或肝脾不和、嗳气少食等证时,常常用麦芽与疏肝理气药(如香橼、佛手)等同用,以增其疏肝和胃之效。

二、调中解郁

　　麦芽能健脾和胃,入脾、胃经。现代多有学者认为,抑郁多与脾胃有关,治疗抑郁当首先健脾和胃。脾藏意,脾虚则会出现注意力、记忆力及思维能力下降。脾在志为思,思虑过度则气结,气结即气机运行不畅,可见情绪郁闷,遇事易计较且极易自卑自责,有内疚感。忧郁伤脾,脾伤则会出现食少纳呆,生化之源不足,营血亏虚,不能濡养心神,以至于心神不安、失眠等。抑郁表现出来的消化系统症状与脾胃功能失调有关,脾为后天之本,与胃相表里,脾升胃降,气机调顺。脾失健运,痰湿阻滞,蒙蔽气机,湿邪黏腻停滞,滞而不通,气逆于上,则生呕吐、痞满诸症。脾失健运,营血生化乏源,则无以充养脏腑及脑髓而会出现持续疲劳。而肝气郁结,木亢则乘土,病将及脾胃,故疏肝的同时宜培其脾气,使肝气得平,脾气得健,则肝病不得传于脾。《难经·七十七难》说:"见肝之病,则知肝当传之于脾,故先实其脾气。"麦芽在某些抑郁治疗中即是通过其健脾消食和胃之功,使得脾气得升,胃气通降,而最终达到疏肝理气,和胃降逆,健脾消痞之效。张锡纯《医学衷中参西录·医方》的培脾舒肝汤,是治因肝气不舒、木郁克土,致脾胃之气不能升降,胸中满闷,常常短气之方。此方以白术、生黄芪、生麦芽、陈皮、川厚朴、生姜、桂枝、柴胡、生杭芍,水煎服。他指出,麦芽虽为脾胃之药,而实擅疏肝气(疏肝宜生用,炒用之则无效)。此方中麦芽究其原因,盖此药为谷之萌芽,与肝同气相求,故能入肝经,以条达肝气,实为疏肝之妙品也。

三、结论与展望

麦芽是临床常用中药,资源丰富用途广,不良反应小。现代研究发现麦芽含有 α-和 β-淀粉酶、催化酶、转化糖酶、B族维生素、脂肪、磷脂、糊精、麦芽糖、葡萄糖等。目前,临床应用最广的是麦芽助消化、催乳与回乳的功效,药理学研究也主要是集中于助消化、回乳等方面;也有应用于结肠炎、急慢性肝炎等的报道。对麦芽疏肝行气的作用,除甘麦大枣汤外,在郁证其治疗的方药中应用则较少,对其疏肝的作用机制,现代医学报道甚少,是否含有抗抑郁成分及其作用机制目前还需要进一步研究去证实。

山　楂

中药山楂为蔷薇科植物山里红或山楂的干燥成熟果实。其性微温,味酸、甘。归脾胃、肝经。具有消食健胃,行气散瘀,化浊降脂的功效。为消油腻肉食积滞之要药,能入血分而活血散瘀消肿,用于肉食积滞、胃脘胀满、泻痢腹痛、气滞瘀血、产后瘀阻、心腹刺痛、胸闷憋气、疝气疼痛、心悸健忘、眩晕耳鸣等。山楂气血并走,化瘀而不伤新血,行滞气而不伤正气,可用于抑郁症的治疗。如《医学衷中参西录》记载"山楂,若以甘药佐之,化瘀血而不伤新血,开郁气而不伤正气,其性尤和平也"。

山楂治疗抑郁症多在复方中应用。山楂的主要化学成分有黄酮类(槲皮素、金丝桃苷、牧荆素、芦丁、表儿茶精等),有机酸类(枸橼酸、酒石酸、苹果酸、琥珀酸、绿原酸、山楂酸、熊果酸等),三萜类,甾体类等。其药理作用有降血脂、抗心肌缺血及再灌注损伤、增加冠状动脉血流量、强心、利尿、降血压、促进消化酶分泌、调节胃肠功能、抗肿瘤、抗氧化、止痛止血和抑菌等。

神 曲

　　神曲也称建神曲，别名六神曲，是面粉和其他药物混合发酵而成的加工品，通常由面粉、麸皮、杏仁泥、赤小豆粉、新鲜青蒿、苍耳的自然汁液组成。原产福建，现全国各地都有生产。其性温，味甘、辛。归脾、胃、大肠经。具有健脾消食，理气化湿，解表的功效。治伤食胸痞，腹痛吐泻，痢疾，感冒头痛，小儿伤饥失饱。常用剂量6～15克，煎汤或研末入丸散剂，消食宜炒焦用。

一、神曲在治疗抑郁中的应用

　　1. 越鞠丸　神曲属健胃消食药，其抗抑郁治疗最早记载在经典方越鞠丸中。越鞠丸又名芎术丸，来自于朱丹溪的《丹溪心法》，是治疗抑郁症的传统经典方，由香附（醋制）、川芎、栀子（炒）、苍术（炒）、六神曲（炒）6味中药组成，功效理气解郁，宽中除满，神曲是其主要组成药物之一。越鞠丸治六郁侵，气血痰火湿食困。它是气、血、痰、火、湿、食所致六郁的基础方，其功效行气解郁，理论基础是气郁、血郁、火郁、湿郁、食郁、痰郁六郁之说。越鞠丸的抗抑郁作用是肯定的。临床研究发现[1,2]，越鞠丸和西药抗抑郁药百优解、多塞平等抗抑郁药作用相似，以此方为基础方加减后组成开心胶囊Ⅱ号治疗心脏神经官能症比西药美托洛尔抗抑郁疗效明显[3,4]。现代生物学证实[5]，越鞠丸对慢性应激大鼠抑郁模型有明显的抗抑郁作用，其抗抑郁机制可能与增加脑内 5-羟色胺和去甲肾上腺素表达有关。作为越鞠丸的主要组成药物神曲是否含有抗抑郁的成分引起了现代医家的关注。尉小慧等[6~8]通过多次实验发现，越鞠丸全方醇提物具有抗抑郁作用，能缩短小鼠悬尾不动时间和小鼠强迫游泳不动时间，增加抑郁脑内 5-羟色胺、去甲肾上腺素含量。但进一步的实验发现，其组方的各单味药的醇提物

（包括香附、苍术、川芎、栀子）均有不同程度的抗抑郁活性趋势，其抗抑郁活性部位可能主要存在于苍术、川芎2味药材之中。

2. 其他应用　抑郁除有心境障碍、思维迟钝、兴趣低下等主要表现外，还多伴有典型的消化系统症状，如食欲不振，脘腹胀满，消化不良，吞酸等，即郁证有肝郁乘脾，或脾虚而致肝气郁结的病因病机。见肝之病，知肝传脾，当先实脾，脾为后天之本，气血生化之源，脾气健旺，阴血有源，心肝得养亦神魂自安。神曲能助健脾和胃之功达到疏肝理气解郁之效备受医家青睐。例如，刘芳等用抑郁逍遥汤（五味子10克，炒栀子12克，刺五加9克，郁金12克，益母草10克）治疗老年抑郁症（兼有食欲不振时佐以神曲），临床疗效很好。邓庆华等自拟疏肝解郁汤（郁金20克，香附、佛手、柴胡各15克，苍术、白芍各12克，茯苓20克，生姜10克，薄荷8克，当归12克，川芎、神曲各15克，甘草6克）治疗肝胆湿热、肝气郁结等不同证型抑郁，此方配伍神曲以疏肝理气，收效甚佳。可见神曲在中医临床郁证治疗中是被认可并具有一定的治疗作用的。另有一些医家以抑郁症主方为基础，加神曲以健脾消食和胃治疗，收效甚好。例如，尚俊平等用柴胡加龙骨牡蛎汤加减（柴胡20克，生龙骨30克，生牡蛎30克，黄芩12克，法半夏12克，茯苓12克，桂枝10克，大黄6克，党参10克，大枣6枚）为主方治疗抑郁，食滞腹胀加神曲10克，山楂10克，厚朴10克，以调脾胃；李小军等[9]治疗老年抑郁时用刺五加、五味子、郁金、栀子（炒）、益母草为主方，兼有食欲不振加陈皮、半夏、神曲，以辅助健脾和胃理气，临床疗效要优于西药。

二、神曲抗抑郁机制

抑郁症属中医郁证范畴。《古今医统大全·郁证门》曰："郁为七情不舒，遂成郁结，既郁之久，变病多端。"七情之病多责之肝，肝主疏泄，与情志活动密不可分，肝失疏泄可导致肝气郁结，情志活动异常。抑郁多与肝、脾、胃有关，肝气郁结乘脾或脾胃功能降低，中焦气机不畅逆乱气结，可致抑郁；而抑郁情志失调，脾胃枢机功能不利，气机升降失常，痰气胶结，郁病乃生。汪昂·《医方集解》云："郁病多在中焦，中焦脾胃也，水谷之海，五脏六腑之主，四脏一有不平，则中气不得其而而先郁矣"，故《素问·病能论》提出"夺其食"治疗怒狂病。现代医家多认为，郁证当"立足于脾胃，兼顾心肝"，故用神曲等消食健胃中药益气健脾，亦即调畅中焦脾胃气机，脾升胃降则精微得以布散，糟粕得以排出，神志得以维护正常。

三、结论与展望

神曲含有挥发油、苷类、脂肪油及 B 族维生素等成分，借其发酵作用以促进消化功能。中医学认为，神曲能调中下气，行脾胃滞气。明·贾所学《药品化义》中记载："神曲，味甘，炒香，香能醒脾，甘能治胃，理中焦"。中医强调从整体观念出发进行辨证论治，《伤寒论》中有"见肝之病，知肝传脾，当先实脾，神曲功能醒脾和胃，理中焦，从脾至肝入手，脾运化和胃通降功能正常，则气血生化充足，气机升降正常，气血调和，情志活动赖以生存的物质基础来源充足，则情绪活动趋于正常"的叙述。李东垣强调："凡怒忿，悲思，恐惧，皆损元气……善治斯疾者，唯在调和脾胃。"神曲在郁证中的应用可能即是此寓意所在。

参考文献

[1] 李蓉. 越鞠丸加味治疗抑郁症 36 例[J]. 河南中医，2014,34(5):974-975.

[2] 成金汉,邓金强. 越鞠丸治疗中风后抑郁 32 例[J]. 药物研究,2009,18(11):867.

[3] 李思宁,魏丹蕾. 开心胶囊Ⅱ号对心脏神经官能症的调节及生活质量的影响[J]. 新中医,2007,39(7):14-15.

[4] 李思宁,陈镜合,魏丹蕾,等.开心片改善心脏神经官能症患者生存质量的临床研究[J].辽宁中医杂志,2009,36(7):1140-1142.

[5] 刘丽军,张保伟.柴越汤对抑郁症模型大鼠行为学和脑内单胺类神经递质影响的实验研究[J].中医临床研究,2012,4(21):1-4.

[6] 尉小慧,徐向东,沈敬山,等.越鞠丸及各单味药醇提物对小鼠的抗抑郁作用研究[J].中国药房,2009,20(3):166-168.

[7] 尉小慧,陈月,夏广新,等.越鞠丸醇提物与水提物对抑郁模型小鼠的抗抑郁作用比较[J].上海中医药杂志,2006,40(8):69-70.

[8] 尉小慧,杨洪舜,翟卫峰,等.越鞠丸提取物 YJ-XC-CIZ3 抗抑郁作用研究[J].中国中药杂志,2007,32(24):2628-2631.

[9] 李小军.中药治疗老年抑郁症疗效分析[J].实用中医药杂志,2009,25(8):509.

第八节 泻火解毒药

积雪草

积雪草又称落得打、半边钱,为伞形科植物积雪草的干燥全草。其性寒,味苦、辛。归肝、脾、肾经。具有清热利湿,解毒消肿的功效。积雪草在我国已经有 2000 多年的药用历史。近年来,国内外对积雪草的化学成分、药理作用及其机制进行了广泛而深入的研究,该植物中的化学成分主要有三萜类、黄酮类、多炔烯烃类和挥发油类等[1]。三萜类成分分为三萜皂苷(如积雪草苷、羟基积雪草苷等)和三萜酸(如积雪草酸、羟基积雪草酸等)两大类;黄酮类主要有槲皮素、山柰酚等；多炔烯烃类有 20 多个，如 $C_{16}H_2O_2$ 等；挥发油类主要有石竹烯、榄香烯等。药理研究结果显示[2,3]，积雪草及其所含有效成分具有良好的抗抑郁作用。

一、抗抑郁研究

积雪草能拮抗利血平诱导的眼睑下垂，减少小鼠强迫游泳不动时间，体外实验可降低单胺氧化酶 A 的活性，具有抗抑郁作用[5,6]。陈瑶等研究发现，积雪草总苷可改善抑郁模型小鼠脑内氨基酸类递质的失调，增加兴奋性/抑制性氨基酸的比值，减少强迫游泳不动时间，提高小鼠的兴奋性，对抗强迫游泳所致的抑郁倾向。观察积雪草总苷对实验性抑郁症大鼠血清皮质酮，大鼠皮质、海马和下丘脑单胺类神经递质含量的影响，结果表明，积雪草总苷降低抑郁症大鼠的血清皮质酮水平，增加脑内 5-羟色胺，去甲肾上腺素和多巴胺及其代谢产物的含量。证明积雪草总苷的抗抑郁活性与改善下丘脑-垂体-肾上腺轴功能和增加单胺类神经递质的水平有关，推测积雪草总苷属于单胺递质重吸收抑制药。

曹尉尉等曾报道了积雪草总三萜酸的主要成分羟基积雪草酸、积雪草酸，具有抗抑郁活性，能显著增加 5-羟色氨酸致小鼠甩头作用和盐酸色胺致癫痫样作用，抗抑郁作用与抑制单胺氧化酶，抑制 5-羟色胺重摄取，增强脑内神经递质 5-羟色胺神经功能有关。另一研究中，曹尉尉等通过制备大鼠慢性应激抑郁模型，进行旷场实验和液体消耗实验考察积雪草总苷元对慢性应激抑郁大鼠行为学影响。慢性应激抑郁大鼠敞箱实验中的水平运动垂直运动得分显著减少，中央格停留时间显著延长，糖水偏爱度明显下降，且其血浆皮质醇和促肾上腺皮质激素含量增加，积雪草总苷元显著改善慢性应激抑郁大鼠模型的行为学和神经内分泌变化，垂直运动得分增加，血浆皮质醇、促肾上腺皮质激素含量降低，说明积雪草总苷元具有的抗抑郁活性，与改善下丘脑-垂体-肾上腺轴功能相关。

羟基积雪草苷是积雪草三萜皂苷类的主要成分之一,陈瑶等通过实验筛选发现羟基积雪草苷是抗抑郁的主要活性成分,在强迫游泳实验、未预知的长期温和应激刺激实验中,能有效地防止大鼠的抑郁行为,效果甚至超过阳性对照药丙咪嗪和贯叶连翘。在后续研究中,该课题组采用小鼠强迫游泳实验和利血平拮抗实验,观察羟基积雪草苷对小鼠游泳不动时间和利血平诱导的小鼠体温降低的影响。实验结果显示,急性给予羟基积雪草苷,不同程度抑制大鼠皮质、海马、下丘脑单胺氧化酶-A 的活性,降低皮质和下丘脑单胺氧化酶 B 的活性,与急性给予羟基积雪草苷显著减少小鼠强迫游泳时间,拮抗利血平诱导体温降低的行为实验结果相一致。与张中启等体外实验证实,积雪草提取物有效抑制单胺氧化酶-A活性相一致,表明羟基积雪草苷的抗抑郁活性可能与降低单胺氧化酶的活性有关。同时,该课题组证明羟基积雪草苷能明显增加抑郁症大鼠血清白细胞介素 1β 和肿瘤坏死因子 α 水平,提高机体免疫力,能有效防止皮质酮对原代培养新生大鼠神经细胞的损伤,降低皮质酮对神经细胞的损伤,提高神经细胞的存活率。

秦路平等对积雪草挥发油成分的抗抑郁作用进行研究,通过 GC-MS 分析,从中分离鉴定出 45 个成分,其中含量较高的成分有石竹烯、法呢醇等。药理实验证实,积雪草挥发油对利血平引起的大鼠眼睑下垂和体温下降具有明显的拮抗作用,可明显缩短电刺激小鼠角膜引起的最长持续不动状态时间,说明积雪草挥发油具有抗抑郁作用。

二、结论与展望

综上所述,积雪草总苷、积雪草总苷元和挥发油等有效成分均具有明确的抗抑郁作用,这种作用主要与神经-内分泌-免疫系统之间的相互影响、相互协调有关。首先,在中枢调节神经递质的合成、释放及降解,影响机体的行为和情绪;其次,通过调节内分泌激素的释放,影响机体对应激的耐受性;第三,通过影响一些细胞因子的分泌,影响内环境的稳态;第四,通过降低皮质酮对神经细胞的损伤,保护大脑的正常功能。

积雪草为资源丰富的常用中草药,多年来研究人员对其防治抑郁症的作用进行了较系统和深入的研究,从多方面证实了其抗抑郁的作用,并对作用机制进行了探讨。但积雪草治疗抑郁症的临床试验未见文献报道。笔者认为,为了更好促进积雪草在治疗抑郁症领域的应用,在有效成分研究和药理活性检验的基础上,应加快并重视临床试验研究,以便为积雪草更好地利用提供充分的参考依据。

参考文献

[1] 彭晶玉,丛晓东,张云,等.积雪草的化学成分和质量控制研究进展[J].中国民族民间医药,2011,14(2):49-52.

[2] 孙玉红,任美萍,张开莲,等.积雪草提取物对抑郁模型动物行为的影响[J].中国生化药物杂志,2014,34(1):16-18.

[3] 武佰玲,刘萍.中草药抗抑郁作用的研究进展[J].中国医院用药评价与分析,2011,11(7):581-583.

[4] 周王谊,李欣欣.抗抑郁单味中药研究进展[J].医学综述,2011,17(23):3624-3627.

[5] 谷莉,娄子洋,柴逸峰.积雪草及中药配方颗粒的研究进展[J].药学实践杂志,2003,21(6):331-333.

[6] 张中启,袁莉,罗质璞.积雪草提取物抑制小鼠体外单胺氧化酶 A 的活性[J].军事医学科学院院刊,2000,24(2):158-160.

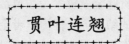

贯叶连翘

贯叶连翘为藤黄科金丝桃属,广泛分布于国内外,是我国传统的中药材之一,药用历史悠久,最早收载于《本草纲目拾遗》。中医学认为,其性平,味辛、涩、苦。归肝经。具有清热解毒,收敛止血,利湿等功效。贯叶连翘在欧美等又称圣约翰草。贯叶连翘在德国用于治疗抑郁症已有几百年历史。目前,贯叶连翘提取物在欧美因其疗效显著、不良反应小、使用安全,已成为治疗轻、中度抑郁症的首选药,被誉为"天然氟西汀",并已被德国、美国等国药典收录。美国药典(USP)中,贯叶连翘提取物的质量标准为贯叶金丝桃素的含量不得低于 3%,金丝桃素的含量不得低于 0.3%[1]。

在证实贯叶连翘提取物的抗抑郁作用后,研究人员开始致力于其抗抑郁成分和抗抑郁机制的研究。贯叶连翘提取物成分主要包括以下几大类:苯并二蒽酮化合物,如金丝桃素、伪金丝桃素、异金丝桃素等;间苯三酚化合物,如贯叶金丝桃素和加贯叶金丝桃素;黄酮类化合物槲皮素、木樨草素、山奈黄素;挥发油等。对贯叶连翘中具体何种成分通过何种途径起主要的抗抑郁作用,目前仍存在较大的争论,主要集中在金丝桃素、贯叶金丝桃素、黄酮类物质几种。笔者就其近 10 年的药理作用和临床应用及最新进展进行以下系统综述。

一、贯叶连翘的抗抑郁作用药理研究

1. 贯叶连翘提取物抗抑郁作用　在研究初期,研究人员认为贯叶连翘中的药理成分主要是金丝桃素,随后研究发现贯叶连翘中黄酮类在抗抑郁作用中起着不可忽视的作用;进一步研究发现,贯叶连翘中的贯叶金丝桃素可能是抗抑郁作用的最基本成分,或至少是在抗抑郁作用中起着重要作用。综合考虑认为,贯叶连翘制剂抗抑郁作用是以贯叶金丝桃素为主要活性成分的多种成分通过多种机制协同作用的结果[2]。国内学者余理红等[3]对贯叶连翘不同提取部位抗抑郁作用进行药理筛选,采用大鼠强迫游泳模型,以石油醚、二氯乙烷及乙酸乙酯提取物与生理盐水组进行比较发现,石油醚提取部位能显著缩短大鼠的游泳不动时间,认为其有较好的抗抑郁作用成分。石永平等[4]对高度富集黄酮类成分的贯叶连翘提取物抗抑郁作用进行研究,提取物主要成分包括金丝桃苷、槲皮素、芦丁、金丝桃素和伪金丝桃素等,不含贯叶金丝桃素(HPLC 法)。提取物在强迫游泳实验、悬尾实验、开野实验和利血平诱发小鼠体温降低实验中均表现出了抗抑郁作用,说明贯叶连翘提取物中黄酮类成分是其抗抑郁活性组分之一。

陈志蓉等[5]采用大鼠双侧嗅球损伤模型,研究贯叶连翘提取物对抑郁动物行为学的影响(此提取物 HPLC 法测定含金丝桃素0.18%,金丝桃苷 3.5%,UV 法测定含总黄酮 60%)。实验结果表明,贯叶连翘提取物(150mg/kg、75mg/kg)显著降低大鼠敞箱实验的站立数和走格数,显著减少跳台实验训练期和测试期的停留时间,明显延长避暗实验中测试期的潜伏时间并减少动物的钻箱次数,说明贯叶连翘提取物能改善大鼠双侧嗅球损伤引起的行为综合征,具有一定的抗抑郁作用。解郁舒心片主要成分为贯叶连翘提取物,谢家骏等[6]对其进行药理毒理作用研究,结果贯叶连翘提取物灌胃给药,可显著减少小鼠悬尾不动时间,降低大鼠强迫游泳时间,增强 5-羟色胺酸甩头行为,加强阿扑吗啡的降温作用,且其这一协同降温作用可被 D_2 受体拮抗药氟哌啶醇所拮抗;可降低小鼠大脑皮质下组织中多巴胺代谢产物 DOPAC 及单胺氧化酶-B 的含量。以上药理实验证明,解郁舒心片口服给药有明显的抗抑郁活性,毒理实验发现长期大剂量口服给药对肝、肾功能有轻度毒性,影响程度与服药剂量和持续时间有关,停药后可逐步恢复。

对于贯叶连翘抗抑郁机制研究,目前认为贯叶金丝桃素能抑制 5-羟色胺、多巴胺、去甲肾上腺素等单胺类神经递质和 γ-氨基丁酸、L-谷氨酸等氨基酸类神经递质的重吸收,是抗抑郁作用的主要成分。研究发现,贯叶金丝桃素可提高细胞内游离的钠离子浓度,抑制神经细胞的神经递质转运;降低突触囊泡的跨膜 pH 梯度,阻断单胺类递质重吸收的主要动力;开放突触前钙通道,促进神经递质释放;最新的研究还表明,贯叶金丝桃素影响细胞膜内外离子水平的作用可能是由于其通过酪氨酸激酶相关的磷脂酶C-γ信号通路激活了非选择性阳离子通道亚家族C成员。其他如黄酮类被认为可抑制单胺氧化酶的作用,而金丝桃素抑制毒蕈碱样乙酰胆碱受体和sigma等神经受体的作用。

2. 贯叶连翘与他药合用时的抗抑郁作用 贯叶连翘所含成分单独作用可产生抗抑郁效果,但中药制剂产生药效则可能是多种有效物质共同作用产生药效学或药动学协同作用的结果。刘健翔等[7]比较不同剂量槲皮素与贯叶金丝桃素合用时的抗抑郁作用,实验结果显示,贯叶金丝桃素(10mg/kg)和槲皮素(10mg/kg)单独作用时均有抗抑郁活性,贯叶金丝桃素 5mg/kg 与槲皮素 5mg/kg 合用,拮抗利血平作用和缩短悬尾不动时间的作用同其与 10mg/kg 槲皮素合用组无显著差异,优于各成分单用组。说明槲皮素和贯叶连翘提取物在特定剂量比例合用时有协同抗抑郁作用。畅洪昇等[8]采用嗅球损毁抑郁大鼠模型,研究贯叶连翘和乌灵菌粉复方制剂对抑郁症的治疗作用,结果与模型组比较,乌灵菌粉复方制剂可以降低嗅球损毁大鼠敞箱中的水平运动和垂直运动量,改善嗅球损毁大鼠高活动性,在 Morris 水迷宫实验中,能明显改善大鼠学习记忆,证实了乌灵菌粉复方制剂的抗抑郁作用。同时,乌灵菌粉复方制剂能提高海马 5-羟色胺和去甲肾上腺素的含量,降低单胺氧化酶含量,说明乌灵菌粉复方制剂能通过抑制单胺氧化酶活性,从而增加单胺神经递质含量,这一机制与其抗抑郁作用有关。刘璐采用相同动物模型,对贯叶连翘和乌灵菌粉提取物的抗抑郁作用进行考察,得出类似实验结果。

郁可欣胶囊由贯叶连翘、酸枣仁、合欢皮、石菖蒲等中药组成,诸药合用具有疏肝解郁、理气宽中、宁心安神之效,临床主要用于肝气不舒及情志不畅所致的抑郁症。陈海飞等比较郁可欣胶囊及拆方对行为绝望抑郁症动物的影响,郁可欣胶囊能缩短小鼠强迫悬尾及游泳的不动时间,对抗利血平所致的小鼠眼睑下垂。拆方各组(贯叶连翘组、其他组分组)未能显著改善行为绝望动物的抑郁症状,说明中药复方郁可欣胶囊内包括的多个组分药物之间存在较好的协同作用。

二、贯叶连翘抗抑郁作用临床疗效观察

1. 贯叶连翘提取物抗抑郁作用疗效观察　抑郁是脑卒中后常见的心理障碍,称之为中风后抑郁,发生率一般在 20%～79%。国内学者检索并选取 1978－2011 年国内外公开发表的有关贯叶连翘治疗脑中风后抑郁的临床随机对照试验文献进行 Meta 分析,结果贯叶连翘在抗抑郁疗效方面优于常规治疗组,与常规抗抑郁药有等效的治疗效果,在神经功能恢复方面优于常规治疗和常规抗抑郁药。金玉康胶囊是贯叶连翘的提取物,主要含有黄酮、金丝桃素、金丝桃苷等成分。刘琦等采用多中心、随机、双盲双模拟、活性药物平行对照设计对金玉康胶囊进行多中心Ⅲ期临床试验,入选 538 例轻中度抑郁症患者,随机分为金玉康 600mg、750mg 试验组和西药组,疗程 6 周,治疗终点 3 组汉密尔顿抑郁量表总分与基线相比均明显降低,汉密尔顿减分率、有效率和痊愈率接近。常见不良反应有胃肠不适、口干、恶心、厌食、头晕头痛等。试验说明,金玉康胶囊治疗轻中度抑郁症安全有效。

"路优泰"为德国威玛舒培博士大药厂生产的贯叶连翘(圣约翰草)提取物片剂,2000 年我国国家食品药品监督管理局(SFDA)批准进入中国用于抑郁症的治疗。每片含干燥圣约翰草提取物 300mg,其中含贯叶金丝桃素 9mg,金丝桃素和伪金丝桃素 0.35～0.8mg。蔡巍等对路优泰进行了抗抑郁疗效及其对血清细胞因子,包括白细胞介素 1β、白细胞介素-6、肿瘤坏死因子、干扰素-γ 的影响观察,入选患者 52 例,口服路优泰每次 1 片,每日 3 次,经过 6 周 1 个疗程的治疗,抑郁症患者的汉密尔顿抑郁量表和汉密尔顿焦虑量表积分均明显下降,并使相应增高的细胞因子下降,这进一步提示了细胞因子的激活可能是抑郁症的发病原因之一。同时显示路优泰有良好的抗抑郁和抗焦虑作用及其抗抑郁的可能机制。

2. 含贯叶连翘的复方制剂抗抑郁作用疗效观察　阮鹏等将贯叶连翘与中医辨证原理结合自制连翘逍遥膏用于抑郁症的治疗,主要由贯叶连翘、柴胡、黄连、厚朴、当归、白术、茯苓、甘草、白芍、薄荷等制成浸膏剂,诸药合用共为解郁、疏肝、养血、理气之功效。将90例抑郁症患者随机分为中医组(服用连翘逍遥膏)、西医组(服用帕罗西汀)和连翘组(单用贯叶连翘提取物),每组各30例,进行对照研究,疗程4周。结果3组贝克抑郁清单与汉密尔顿比较表明,中医组和西医组抑郁症状改善明显,而单用贯叶连翘疗效并不理想,药物不良反应也很明显,帕罗西汀虽疗效确切,但存在起效较慢的不足。对部分患者来说,其头痛、恶心、呕吐、口干等不良反应不容忽视。贯叶连翘结合中医辨证治疗抑郁症总有效率为与西医相当,说明其疗效显著,并且具有起效迅速,不良反应少等优点。

复方贯叶连翘超微颗粒处方由贯叶连翘、刺五加、白蒺藜等9味中药组成。张宏耕等采用随机双盲安慰剂平行对照的研究方法,评价复方贯叶连翘超微颗粒治疗轻、中度抑郁症的疗效及安全性。患者分为复方贯叶连翘超微颗粒组30例,安慰剂组30例,疗程6周。以汉密尔顿抑郁量表、临床总体印象量表、药物不良反应量表评分作为疗效评价指标。结果显示,复方贯叶连翘超微颗粒组治疗总有效率为72.4%,安慰剂组总有效率为37.0%,具有显著差异;采用临床总体印象量表疗效指数分析,复方贯叶连翘超微颗粒的疗效/安全性比值显著大于安慰剂,说明在疗效相当的情况下,该药可显著减少药物带来的不良反应,特别是消化系统不良反应,对中枢神经系统功能影响也较轻。

三、结论与展望

中医在抑郁症的治疗用药方面有着丰富的经验和大量古文献记载。不论是中药复方还是单味中药，其特点在于化学成分的多样性及药理作用的多靶点性，贯叶连翘提取物或复方制剂治疗抑郁症同样具有多靶点起效的特点，这与中药的特色相符合，同时也是中药抗抑郁研究的突破口。

贯叶连翘在我国分布广泛，应用历史悠久，经过多年动物及临床试验研究证实，贯叶连翘治疗轻、中度抑郁症疗效确切，耐受性好，不良反应少，对其提取物或复方制剂的开发，具有良好的市场和发展前景。从目前开展工作看，对贯叶连翘活性成分的研究主要集中在金丝桃素及其衍生物、贯叶金丝桃素、黄酮类上，对其他成分的研究较少；国内学者对贯叶连翘的研究主要集中在对其活性成分进行提取和分离，对药理作用及作用机制研究得较少，而国外这方面的研究非常活跃。另外，中药复方制剂的应用是中医药的一大特色，贯叶连翘与其他中药的配伍研究，临床疗效研究还有待进一步深入，以期提高贯叶连翘资源的综合开发利用，加强其在天然药物研究与临床应用中的地位。

参考文献

［1］　WurglicM, Westerhoff K, Kaunzinger A, et al. Batchto-batch reproducibilityof St. John's wort preparations［J］. Pharma-copsychiatry,2001, 32(1): 152-156.

［2］　李宏. 贯叶连翘及其抗精神疾患作用研究［J］. 重庆教育学院学报,2003,16(3):48-50.

［3］　余理红,郑清明,秦路平. 贯叶连翘不同提取部位抗抑郁作用的药理筛选［J］. 海军医学杂志,2004,25(3):195-197.

［4］　石永平,汪海. 高度富集黄酮类成分的贯叶连翘提取物

抗抑郁作用[J].中药新药与临床药理,2006,17(1):5-7.

　　[5]　陈志蓉,孙建宁,郭树仁.贯叶连翘提取物对大鼠双侧嗅球损伤模型的行为学影响[J].中国药学杂志,2004,39(9):664-666.

　　[6]　谢家骏,罗质璞,周光兴.解郁舒心片抗抑郁作用的药理毒理研究[J].陕西中医学院学报,2006,29(4):29-30.

　　[7]　刘健翔,方吟荃,魏峥曦,等.槲皮素与贯叶连翘提取物合用抗抑郁作用初步研究[J].浙江大学学报医学版,2013,42(6):616-617

　　[8]　畅洪昇,程工倪,孙建宁.乌灵菌粉贯叶连翘复方制剂乌灵菌粉复方制剂对嗅球损毁抑郁模型大鼠的抗抑郁作用[J].中国药理学通报,2009,25(10):43-45

栀　子

　　栀子是茜草科植物栀子的干燥成熟果实。其性寒,味苦。归心、肺、三焦经。具有泻火除烦,清热利湿,凉血解毒的功效。现代研究发现,栀子含有环烯醚萜(如栀子苷等),二萜类化合物(如藏红花素、藏红花酸等,黄酮类化合物、多糖)等[1]。虽然单味栀子的抗抑郁作用报道较少,但在治疗抑郁症的复方中应用广泛。本文通过文献分析,总结栀子抗抑郁的基础和临床研究进展,探讨栀子治疗抑郁症的作用机制和用药规律。

一、栀子抗抑郁基础研究

　　1. 促进海马神经发生　　郝文宇等观察栀子粗提物对慢性轻度应激模型小鼠行为学及海马神经发生的影响,采用 NeuN 和 BrdU 免疫组化观察海马区神经细胞的增殖情况,发现栀子粗提取物能明显改善抑郁模型小鼠行为,小鼠蔗糖饮水量明显增加,强迫游泳不动时间明显缩短,并显著促进海马区神经元发生,有良好的抗抑郁作用。

2. 改善学习记忆功能　杨楠等观察中药栀子粗提物对 $A\beta_{25-35}$ 致痴呆小鼠模型及鹅膏蕈氨酸致大鼠记忆获得障碍模型的影响,通过 Morris 水迷宫实验和避暗实验,发现栀子粗提物能改善拟痴呆模型鼠学习记忆功能。李利娟等采用双侧颈总动脉结扎制备血管性痴呆大鼠模型,观察栀子苷对血管性痴呆大鼠认知功能的影响。大鼠术后,栀子苷灌胃治疗 4 周,可缩短水迷宫大鼠逃避潜伏期,提高平台象限游程/总游程等指标,病理检查显示大鼠皮质及海马神经元的凋亡坏死明显减轻,证明栀子苷可防治血管性痴呆大鼠模型的认知功能损害。

3. 抑制神经细胞凋亡　缺氧诱导因子-1 是缺氧条件下广泛存在于哺乳动物及人体的一种转录因子。在严重缺血缺氧时,诱导缺氧因子-1 可激活凋亡途径,诱导神经细胞凋亡;RTP801 是诱导缺氧因子-1α 依赖的凋亡相关基因,严重的局灶性脑缺血缺氧时,诱导缺氧因子-1 促进 RTP801 的表达,神经元凋亡增加。辛海涛等从研究栀子苷对脑缺血再灌注损伤的脑保护机制中发现,栀子苷可抑制局灶性脑缺血损伤引起的大鼠海马组织缺氧诱导因子-1α 和诱导缺氧因子-1 依赖性凋亡相关基因 RTP801 mRNA 的表达,从而减少神经元凋亡,减轻缺血造成的损伤,起到了一定的神经保护作用。另有研究表明,栀子苷还能抑制脑出血后血肿周围神经元活化含半胱氨酸的天冬氨酸蛋白水解酶表达的上调,阻止神经元凋亡。

4. 抗炎作用　慢性炎症与抑郁症的发生有很密切的相关性,畅洪昇等通过腹腔注射卡介苗,建立炎症相关抑郁模型,考察栀子、何首乌药对对炎症诱导抑郁模型的抗抑郁作用和机制。结果表明,栀子、何首乌能明显缩短模型小鼠强迫游泳不动时间,有一定抗抑郁作用,作用机制与抑制吲哚胺-2,3-过氧化酶活性,减少

5-羟色胺代谢,下调 N-甲基-D-天冬氨酸受体₁减轻神经元毒性损伤有关。郝文宇等通过实验证明,栀子粗提物具有良好的抗抑郁作用,进一步从细胞因子转录水平探讨其抗抑郁作用的机制,发现栀子粗提物可显著降低小鼠海马区白细胞介素-1β mRNA 的转录水平,推测其抗抑郁作用可能与拮抗脑内炎性因子有关。

　　杨奎等研究栀子总环烯醚萜苷对脑出血大鼠炎症反应的影响,结果表明,栀子总环烯醚萜苷能够显著降低炎症细胞因子肿瘤坏死因子-α 和白细胞介素-1β 含量的升高,抑制细胞间黏附分子-1 的表达,发挥对炎症反应上游信号启动的抑制作用,对脑出血后炎症反应造成的继发性脑损伤具有保护作用。朱晓磊等采用线栓法复制大鼠持久性大脑中动脉栓塞的局灶性脑缺血模型,观察胆酸、栀子苷及两者配伍对脑缺血损伤的影响,得出类似实验结果,两药配伍可明显抑制缺血 12 小时和 24 小时脑组织 TNF-α、白细胞介素-1β、细胞间黏附分子-1 含量的增加,而且对标志神经元损害程度的血清神经元特异性烯醇化酶含量增加也呈现显著的抑制作用。说明胆酸和栀子苷配伍能够减轻脑缺血后白细胞的浸润和炎性损伤对神经元的损害。

二、栀子抗抑郁临床应用

　　中医学认为,心者君主之官、精神之所舍也。治疗精神疾病,必须抓住心经郁热、神明被蒙这一病理关键,清透心经郁热以治其本,方可获效。栀子苦寒,入心、肝、肺、胃、三焦、膀胱诸经,以清泄心、肝、三焦经火热之邪为长,临床常与他药配伍治疗"火郁虚烦""火郁胸膈"等证。

1. 含有栀子的药对

　　(1)栀子与淡豆豉配伍:栀子豉汤出自《伤寒论》,由栀子、淡豆豉组成。《伤寒论》原文第 76 条记载:"发汗吐下后,虚烦不得眠,若剧者反复颠倒,心中懊憹,栀子豉汤主之"。方中栀子苦寒,有清热除烦之效;豆豉其气上浮,有宣透之功。两者为伍,清热而不寒滞,宣透而不燥烈,为清宣胸中郁热,治心烦懊侬之经典良方。石景洋等通过对比栀子豉汤与盐酸氟西汀对抑郁证的临床作用,表明在改善某些症状体征方面栀子豉汤与盐酸氟西汀疗效相当,但在缓解潮热出汗、烦躁、腰痛、胸胁满闷、头痛眩晕、心悸、纳呆、少寐多梦等一系列自主神经功能紊乱的症状方面,栀子豉汤对其能起到全方位的综合调节作用,优于氟西汀疗法,且不良反应较少。岑柏春等观察了加味栀子豉汤治疗抑郁症患者的临床疗效,方药组成为栀子皮、淡豆豉、当归、白芍、黄芩、瓜蒌皮、枳实等,依据病情随症加减。对照组服用五味安神颗粒,临床观察,治疗组疗效明显优于对照组,总有效率为达92%。

(2)栀子与刺五加配伍:根据"肾主水藏志,心主火藏神"的中医理论,肾虚志衰是导致心境低落、兴趣意志减弱等多种阴性症状的主要原因;水火不能交济,神不能宁,是导致失眠、焦虑等阳性症状的主要原因。因此,可采用栀子配伍刺五加,"泻南补北"的中医治法,益肾水、清心火。

徐向青探讨刺五加配伍栀子治疗老年抑郁障碍的临床疗效,选择95例老年抑郁障碍患者作为研究对象,随机分为刺五加配伍栀子治疗组(48例)和逍遥散治疗的对照组(47例)。治疗组给予刺五加20克,栀子12枚,水煎服,每日1剂。两组均14日为1个治疗周期,连续进行2个周期的治疗。结果表明,治疗组的总有效率为91.67%,明显好于对照组;汉密尔顿抑郁量表评分、汉密尔顿焦虑量表评分、社会功能缺陷筛查量表总分均明显低于对照组,认为刺五加配伍栀子能够提高治疗有效率,缓解负面情绪,改善社会功能,对于老年抑郁障碍的治疗具有积极的临床价值。王继伟等以氟西汀为对照组,同样考察刺五加配伍栀子治疗老年抑郁障碍的临床疗效,治疗组给药方法为:生理盐水250毫升内加入刺五加注射液60毫升,每日静脉滴注1次;栀子用水煎至300~500毫升,每日服用 2 次,以 6 周为 1 个疗程。结果治疗组患者抑郁评分、总有效率为明显优于对照组;患者的认知功能评分、活动状态和生活质量评分均高于对照组患者。

(3)栀子与厚朴配伍:栀子厚朴汤始载于张仲景的《伤寒论》,由栀子、厚朴、枳实 3 味药材组成[2]。《伤寒论》云:"伤寒下后,心烦腹满,卧起不安者,栀子厚朴汤主之。"临床报道,乔林凤以栀子厚朴汤用于实属虚烦兼腹满之证,症见烦躁腹胀失眠,舌红,苔黄燥,脉弦数,辨证为心胃郁火,胃气不和。栀子厚朴汤清热宣郁,利气除满,药证相符,取得良效。再如,黄煌以栀子厚朴汤与他方配合使用,临床治疗焦虑性神经症合并抑郁或抑郁症伴睡眠障碍的患者,疗效显著。

2. 含有栀子的复方　越鞠丸组成为川芎、苍术、香附、神曲、栀子各等份,出自《丹溪心法·卷三·六郁五十二》。越鞠丸专为郁证所设,行气解郁,方中香附、川芎、栀子、苍术、神曲分治气、血、火、湿、食五郁,诸郁得解,痰郁即可消除,故六郁皆开[3]。其中栀子苦寒,朱丹溪谓其:"泻三焦火,清胃脘血,治血厥心痛,解热郁,行结气"。且方中配伍栀子不仅解郁除烦,还可针对郁久化热,并防其他温散温利药物"助火添病"[4]。越鞠丸临床上常用于治疗抑郁及与抑郁相关的失眠、精神失调、神经性头痛、神经官能症等[5~7]。成金汉等以越鞠丸治疗中风后抑郁 32 例,治疗前后进行汉密尔顿抑郁量表评分,并观察临床疗效,结果显示,越鞠丸可较快改善抑郁症状,控制病情发展,提高患者生活质量,治疗组总有效率为 84.3%。

其他含有栀子,治疗抑郁症的复方如丹栀逍遥丸(又叫加味逍遥丸),是在逍遥丸(柴胡、当归、白芍、炒白术、茯苓、薄荷、生姜、甘草等)的基础上加牡丹皮、栀子而成;解郁清心安神汤(柴胡、炒枳实、广郁金、醋香附、陈皮、青皮、栀子、淡豆豉);抑郁逍遥汤(五味子、炒栀子、刺五加、郁金、益母草)等,诸方治疗抑郁症,均收到良好的疗效。

三、结论与展望

现代社会,由于工作压力大、竞争激烈、社会矛盾增多等原因,导致目前我国精神类疾病的患者数量呈明显上升趋势。在我国,抑郁症的发病率约为 6%,目前已确诊的抑郁症患者已超过 3 000 万。预计到 2020 年,抑郁症将成为仅次于心血管病的第二大疾病。

中医药对于抑郁症的治疗有其独特优势,中药的药理机制极其复杂,往往是通过多途径、多靶点调节而发挥治疗作用的。通过文献分析,可见栀子的提取物具有促进海马神经发生、改善学习记忆功能、抑制神经细胞凋亡、抗炎等多方面的药理活性,有明确的抗抑郁作用。其抗抑郁的成分及其作用机制还有待进一步深入研究,且栀子临床应用多与他药配伍使用,因此栀子与其他抗抑郁中药的协同作用及其机制的研究也是一重要的研究方向。临床上治疗抑郁症,以栀子为君药或配伍应用的处方较多,多年应用证明其疗效肯定。栀子作为中国药典中的传统中药和卫生部颁布的第一批药食两用资源,安全性较高。因此,结合抑郁症病机特点,总结其配伍应用规律,并对其配伍应用进行优化,将会为栀子开辟出更广泛的临床应用前景和价值。

参考文献

[1]　孟祥乐,李红伟,李颜,等. 栀子化学成分及其药理作用研究进展[J]. 中国新药杂志,2011,20(11):959-961.

[2]　孙艳清,马冯飞,朱杰,等. 栀子厚朴汤及相关药对和单味药材的指纹图谱研究及多指标定量分析[J]. 药学进展,2011,35(8):373-375.

[3]　陈锐. 越鞠丸临床应用解析[J]. 中国社区医师,2011,27(18):35-37.

　[4]　蒋麟.越鞠丸用于治疗抑郁症的探讨[J].国医论坛,2004,19(3):15-17.

　[5]　王少华.越鞠丸治疗郁证临床观察[J].湖北中医杂志,2001,23(1):35-37.

　[6]　吴登山.高辉远活用越鞠丸的临床经验[J].中国中医药信息杂志,2001,8(3):71-72.

　[7]　何健纯.古方越鞠丸之临床运用[J].吉林中医药,1995,18(3):32-33.

牡 丹 皮

　牡丹皮为毛茛科芍药属植物牡丹的干燥根皮。其性微寒,味苦、辛。归心、肝、肾经。具有清热凉血,活血化瘀的功效。现代研究表明,牡丹皮含牡丹皮酚、芍药苷等多种活性成分,具有保肝护肾、抗炎、镇静、解热、镇痛、解痉等广泛的药理作用[1]。

　牡丹皮抗抑郁研究报道较少。王君明等利用3种动物模型,即小鼠悬尾实验、强迫游泳实验和旷场实验模型,首次考察牡丹皮水提物抗抑郁活性,结果牡丹皮水提物可使小鼠在悬尾实验及强迫游泳实验的不动时间均显著性缩短,对各组小鼠旷场实验穿格次数无明显影响,排除了由于自主活动性可能带来的抗抑郁假阳性结果,证实了牡丹皮提取物具有抗抑郁活性,为牡丹皮抗抑郁应用提供了初步的药效学实验基础。

　牡丹皮治疗抑郁症主要应用于中药复方中,尤其以加味逍遥丸为代表。加味逍遥丸是在逍遥丸的基础上加入牡丹皮、栀子组成,也称之为丹栀逍遥丸,是疏肝解郁,养血健脾的常用方剂。其中柴胡疏肝理气,当归、白芍养血柔肝,白术、茯苓健脾化湿,炙甘草益气补中、缓肝之急,牡丹皮泻血中伏火,栀子泻三焦之火。基于数据挖掘技术的中药专利复方治疗抑郁症用药规律分析发现,

以柴胡、白芍、甘草、茯苓、当归等为核心药物组成的逍遥丸为治疗
抑郁症的基本方,聚类分析结果发现牡丹皮、薄荷、白术、牡蛎等中
药配伍"功能模块"[2]。张崇燕等研究表明,在强迫游泳实验和小
鼠悬尾实验中,逍遥散能有效缩短小鼠的不动时间,提示有良好的
抗抑郁作用。张华东等临床研究发现,与单用帕罗西汀治疗抑郁
症相比,逍遥丸联合帕罗西汀起效快、疗效好、不良反应少、治疗依
从性高、复发率低。丹桂逍遥丸是在加味逍遥丸的基础上加入生
姜、薄荷制成。高孟英观察丹桂逍遥丸联合米氮平片治疗脑中风
后抑郁的临床疗效,将脑中风后抑郁患者随机分为对照组(给予米
氮平片),治疗组(在对照组治疗基础上加服丹桂逍遥丸),两组均
以 4 周为 1 个疗程,2 个疗程后判定疗效。结果治疗组有效率为
93.75％,对照组有效率为 83.87％,说明丹桂逍遥丸联合米氮平
片治疗脑中风后抑郁优于单用西药。

郑宗和报道,解郁合剂(柴胡、知母、百合各 15 克,夏枯草、郁
金、炒白芍各 12 克,牡丹皮、炒栀子各 10 克,甘草 6 克)联合氟西
汀治疗抑郁症的疗效研究,160 例患者随机分为对照组(口服氟西
汀治疗)和治疗组(氟西汀治疗基础上加服解郁合剂),20 日为 1
个疗程,连续治疗 2 个疗程,治疗组总有效率为 95.00％,临床症
状、抑郁情绪评价(汉密尔顿、抑郁自评量表),躯体症状评价
(SCL-90 量表)评分均优于对照组。说明解郁合剂联合氟西汀治
疗抑郁症疗效更佳。

上述试验研究可以看出,牡丹皮具有抗抑郁作用,对这一药理
作用的研究还处于初步药效学证明阶段,有待于药学工作者进一
步的深入探讨;而牡丹皮治疗抑郁症的临床应用多为复方,且缺少
更具说服力的多中心、大样本随机对照临床研究报道。

参考文献

[1]　胡云飞,徐国兵．牡丹皮及其主要成分牡丹皮酚的药理

作用研究进展[J]. 安徽医药,2014,18(4):589-591.

　　[2]　施学丽,陈贵海,赵晓芳,等. 基于数据挖掘技术的中药专利复方治疗抑郁症用药规律分析[J]. 时珍国医国药,2013,24(11):2822-2825.

第九节　息风安神药

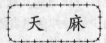

　　天麻是兰科植物天麻的干燥块茎。其性平,味甘。归肝经。具有平肝息风,祛风止痛功效。适用于头痛眩晕、肢体麻木、小儿惊风、癫痫、抽搐、破伤风等病症,是治疗抑郁症等神经精神疾病的常用中药之一。

一、天麻提取物及其活性成分

　　天麻的多种成分具有抗抑郁作用。Chen 等研究表明,天麻水提取物对大鼠慢性给药,能明显减少大鼠在强迫游泳实验中的不动时间,明显增加抑郁模型大鼠额皮质的 5-羟色胺和纹状体的多巴胺含量,降低模型大鼠额皮质的 5-羟吲哚乙酸/5-羟色胺和 3,4-二羟苯酰乙酸＋香草酚酸/多巴胺比值及 3,4-二羟苯酰乙酸含量,表明天麻具有抗抑郁作用,其机制可能与调节 5-羟色胺和多巴胺系统有关。周本宏等用天麻乙醇提取物、孙晓菲等用天麻乙酸乙酯提取物给小鼠灌胃,均可以明显缩短小鼠在强迫游泳实验、悬尾实验中不动时间,表明天麻乙醇提取物及乙酸乙酯提取物对行为绝望小鼠有抗抑郁作用。周本宏等研究表明,天麻乙醇提取物显著降低小鼠纹状体中多巴胺浓度、显著提高纹状体中 5-羟色胺的浓度和海马区去甲肾上腺的浓度。周本宏等进一步采用天麻乙醇提取物对慢性应激抑郁模型小鼠干预研究表明,能改善小鼠的抑郁样行为,保护抑郁模型小鼠海马神经元损伤,抑制海马神经细胞外 Ca^{2+} 内流,阻止细胞内 Ca^{2+} 超载。

通过大量临床研究表明,天麻活性成分天麻素抗抑郁作用显著。紧张性头痛、头晕是抑郁症的常见症状之一。唐修学等用氟桂利嗪加全天麻胶囊治疗紧张性头痛 33 例,远期疗效较好,未见不良反应,表明天麻有镇静催眠、改善脑循环,提高痛阈作用,有与氟桂利嗪协同治疗紧张性头痛作用。陈勇采用天麻素胶囊治疗慢性紧张型头痛 48 例,抑郁自评量表、焦虑自评量表评分明显降低,总有效率为 87.5%。张海生等用度洛西汀联合天麻素注射液治疗持续性躯体形式疼痛障碍 35 例,有效率分别为 82.86%,可以明显减轻头晕、头痛、恶心等症状。

抑郁常因肝郁脾虚,多有胃肠功能紊乱,如肠易激综合征常伴有抑郁负性情绪,或与抑郁症密切相关。王国或采用天麻素胶囊随机对照治疗 26 例腹泻型肠易激综合征,天麻素能有效改善临床症状,增强疗效,减轻患者的焦虑、抑郁负性情绪。功能性消化不良,亦是抑郁的常见症状。景富春等用天麻素胶囊联合奥美拉唑胶囊及多潘立酮片随机对照治疗伴焦虑抑郁症状的功能性消化不良,总有效率为达 91.9%,优于单纯奥美拉唑胶囊及多潘立酮片对照组 66.1%。景富春等采用天麻素结合奥美拉唑胶囊及多潘立酮片进一步治疗伴精神心理障碍老年人功能性消化不良 29 例,总有效率为 82.8%,显著优于单纯西药组(58.6%),且恶心、嗳气等症状明显少,因此认为天麻素对伴精神心理障碍的功能性消化不良具有较好治疗效果。景富春等又用天麻素胶囊治疗更年期女性功能性消化不良亦取得满意效果。孙芳用天麻素注射液治疗伴焦虑抑郁的睡眠相关性偏头痛患者 30 例,29 例有效,可明显降低焦虑抑郁量表评分。高英等用天麻素注射液联合奥美拉唑胶囊和多潘立酮片治疗功能性消化不良患者精神心理症状,明显降低症状自评量表、抑郁自评量表及焦虑自评量表评分,从而改善焦虑、抑郁精神心理症状。

神经衰弱多为轻、中度抑郁症。谈弘用天麻素注射液联合阿普唑仑治疗神经衰弱 67 例,总有效率为 93%,在减轻及缓解头晕、头痛的同时,可有效治疗失眠,并有明显改善焦虑、抑郁症状的作用。孙来顺使用天麻素联合阿普唑仑与单用阿普唑仑随机对照治疗神经衰弱各 31 例,经汉密尔顿抑郁量表和汉密尔顿焦虑量表评定,联合组总有效率为 90.3%,显著优于对照组的 80.6%。李荫等通过双盲法验证乙酰天麻素片治疗神经衰弱、血管性头痛和抑郁性神经症表明,乙酰天麻素片对缓解神经衰弱和血管性头痛症状有效,治疗组疗效高于对照组且无不良反应。

中风后抑郁是常见老年人躯体性抑郁症,应用天麻素治疗具有较好疗效。如胡春丽等应用米氮平联合天麻素治疗脑中风后抑郁患者 30 例,亦获满意疗效。赵磊等用天麻素注射液联合舍曲林片治疗脑中风后抑郁 43 例,起效快,患者耐受性好,可以缩短病程,改善抑郁症状,有效率 93.02%。姜晓蕊等采用文拉法辛缓释片联合天麻素治疗脑中风后抑郁 40 例,给予文拉法辛缓释片联合天麻素治疗,与天麻素治疗 40 例对照,连续治疗 4 周,结果两组患者疗程结束后抑郁程度均有改善,治疗组的有效率高于对照组。

二、天麻复方应用研究

天麻亦常用于抗抑郁的中药复方之中。孙明军等用天麻钩藤饮(天麻、栀子、黄芩、杜仲、益母草、桑寄生、夜交藤、朱茯神、川牛膝、钩藤、石决明)联合氟西汀治疗抑郁症头晕、头痛 68 例,与单纯氟西汀对照,治疗 6 周后经汉密尔顿抑郁量表评定治疗组有效率为 95.2%,显著高于对照组的 79.4%。沈秀辉用养血清脑颗粒合天麻钩藤饮治疗头痛 36 例,以及姚黄采用天麻钩藤饮加减治疗肝阳上亢,痰热阻络,脑神不安型脑中风后抑郁亦均取得较好疗效。

宫业松采用天麻安神茶(天麻、菊花、钩藤、桑葚、酸枣仁、琥珀粉)治疗伴有焦虑的高血压 30 例,显著改善患者的焦虑状态,可有效调节高血压患者的动态血压。汪林昱等采用补肾解郁方(天麻、黄芪、西洋参、白术、枸杞子、生地黄、淫羊藿、白芍、酸枣仁、茯苓、知母、香附、柴胡、郁金等)治疗肾虚肝郁型抑郁症 240 例,并与氟西汀对照,经汉密尔顿减分疗效和中医证候疗效比较。治疗 3 周时,补肾解郁组有效率低于氟西汀组;6 周末,两组疗效相当;12 周末,补肾解郁组痊愈率、显效率、汉密尔顿减分值和疗效指数显著高于氟西汀组,且不良反应明显低于氟西汀组。居跃君[1]根据王翘楚平肝解郁活血法(天麻、钩藤、柴胡、龙骨、郁金、石菖蒲、赤芍药、丹参)治疗抑郁性神经症 40 例(疗程 4 周),有效率为 72.5%。李爱君等[2]用天智颗粒(天麻、钩藤、石决明、杜仲、桑寄生、茯神、黄芩、栀子、益母草、夜交藤、川牛膝)联合逍遥丸治疗抑郁症 40 例,疗效达 90%。

三、结论与展望

综上所述,天麻为常用平肝息风、祛风止痛中药,单味药、提取物及活性成分均具有明确的抗抑郁作用,在临床上单用或复方中应用均取得良好效果,因此天麻的抗抑郁研究近年受到较多关注。研究发现[3],天麻含天麻素、香草醛、对羟基苯甲醛、多糖等多种化学成分,其中天麻素和天麻多糖是其主要药效物质基础;天麻主要作用于中枢神经系统、心血管系统,具有抗惊厥、镇痛、镇静、抗抑郁、改善记忆、益智健脑、增加脑血流量、减少血管阻力、改善血液供应、抗炎、抗氧化及细胞膜保护、延缓衰老、增强免疫力等作用,临床应用广泛,可治疗多种神经痛、眩晕、头痛、血管性痴呆、癫痫、脑萎缩、抑郁症、高血压等疾病,具有很好的疗效。服用大剂量天麻会出现恶心、呕吐等不良反应,常规剂量无明显不良反应。天麻抗抑郁作用与其神经保护、调节单胺类递质、抗氧化、镇静及免疫调节等作用密切相关,但天麻对下丘脑-垂体-肾上腺轴功能的影响、对神经血管单元的调控及相关机制还待进一步探讨。天麻及其活性成分天麻素已广泛应用于临床治疗抑郁或焦虑症，并取得显著疗效，但天麻抗抑郁的复方配伍规律、相互作用机制还有待进一步的深入研究。对天麻抗抑郁作用及其机制的深入研究，对开发创新中药，提高抑郁症的诊治水平均具有重要意义。

参考文献

[1]　居跃君.平肝解郁活血法治疗抑郁性神经症 40 例[J].上海中医药杂志,2000,34(11):18-19.

[2]　李爱君,娄永亮,黄宗卫.天智颗粒联合逍遥丸治疗抑郁症 40 例疗效观察[J].中国实用神经疾病杂志,2013,16(22):99-100.

[3]　杨超,吕紫媛,伍瑞云.天麻的化学成分与药理机制研究进展[J].中国现代医生,2012,6(17):27-28,31.

罗 布 麻

罗布麻叶为夹竹桃科罗布麻属植物罗布麻的干燥叶。其性凉，微苦，有小毒。归肝、心、肾经。具有平心悸，止眩晕，消喘止咳，强心利尿的功效。中国药典（2010 年版）记载：罗布麻叶具有平肝安神，清热利水的功效。适用于肝阳眩晕，心悸失眠，水肿尿少等。近年来研究发现，罗布麻叶还具有抗抑郁作用[1]。罗布麻叶具有广泛的药理和生物活性，其中含有种类繁多和含量丰富的黄酮类化合物。研究认为，黄酮类化合物是罗布麻叶作为药用植物或具有医药价值的基础，是罗布麻叶的最主要的生物活性成分。

一、罗布麻叶抗抑郁基础研究

1. 罗布麻叶抗抑郁化学成分研究　Butterweck 等对罗布麻

叶进行深入研究结果表明：罗布麻叶乙醇提取物中的黄酮具有很好的抗抑郁效果，在 $30\sim120mg/kg$ 的剂量范围能缩短强迫游泳大鼠的不动时间，其抗抑郁作用可能与提取物中主要的黄酮类化合物金丝桃苷、异槲皮素有关。胡运梅等采用不同浓度的"盐酸-乙醇"溶液对罗布麻叶黄酮类化合物进行提取，应用液相色谱和质谱联用技术对化学成分进行鉴别，明确不同浓度的盐酸对化合物含量的影响，应用 PC12 细胞筛选体系对各提取的抗抑郁活性进行评价。实验结果显示，随着盐酸浓度的增加，金丝桃苷和异槲皮素的含量明显降低，而白麻苷的含量升高。罗布麻叶经含有 $0.1\%\sim1\%$ 盐酸的 60% 乙醇提取物的成分系数，$K=0.90\sim5.87$，对皮质酮损伤的 PC12 细胞具有明显的保护作用。吴桂梅等对罗布麻叶总黄酮进行提取，分离活性单体并进行抗抑郁活性研究。应用高速逆流色谱技术一次性分离得到 4 个黄酮类单体化合物分别为白麻苷、乙酰化金丝桃苷、三叶豆苷和紫云英苷，经高效液相色谱检测其纯度均达到 95%，同时得到 2 个混合物组分，分别为金丝桃苷/异槲皮素组和槲皮素/山奈酚组。用 PC12 细胞体系对分离得到的单体黄酮及混合组分进行了快速的抗抑郁活性评价，抗抑郁活性能力的顺序为：金丝桃苷/异槲皮素混合组分＞异槲皮素＞金丝桃苷＞总黄酮＞紫云英苷＞三叶豆苷＞乙酰化金丝桃苷＞白麻苷＞槲皮素/山奈酚混合物组分。周本宏等筛选罗布麻叶抗抑郁活性成分时得出不同试验结果，认为罗布麻叶醇提物没有抗抑郁活性，其他 4 个成分（石油醚、乙酸乙酯、正丁醇和水相）具有抗抑郁活性，可降低小鼠强迫游泳实验中的不动时间，对去甲肾上腺素、多巴胺、5-羟色胺在海马、纹状体中的浓度有不同程度的影响，且抗抑郁活性成分主要分布在正丁醇和水溶性成分，而不是总黄酮含量最高的乙酸乙酯成分，提示黄酮类化合物并不一定是罗布麻叶抗抑郁的主要成分。同时发现，罗布麻叶醇提物的水萃取成分可以显著地降低小鼠脑内单胺氧化酶的活性，认为这可能是罗布麻叶抗抑郁作用机制之一[2]。

2. 罗布麻叶抗抑郁药理研究 郑梅竹等对罗布麻叶总黄酮抗抑郁作用进行了系统研究,采用经典抑郁动物模型小鼠悬尾、小鼠强迫游泳、大鼠强迫游泳实验,小鼠开野实验评价罗布麻叶总黄酮的抗抑郁活性。结果表明,罗布麻叶总黄酮具有明确的抗抑郁作用。裴凌鹏等研究罗布麻叶醇提物对老年痴呆性大鼠学习记忆及脑组织 Na^+-K^+-ATP 和乙酰胆碱酯酶活性的影响,以 60mg/kg 氯化铝溶液大鼠背部皮下进行注射,造成慢性铝中毒老年性痴呆模型,给药 2 个月后进行学习记忆检测,结果罗布麻叶醇提物可有效改善氯化铝导致老年痴呆性大鼠的学习记忆能力,提高脑组织 Na^+-K^+-ATP 酶活性,降低乙酰胆碱酯酶活性。

在抑郁症的发病机制研究中,单胺递质备受关注,多巴胺、5-羟色胺和去甲肾上腺素都被认为与抑郁症密切相关。单胺能系统在中枢神经系中占有重要的地位,其末梢释放去甲肾上腺素、多巴胺和 5-羟色胺等单胺类介质作用于下一个效应细胞。传统的抗抑郁药物普遍通过调节大脑内的单胺能系统来达到抗抑郁的效果。郑梅竹所在课题组采用大鼠慢性应激抑郁模型,利用液相色谱－质谱串联法测定大鼠脑内单胺类神经递质去甲肾上腺素、多巴胺和 5-羟色胺的含量,结果慢性应激抑郁组动物组织内多巴胺、5-羟色胺和去甲肾上腺素含量与正常组相比显著降低。罗布麻叶黄酮提取物处理组大鼠脑中多巴胺和去甲肾上腺素含量与慢性应激抑郁组相比显著上升,且随着剂量的增大,这种作用更加明显。70mg/kg 罗布麻叶黄酮提取物处理与盐酸氟西汀(3.5mg/kg)效果一致,但对 5-羟色胺含量作用不明显,与氟西汀结果相反,氟西汀显著增加了 5-羟色胺含量。该结果说明,罗布麻叶总黄酮可以逆转抑郁大鼠脑内单胺类物质(去甲肾上腺素、多巴胺)的降低。在进一步研究中,该课题组选择相关去甲肾上腺素、5-羟色胺、多巴胺受体阻断药(5-羟色胺 1A→Way100635、5-羟色胺 2→赛庚啶、

5-羟色胺 2A→酮色林、α_1-去甲肾上腺素受体阻断药→哌唑嗪、α_2-去甲肾上腺素受体阻断药→育亨宾、$\alpha\beta$-去甲肾上腺素受体阻断药→普萘洛尔、D_1→SCH23390、D_2→舒必利),采用小鼠悬尾实验,探讨罗布麻叶总黄酮的抗抑郁机制。结果表明,5-羟色胺 2A、5-羟色胺 2 受体阻断药酮色林(5mg/kg)、赛庚啶(3mg/kg);α_1-去甲肾上腺素受体、α_2-去甲肾上腺素受体、$\alpha\beta$-去甲肾上腺素受体阻断药哌唑嗪(1mg/kg)、育亨宾(1mg/kg)、普萘洛尔(2mg/kg);D_1、D_2 受体阻断药 SCH23390(0.05mg/kg)、舒必利(50mg/kg)与罗布麻叶总黄酮 50mg/kg 联合连续灌胃给药 10 日后,与罗布麻叶总黄酮 50mg/kg 单独给药相比,能明显延长悬尾小鼠累计不动时间,表明罗布麻叶总黄酮的抗抑郁活性与去甲肾上腺素能系统(α_1-去甲肾上腺素受体、α_2-去甲肾上腺素受体、$\alpha\beta$-去甲肾上腺素受体)、5-羟色胺能系统(5-羟色胺 2A、5-羟色胺 2 受体),多巴胺能系统(D_1、D_2 受体)有关。

临床研究表明,抑郁患者的下丘脑-垂体-肾上腺轴功能亢进,血中糖皮质激素水平显著升高[3]。人的脑神经细胞上存在介导糖皮质激素作用的受体。PC12 细胞是鼠肾上腺嗜铬细胞瘤的细胞株,分化的 PC12 细胞在形态和功能上具有典型的神经内分泌细胞的特征,其细胞膜上的糖皮质类固醇(GC)受体表达丰富。郑梅竹等采用高浓度皮质酮处理 PC12 细胞以模拟抑郁症患者脑神经元损伤状态,运用 MTT 法、Ca^{2+} 离子浓度($[Ca^{2+}]$i)检测法、LDH 检测法、流式细胞术法考察罗布麻叶总黄酮对皮质酮损伤的 PC12 细胞的保护作用。结果表明,罗布麻叶总黄酮预先处理后,与皮质酮诱导的 PC12 细胞损伤组相比,PC12 细胞的存活率显著上升,在 $100\mu g/ml$ 时达到 78%;其 LDH 释放量,细胞内$[Ca^{2+}]$i 均显著降低,同时细胞 S 期显著延长,表明罗布麻叶总黄酮对皮质酮诱导损伤的 PC12 细胞具有神经保护作用。这种神经保护作用可能通过减少细胞内 LDH 的漏出、降低胞内 Ca^{2+} 超载、促进细胞增殖实现的。

　　研究证实,抑郁症作为一种神经系统退行性病变,其发病机制与基因失控有关,抗抑郁治疗能影响神经可塑性相关基因的表达。国内学者选择与抗抑郁密切相关的基因脑源性神经营养因子及环磷酸腺苷反应元件结合蛋白为代表性基因来研究罗布麻总黄酮抗抑郁的部分作用机制,试图进一步从基因水平研究其可能的作用机制。研究通过实时定量逆转录聚合酶链反应(Real-timeRT-PCR)从基因水平对各组药物处理后的 PC12 细胞中脑源性神经营养因子、环磷酸腺苷反应元件结合蛋白表达水平进行检测发现,皮质酮(0.01mmol/L)处理后的 PC12 细胞中脑源性神经营养因子、环磷酸腺苷反应元件结合蛋白基因的表达量最低,罗布麻叶总黄酮(25μg/ml、50μg/ml、100μg/ml)处理 48 小时后,其表达量显著增加,在 100μg/ml 时较用药前增加了近 10 倍。研究结果表明,抑郁症的发病机制可能与脑中脑源性神经营养因子、环磷酸腺苷反应元件结合蛋白基因表达降低密切相关,罗布麻叶总黄酮的抗抑郁机制可能是通过腺苷酸环化酶-环磷酸腺苷-环磷酸腺苷反应元件结合蛋白(AC-cAMP-反应元件结合蛋白)信号通路促进脑源性神经营养因子、环磷酸腺苷反应元件结合蛋白的基因表达而发挥的[4]。

二、罗布麻叶抗抑郁临床研究

　　近年来,已有罗布麻叶单味药或含有罗布麻叶的复方联合西药治疗抑郁、焦虑、老年痴呆等疾病的报道。如张小河等观察氟西汀联合罗布麻与氟西汀单药治疗冠心病并发焦虑症的疗效及安全性,120 例冠心病合并焦虑症患者随机分为两组,分别采用氟西汀联合罗布麻及单药氟西汀治疗 12 周,采用汉密尔顿焦虑量表和抑郁量表及不良反应量表评定其疗效及不良反应,结果氟西汀联合罗布麻组较单药氟西汀组疗效好,起效时间明显较早,氟西汀联合罗布麻组于 1 周末两种量表评分均开始显著下降,而氟西汀组下降不明显,在 1、2 周末两组相比差异有显著性。不良反应则基本一样。认为氟西汀联合罗布麻治疗冠心病并发焦虑症较单用氟西汀效果好,起效快,患者易于接受。

董学敏根据中医理论研制的含罗布麻叶的中药复方制剂抗脑衰胶囊(组成为红参、西洋参、桑寄生、黑杜仲、何首乌、当归、赤芍、川芎、天麻、罗布麻叶等)用于治疗老年痴呆,并观察抗脑衰胶囊对老年期痴呆患者简易智能状态检查表、老年性痴呆评定量表-认知分量表积分的影响。选择 90 例中风科住院的老年期痴呆患者随机分为两组,对照组口服盐酸多奈哌齐片,治疗组在对照组治疗基础上加服抗脑衰胶囊,治疗 3 个月,结果显示两组均能使患者的简易精神状态量表、老年性痴呆评定量表-认知分量表积分得到明显改善。但治疗组优于对照组,说明抗脑衰胶囊联合西药治疗老年性痴呆有较好疗效。

三、结论与展望

中医在抑郁症的治疗用药方面有着丰富的经验和大量古文献记载。不论是中药复方还是单味中药,其特点在于化学成分的多样性及药理作用的多靶点性。而目前西药对于抗抑郁药物筛选也在转向寻找多靶点起效的抗抑郁药物,这正与中药的特色相符合,同时也是中药抗抑郁研究的突破口。

如前所述,目前中药罗布麻叶治疗抑郁症的研究处于起步阶段。含罗布麻叶的复方治疗抑郁症的研究目前主要集中于临床经验用药,其疗效有待进一步考察,作用机制有待明确。对于罗布麻叶单味药的研究,则主要集中于临床前实验研究,研究思路及方法均采用现代医学的研究手段,如强迫游泳实验和悬尾实验是抗抑郁作用筛选与评价中应用最多的方法。对于罗布麻叶抗抑郁作用机制主要集中于提高单胺类神经递质的含量,神经保护作用,调节AC-cAMP-环磷酸腺苷反应元件结合蛋白信号通路等多方面展开。可见,罗布麻叶可从多个神经生物环节调节机体的精神状态而发挥抗抑郁作用,这体现了中药抗抑郁作用的多环节性和复杂性。总之,对罗布麻叶的抗抑郁作用,还有待系统而深入的药理及临床实验研究。

参考文献

[1] 李庆华,魏春雁,李建东. 罗布麻叶药理作用及临床应用研究进展[J]. 中药材,2008,31(5):785-787.

[2] 周本宏,李小军,杨鼎,等. 罗布麻浸膏对小鼠脑内单胺氧化酶活性的影响[J]. 中国药师,2006,9(8):689-691.

[3] Barden N. Modulation of glucocorticoid receptor gene expression by antidepressant drugs [J]. Pharmacopsychiatry, 1996,29(1):12-16.

[4] 郑梅竹,刘春明,丛大力,等. 罗布麻叶总黄酮提取物促进小鼠抗抑郁基因 CREB、BDNF 的表达[J]. 基因组学与应用生物学,2011,30(2):184-188.

酸枣仁

酸枣仁为鼠李科植物酸枣的干燥成熟种子。其性平,味甘。归心、脾、肝、胆经。具有养肝,宁心,安神,敛汗的功效。主治虚烦不眠,惊悸怔忡,烦渴,虚汗等症。因其性味平淡,敛气安神,均补五脏,应用范围广泛。《本草汇言》曰:"酸枣仁,均补五藏,如心气不足,惊悸怔忡,神明失守,或腠理不密,自汗盗汗;肺气不足,气短神怯,干咳无痰;肝气不足,筋骨拳挛,爪甲枯折;肾气不足,遗精梦泄,小便淋沥;脾气不足,寒热结聚,肌肉羸瘦;胆气不足,振悸恐畏,虚烦不寐等症,是皆五藏偏失之病,得酸枣仁之酸甘而温,安平血气,敛而能运者也。"

酸枣仁为抗抑郁的常用中药之一,如洪霞等总结与分析周绍华治疗抑郁症用药特点,酸枣仁排在最常用药物首位。

一、养血宁心安神志

心主血脉,与精神情志活动密切相关。心气旺,心血宁,血脉流畅,神清志宁。反之,气血亏虚,或痰瘀阻滞,心主血脉的功能异常,则心神失养,必然出现神志的改变,如心悸怔忡、神思恍惚、失眠多梦等。《景岳全书·郁证》曰:"至若情志之郁,则总由乎心,此因郁而病也。"酸枣仁补心气、益心血,养心脉,宁心安神。《药品化义》曰:"酸枣仁,仁主补,皮益心血,其气炒香,化为微温,藉香以透心气,得温以助心神。凡志苦伤血,用智损神,致心虚不足,精神失守,惊悸怔忡,恍惚多忘,虚汗烦渴,所当必用。"酸枣仁治疗心郁之证,常与活血养血、解郁安神之品如当归、白芍、郁金、川芎、茯苓、远志等配伍。赵立志等用酸枣仁汤(酸枣仁、川芎、茯苓、知母、甘草)治疗人工心脏起搏器安置术有起搏植入适应证的焦虑、抑郁状况,能明显缓解起搏器植入治疗患者围术期的焦虑、抑郁情绪。段名远等用盐酸帕罗西汀联合加味酸枣仁汤治疗抑郁症 20 例,总有效率为 95.0%。王俅俅等用加味酸枣仁汤(酸枣仁、川芎、知母、茯苓、三七、龙齿、黄芪、甘草)治疗不稳定型心绞痛伴抑郁状态 57 例,结果表明血浆白细胞介素-17 水平明显下降,表明该方对患者的炎症反应具有抑制作用。祝连生等用酸枣仁安神胶囊(炒酸枣仁、丹参、醋五味子)联合帕罗西汀治疗脑中风后抑郁,疗效优于单用帕罗西汀。郑锦英等用甘麦大枣汤合酸枣仁汤加减治疗脑中风后抑郁 34 例,疗效满意。傅萍萍等用酸枣仁加龙牡汤治疗肿瘤患者抑郁症 13 例获效,且不良反应小。乔树真等用解郁安神汤(炒枣仁、莲子心、郁金、栀子、合欢皮、珍珠母)治疗失眠 60 例,总有效率为 93.3%。孙怡等用解郁安神散(酸枣仁、郁金、栀子、大枣、生龙齿、远志、柴胡、当归、茯神、石菖蒲、百合、半夏、天南星、炙甘草等)治疗神经衰弱 73 例,高静用该方胶囊治疗失眠 26 例,均取得满意疗效。

二、敛气润肺利宣肃

肺主气,司宣发和肃降,朝百脉而布津气。如宣发失司,脉阻气滞水停,抑郁发病。故《素问·至真要大论》曰:"诸气膹郁,皆属于肺。"《宣明五气》也指出"精气并于肺则悲"。《医述·郁》曰:"所谓郁者,清气不升浊气不降也。然清浊升降皆出于肺,使太阴失治节之令,不唯生气不生,收气也不降,上下不交而郁成矣。"酸枣仁甘润养阴,滋肺之娇脏,敛气止汗,益水之上源,助百脉之朝会,是以收散相和,升降相依,气顺津布,血畅神宁。《本草再新》云:酸枣仁"润肺养阴,温中利湿,敛气止汗,聪耳明目"。酸枣仁治肺郁之证,常配生地黄、百合养阴润肺解郁,如林鎏用百地枣仁汤(百合、生地黄、夜交藤、知母、合欢花、酸枣仁、柏子仁、茯神、龙骨、牡蛎)治疗失眠 100 例,总有效率为 92%;配茯苓、人参敛气止汗。《普济方》曰:"治睡中盗汗,酸枣仁、人参、茯苓各等份。上为细末,米饮调下半盏。"

三、补肝温胆和脏腑

肝主疏泄,喜条达而恶抑郁,肝藏血,以血为体,以气为用,体阴而用阳,集阴阳气血于一身,其病理变化复杂,每易形成肝气郁滞。肝胆相表里,肝郁胆虚,胆气不足,决断不出,变生疑虑而为虚烦不眠。《诸病源候论·五脏六腑病诸候》曰:"胆气不足,其气上溢而口苦,善太息,呕宿汁,心下澹澹,如人将捕之。"酸枣仁养肝温胆,防疏泄太过,疗胆虚胆热。《本草经疏》曰:"酸枣仁,实酸平,仁则兼甘。专补肝胆……能补胆气,故可温胆。"酸枣仁生用散肝胆之滞,炒用温润养血,荣筋养髓,安神宁志。《本经逢原》曰:"酸枣仁,熟则收敛精液,故疗胆虚不得眠,烦渴虚汗之证;生则导虚热,故疗胆热好眠,神昏倦怠之证。"酸枣仁治肝胆郁滞之证,常配疏肝解郁之品,如柴胡、川芎、香附、郁金等。张广强等用酸枣仁补血汤

（酸枣仁、茯苓、川芎、知母、炙甘草、黄芪、当归、山茱萸、生地黄、丹参、柴胡、香附、郁金、石菖蒲）联合氟西汀治疗更年期抑郁症，可明显消除或改善抑郁症状，且不良反应较少。王建欣用柴胡疏肝散合酸枣仁汤（柴胡、枳壳、生白芍、香附、酸枣仁、知母、山药、炙甘草、茯苓、茯神、夜交藤）加减治疗抑郁失眠43例，治愈31例，好转10例。另外，肝为风木之脏，肝郁易侮脾土，形成肝郁脾虚，或横逆犯胃，则为肝胃不和，故抑郁症的治疗中疏肝不忘健脾和胃，还应配茯苓、白术、陈皮、甘草等。赵洁萍等用解郁汤（酸枣仁、柴胡、郁金、白芍、当归、党参、茯苓、百合、合欢皮、小麦、甘草、大枣）治疗冠心病伴发抑郁焦虑症状，疗效显著；赵志新用解郁汤配合心理干预治疗郁病33例，有效率为96.97%。

四、运脾和胃调中焦

脾主运化升清，胃主受纳降浊。只有升降平衡，一身之气机才可正常运行。若脾不健运，痰湿阻滞，蒙蔽气机，中焦脾胃之气升降失常，郁而发病。因此，健脾渗湿、和胃理气以复其升降之功是治疗抑郁症的重要治法。如《证治汇补》曰：郁证"治宜开发运动，鼓舞中州"。酸枣仁能醒脾阴，引血归脾，运脾和胃，使气血生化不息、升降有序，故为治疗抑郁症常用中药。《药品化义》曰："酸枣仁……因其味甘炒香，香气入脾，能醒脾阴，用治思虑伤脾及久泻者，皆能奏效。"《本草经疏》曰："酸枣仁……其主心腹寒热，邪结气聚，及四肢酸疼湿痹者，皆脾虚受邪之病，脾主四肢故也……五脏之精气，皆禀于脾，故久服之，功能安五脏。"酸枣仁治脾郁，须配茯苓、白术健脾之品加强运脾之力，更配川芎、香附等疏肝之药加强解郁之功。张鸣等用酸枣仁汤合黄连阿胶汤治疗抑郁等精神障碍的慢性疲劳综合征50例，疗效满意。马菁菁等用逍遥散合酸枣仁汤加减治疗轻、中度抑郁40例，疗效高于氯西汀对照组。

五、结论与展望

综上所述,抑郁症发病多为气血津液运行失常,影响气机升降出入所致,涉及心、肺、肝、脾等脏腑功能。酸枣仁有养肝、宁心、安神、敛汗之功效,广泛用于虚烦不眠,惊悸怔忡,烦渴,虚汗等症。临床上治疗抑郁症酸枣仁主要在复方中应用,通过不同的配伍达到养血宁心安神志、敛气润肺调宣肃、补肝温胆和脏腑、运脾和胃调升降,达到和畅气机、解郁安神之目的。《本草切要》曰:"酸枣仁,性虽收敛而气味平淡,当佐以他药,方见其功,如佐归、参,可以敛心;佐归、芍,可以敛肝;佐归、术,可以敛脾;佐归、麦,可以敛肺;佐归、柏,可以敛肾;佐归、苓,可以敛肠、胃、膀胱;佐归、芪,可以敛气而灌溉营卫;佐归、地,可以敛血而营养真阴。"同时,还对酸枣仁进行了基础实验研究,主要化学成分包括皂苷及三萜类、生物碱类、黄酮类、脂肪酸类,多种氨基酸及植物甾醇、酸枣多糖、阿魏酸,丰富的钾、钠、钙、镁等常量元素,还有铁、铬、锰、镍、铜、锌等人体需要的微量元素[1]。其抗抑郁成分研究初步表明为皂苷类、黄酮类、脂肪酸类等。药理研究表明[2],酸枣仁具有镇静催眠,抗惊厥,增强免疫,抗抑郁,抗心律失常,抗心肌缺血,以及降血压、降血脂、耐缺氧、降温、防烫伤和抗脂质过氧化等多种药理作用。其抗抑郁作用机制涉及单胺类递质及炎症细胞因子、神经营养因子等,但结果并不完全一致,还有待进一步深入研究,特别是酸枣仁与其他抗抑郁中药的协同作用及其机制的研究,将为酸枣仁应用于抑郁症治疗提供科学依据。

参考文献

[1] 张军武,赵琦.酸枣仁的生物学特征及化学成分研究进展[J].中医学报,2013,28(4):550-552.

[2] 胡明亚.酸枣仁的药理作用及现代临床应用研究[J].

中医临床研究,2012,4(19):20-20.

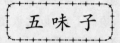

五味子为木兰科植物五味子的干燥成熟果实。其性温,味酸。归肺、肾、心经。具有益气,滋肾,敛肺,生津,益智,安神的功效。适用于久咳虚喘,梦遗滑精,遗尿尿频,久泻不止,自汗,盗汗,津伤口渴,短气脉虚,内热消渴,心悸失眠等病症。五味子亦是治疗抑郁症的常用中药,如洪霞等通过数据挖掘技术分析周绍华教授治疗抑郁症用药次数,五味子排前 6 位。现代研究表明,五味子除保肝降酶、抗氧化、延缓衰老、镇咳祛痰等作用外,其缓解焦虑、抗抑郁作用显著[1]。本文结合抑郁症病机证治研究及相关文献,探讨五味子治疗抑郁症的临床应用特点。

一、补肺敛气,肃降解郁

肺主气,司宣肃以调节全身气机,与抑郁发病密切相关。《素问·至真要大论》曰:"诸气膹郁,皆属于肺。"《医述·郁》曰:"所谓郁者,清气不升浊气不降也。然清浊升降皆出于肺,使太阴失治节之令,不唯生气不生,收气也不降,上下不交而郁成矣。"元气亏虚,气虚上壅而不归元,发为肺郁之证,临床见情绪悲观,乏力羸瘦,胸闷气短,咳嗽喘急,烦渴自汗等症。五味子补肺敛气,降气归元可治肺气不降,虚气上逆之证。《本草汇言》曰:"五味子,敛气生津之药也。"故《唐本草》曰:"主收敛肺虚久嗽耗散之气。凡气虚喘急,咳逆劳损,精神不足,脉势空虚,或劳伤阳气,肢体羸瘦,或虚气上乘,自汗频来,或精元耗竭,阴虚火炎,或亡阴亡阳,神散脉脱,以五味子治之,咸用其酸敛生津,保固元气而无遗泄也。"《本草经疏》曰:"五味子主益气者,肺主诸气,酸能收,正入肺补肺,故益气也。其主咳逆上气者,气虚则上壅而不归元,酸以收之,摄气归元,则咳逆上气自除矣。"《药品化义》曰:"五味子,五味咸备,而酸独胜,能收敛肺气,主治虚劳久嗽。盖肺性欲收,若久嗽则肺焦叶举,津液不生,虚劳则肺因气乏,烦渴不止,以此敛之、润之,遂其脏性,使咳嗽宁,精神自旺。"临床治肺虚郁滞之证,五味子常配干姜、细辛等收散相依,相反相成。如《用药心法》所云:"(五味子)收肺气,补气不足⋯⋯酸以收逆气,肺寒气逆,则以此药与干姜同用治之"。现代研究发现,五味子对呼吸中枢有直接兴奋作用,五味子煎剂、酊剂对多种实验动物都有明显的呼吸兴奋作用,使呼吸加深加快,并且能对抗吗啡的呼吸抑制作用。五味子水煎液能使小鼠气管腺内的中性和酸性黏多糖均明显减少,形态和组织化学检查结果证实五味子的酸性成分有祛痰作用[2]。

二、养心除烦,安神解郁

心主血脉,与精神情志活动密切相关。心气旺,心血宁,血脉流畅,神清志宁。反之,气血亏虚,则心神失养,必然出现精神情志的改变,如心悸怔忡、神思恍惚、失眠多梦等。《景岳全书·郁证》曰:"至若情志之郁,则总由乎心,此因郁而病也。"五味子补心气,养心阴,宁心除烦,解郁安神。《本草求原》曰:"五味子⋯⋯滋肺以除热,补肾以暖水,而联属心肾。"临床上常配酸枣仁、远志、合欢皮等加强宁心安神之效。如张小容等用参芪五味子片(南五味子、党参、黄芪、炒酸枣仁)联合米氮平治疗抑郁性失眠疗效优于单用米氮平组。陈伟河等用参芪五味子片联合氟西汀治疗轻型抑郁性神经症,疗效好且安全。李巧兰重用五味子(五味子 25 克,配郁金、合欢皮、石菖蒲、远志、柴胡、栀子、白芍、甘草)治疗抑郁症,获良好效果。张景玉等用神衰宁丸(五味子、酸枣仁、合欢皮、石菖蒲、夜交藤、柏子仁、珍珠母、琥珀、朱砂、生地黄、墨旱莲、益智仁)联合西酞普兰治疗抑郁症,疗效优于单用西药组,不良反应减少。刘芳采用抑郁逍遥汤(五味子、炒栀子、刺五加、郁金、益母草)治疗老年抑郁症 31 例,总有效率为达 96.77%。实验研究发现,五味子除抗抑郁作用外,对心脏和血管具有明显的活性作用。五味子煎液、水浸出物及稀醇和醇浸出物静脉注射给药,对多种实验动物均有降压作用。从五味子中提取的多种化学成分均能对抗去甲肾上腺素、氯化钙等引起的血管收缩。北五味子水提醇沉注射液可使在体蛙心单相动作电位频率减慢、动作电位幅度减少、平台期下移、平台期缩短;可使离体蛙心心肌收缩力减弱,作用强于普萘洛尔。五味子提取液对动物缺氧及急性心肌缺血损伤有较强的保护作用,可明显延长动物在常压缺氧环境中的存活时间;可使垂体后叶素性心电图 T 波变化有显著改善。对动物心肌缺血再灌注损伤具有保护作用,能提高红细胞超氧化物歧化酶活性,明显降低静脉血中脂质过氧化物含量,缩小心肌梗死范围,减轻心肌梗死程度。临床已将五味子用于心肌梗死、期前收缩、甲状腺功能亢进所致心动过速等疾病的治疗方剂中。此外,五味子超微粉水煎液、五味子水煎液、北五味子水提取物及其有效成分五味子甲素、五味子丙素等,均可增加阈下睡眠剂量戊巴比妥钠致小鼠睡眠只数,延长阈上睡眠剂量戊巴比妥钠致小鼠睡眠时间[3]。大剂量五味子醇提取物可降低注射 D-半乳糖的脑老化模型小鼠脑乙酰胆碱酯酶活力,并且显著提高脑单胺类递质去甲肾上腺素、多巴胺、5-羟色胺水平[4]。五味子的水层分解物有 5-羟色胺 2 受体拮抗药的作用,可改善环乙亚酰胺诱发的痴呆。这些实验研究结果说明,五味子补虚抗抑郁还与其益心气、安心神、明心智作用有关。

三、健脾补中,固本治郁

脾主中焦,为气机升降之枢。饮食物通过胃之受纳腐熟,脾的运化转输,浊者以降,化为糟粕;清者以升,化为水谷精微。故脾胃为后天之本,气血生化之源,脾胃健,气血充,人体始有生生之机,思维活动才能活跃。若脾失健运,气机升降失常,郁而发病,出现情绪低落,气短乏力,汗出口干,纳差呕恶,腹胀腹泻等脾虚郁滞之证。因此,健脾助运化、升发中焦阳气,是治疗抑郁症的重要治法。如《证治汇补》曰:郁证"治宜开发运动,鼓舞中州。"五味子能醒脾养阴,和胃降逆,使气血生化不息、升降有序,故为治疗抑郁症常用中药。《日华子本草》曰:"五味子……治风,下气,消食,霍乱转筋,痃癖奔豚冷气,消水肿,反胃,心腹气胀,止渴,除烦热。"《千金方》曰:"五味子治热伤元气,肢体倦怠,气短懒言,口干作渴,汗出不止;或湿热火行,金为火制,绝寒水生化之源,致肢体痿软,脚软眼黑。"脾虚易为木乘,脾虚又易致肾虚,临床上治疗抑郁症常与补肾疏肝之品合用。隋华章等用柴胡疏肝散合四神丸加减治疗溃疡性结肠炎合并抑郁症 40 例,总有效率为达 92.5%。通过实验研究发现,五味子还能调节人体免疫力,抗自由基,改善人的智力和体力活动。五味子可使小鼠跳台反射中的错误次数显著减少。五味子粗多糖能明显提高小鼠耐氧及抗疲劳能力,增加正常小鼠免疫器官重量,并明显增强小鼠网状内皮系统的吞噬功能;可明显降低老年大鼠血清过氧化脂质含量,提高超氧化物歧化酶活性[5]。五味子素能改善人的智力活动,提高工作效率,对需要紧张注意力、精细协调的动作具有改善作用。这些研究表明五味子通过运脾助气化,充气血,扶正固本,从而可用于抑郁症的治疗。

四、交合肺肾,柔肝解郁

肝以血为体,以气为用,体阴而用阳,集阴阳气血于一身,其气升发,喜条达而恶抑郁,其病理变化复杂,每易形成肝气郁滞。肝为风木之脏,郁而化火,郁火刑金而肺郁,下汲肾水则肾亏,上下不交,抑郁不舒,胸胁满闷,烦躁易怒,咳逆气短,口渴咽干,腰酸自汗之证。五味子酸甘养阴,入肝涵木,交合肺肾,降气归元,舒解抑郁。《本草求原》云:"肺气随阴以下降,则气化精而精盈,肾水从阳以上布,则精化气而气盛,阴阳二气,实一气之变动,以肝为关挺子,五味专精于肝,而交合肺肾。"临床常配疏肝解郁、滋补肺肾之品。如邵辉等采用解郁安神汤(柴胡、川芎、酸枣仁、香附、五味子、柏子仁)配合喹硫平治疗难治性抑郁症 40 例,总有效率为达87.5%。高孟翠等辨证治疗抑郁症肝郁血瘀证,以天王补心丹(五味子、茯苓、柏子仁、酸枣仁、麦冬、党参、当归、桔梗、玄参、天冬、生地黄、丹参、远志)加减取得较好疗效。实验研究发现,五味子提取物能有效增强悬尾实验小鼠的兴奋性,减少小鼠绝望状态的发生,具有明显的抗抑郁作用。五味子乙醇提取液、北五味子水提取物均可使小鼠自主活动明显减少,并可增强中枢安定药氯丙嗪及利血平对自主活动的抑制作用,对抗中枢兴奋药苯丙胺对自主活动的兴奋作用。五味子仁乙醇提取物可抑制小鼠由电刺激或长期单居引起的激怒行为,对大鼠回避性条件反射及二级条件反射有选择性抑制作用,大剂量使大鼠产生木僵,该木僵可被脑室注射多巴胺所对抗;可使大鼠纹状体及下丘脑多巴胺含量明显增加,提示其中枢抑制作用可能与多巴胺系统有一定联系。这些实验结果表明,五味子交合肺肾,柔肝解郁,与其中枢调节作用、改善单胺类神经递质作用有关。

五、摄气归元,补肾解郁

肾藏志,与精神意识活动亦密切相关,具有调节、控制各种心理活动和行为活动的作用。在所有七情反应中,意志是决断力,是其枢纽和关键。若肾气虚衰,精气不足,髓海失充,则神明失用,发生或加重抑郁,出现情绪低落,惊恐不安,遗精盗汗,久泻气短,腰酸遗精等证。五味子补肾纳气,摄气归元,益精固本,可治肾虚抑郁之证。如《别录》曰:"五味子专补肾,兼补五脏,肾藏精,精盛则阴强,收摄则真气归元。"《卫生家宝方》曰:"五味子治虚劳羸瘦,短气,夜梦,骨肉烦痛,腰背酸痛,动辄微喘。"《本事方》曰:"五味子治肾泄。"《本草通玄》曰:"五味子固精,敛汗。"《医学入门》曰:"五味子治梦遗虚脱。"临床常与补肾固本解郁之品同用,如唐丽芬等[6]用参芪五味子片治疗更年期妇女抑郁症 48 例,可明显改善卵巢功能状态和抑郁症状。实验研究发现,五味子水提液及其有效成分五味子酚、北五味子粗多糖具有延缓衰老、抗氧化的作用。可显著增加脑、肝等组织的超氧化物歧化酶活性,降低丙二醛含量,对动物的肝、肾、心、脑匀浆脂质过氧化物的生成具有明显的抑制作用。五味子酚可对抗由氧自由基和多氯比星引起的大鼠心肌线粒体损伤,对自由基引起的大鼠脑突触体和线粒体损伤有明显保护作用。五味子 90%醇提物对性功能具有一定的促进作用,可以不同程度地使睾丸重量和睾丸指数增加。五味子甲素体外能促进成骨细胞的增殖与分化。这些研究表明,五味子摄气归元、补肾解郁与其抗氧化、延缓衰老、调节神经内分泌等作用有关。

六、结论与展望

元气亏虚、气血郁滞是抑郁症发病的主要病机,因元气亏虚与气血郁滞相互影响,而脏腑阴阳又各有偏损,这就形成抑郁症复杂的病机变化[7]。五味子补五脏,益气养阴,固本解郁,为培元补虚治疗抑郁症的常用中药。五味子随证配伍,可用于各种脏腑虚损之抑郁症,疗效显著。现代研究发现,五味子主要含木质素占 8%左右,其次还含有多糖、挥发油、氨基酸、三萜、无机元素等,除具有抗抑郁作用,还有保肝、抗缺氧、抗疲劳、抗衰老、抗肿瘤等作用,这对抑郁症合理应用五味子提供了依据。但是,由于其成分和配伍的多样性,临床应用的广泛性,作用机制的复杂性,一方面为其抗抑郁作用的深入研究提出了挑战;另一方面,又为抑郁症发病机制、抗抑郁作用的系统研究提供了广阔的视野,特别是抑郁症发病的神经内分泌免疫网络机制、神经血管单元各组分协同发病机制、凋亡自噬稳态平衡机制,抗抑郁作用从药物的单靶点作用研究到多靶点、信号网络及综合调控作用的研究将是今后探索的方向。

随着对五味子化学成分和药理作用的深入研究,在为中医药治疗抑郁症临床用药提供理论基础的同时,也必将推动五味子抗抑郁的开发和利用。

参考文献

[1]　谢纲,袁莉,唐正平,等.五味子提取物的抗抑郁作用研究[J].湖南中医杂志,2010,26(5):123-124.

[2]　柳娟.五味子药理作用研究进展[J].黑龙江科技信息,2011,15(35):48,163.

[3]　霍艳双,陈晓辉,李康,等.北五味子的镇静、催眠作用[J].沈阳药科大学学报,2005,2(2):126.

[4]　苗明三,马霄,张广伟,等.五味子醇提物对小鼠老化模型脑神经递质的影响[J].中国老年学杂志,2010,30(8):2162-2163.

[5]　孙文娟,吕文伟,于晓凤,等.北五味子粗多糖抗衰老作用的实验研究[J].中国老年学杂志,2001,21(11):454.

[6]　唐丽芬,吴璡.中药治疗更年期妇女抑郁症临床观察[J].中医杂志,2009,59(S1):160-162.

[7]　黄世敬,王永炎.培元开郁法治疗血管性抑郁症用药规律探讨[J].中国实验方剂学杂志,2012,18(10):313-315.

莲　子

莲子为睡莲科植物莲的干燥成熟种子。其性平,味甘、涩。归脾、肾、心经。具有补脾止泻,止带,益肾涩精,养心安神的功效。中医学认为,莲子可以"主五脏不足,伤中气绝,益十二经脉血气。止渴去热,安心止痢,治腰痛及泄精……多食令人欢喜"。有文献报道[1],治疗抑郁可用莲子贴少冲穴,即取一粒莲子捣碎,贴在右侧少冲穴处,用医用纱布和医用胶布固定,晚上贴,早上取下;也可以只按摩,每天至少按摩3次,每次5分钟。口服莲子治疗抑郁症多为复方应用,取其养心安神之功。如"抑郁症"在《东医四项诊疗医典》"临床学,郁证门"一节中说:谓之郁,指结而不舒。此证因思虑所伤,郁怒不畅,气机郁滞,使肝脾受累,脏气衰弱而招致气、血、湿、热、食、痰的失去调和,使当升者不得升,当降者不得降,当化者不得化,带来六郁病,积聚癥瘕,皆郁所致。太阴人(在四像医学理论中,人的体质分为太阳人、少阳人、太阴人、少阴人)气郁证的主要症状有胸胁满痛,寒热如疟,脉沉涩等症,主要治法是疏肝理气解郁,以清心莲子汤主治。韩国栋等[2]考察朝医方"清心莲子汤"治疗太阴人气郁证的临床疗效,其组成有莲子肉15克,山药10克,天冬15克,麦冬15克,远志20克,石菖蒲15克,酸枣仁25克,龙眼肉15克,柏子仁15克,黄芩15克,莱菔子20克,甘菊花10克。每日1剂,水煎早晚服用。32例抑郁症患者服用清心莲子汤48天后,抑郁症状明显改善,总有效率为达96.9%,证明了清心莲子汤对太阴人气郁证有显著的治疗作用。

刘启庭[3]认为,抑郁惊恐症(也叫抑郁焦虑症)主要因情志内伤、肝气郁结损及五脏所致,自拟解郁定志汤治疗。组方为柴胡12克,郁金15克,石菖蒲15克,炒栀子10克,莲子心10克,天竺黄10克,茯苓20克,琥珀(研冲)6克,朱砂(研冲)1克,甘草10克。每日1剂,水煎分2次服。功效疏肝和胃,解郁开窍,清心安神,镇心定志,治疗抑郁惊恐症疗效显著。柴胡龙骨牡蛎汤加减:由柴胡、郁金、龙骨、牡蛎、珍珠母、磁石、茯神、炒酸枣仁、石菖蒲、天竺黄、莲子心、甘草等中药组成,具有疏肝解郁、养心安神的功效。张美兰等将40例抑郁症患者随机分为2组,对照组口服西药黛立新治疗20例,治疗组口服柴胡龙骨牡蛎汤加减治疗20例,两组疗程均为1个月。治疗前后以汉密尔顿抑郁量表及自拟中医临床症状积分表评价疗效结果显示,治疗组总有效率为75%,对照组总有效率为70%,说明柴胡龙骨牡蛎汤加减组与黛立新组均能改善抑郁症状,柴胡龙骨牡蛎汤加减治疗组对睡眠障碍的改善作用尤为明显,优于对照组。另有报道,韩祖成等以五心宁心汤治疗焦虑症96例,以莲子心、连翘心、竹叶心、夏枯草等清心火,配伍炒酸枣仁、夜交藤、远志、合欢花、百合、珍珠母、生龙骨等宁心安神,结果疗效与多塞平组无差异,但不良反应少于多塞平。

上述文献报道可以看出,莲子及莲子心均具有抗抑郁作用,但这一药理作用的确证还需要药学工作者进一步的深入探讨,且莲子及莲子心治疗抑郁症的临床应用多为复方配伍,更缺少有说服力的多中心、大样本随机对照临床研究报道。

参考文献

[1]　栾加芹.对付抑郁,不妨用莲子贴少冲[J].中华养生保健,2011,10(1):20-22.

[2]　韩国栋,徐玉刚.朝医方《清心莲子汤》治疗太阴人气郁证临床疗效观察[J].求医问药,2011,9(11):80-82.

[3]　刘荔.刘启庭经方验案选[J].时珍国医国药,1999,10(10):778-779.

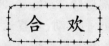

合　欢

合欢花(或皮)为豆科植物合欢的干燥花序(或树皮),作为安神解郁的中药已有数千年的应用历史。古代以皮为主,现代常用合欢花者,以其作用相似,而理气解郁作用优于合欢皮。合欢花(皮)性平,味甘。归心、肝、肺经。具有安神解郁、理气活络、活血消肿的功效。用于心神不安、郁结胸闷、失眠健忘、眼疾、肺痈吐脓、筋骨折伤、痈疽肿毒等病症。合欢花(或皮)为治疗肝气郁结之情绪抑郁或烦躁、失眠之要药,《神农本草经》谓其"令人献乐无忧"。

迄今为止发现的具有抗抑郁作用的单味中草药已超过 50 种，合欢花（或皮）是治疗抑郁症中应用较多的单味中药之一。

一、合欢花（皮）及有效部位抗抑郁研究

合欢属植物及其提取物具有镇静催眠、抗抑郁等多种药理活性，但其抗抑郁作用以《中国药典》收载品种为佳。如向春等[1]采用小鼠强迫游泳实验和悬尾实验，比较川产合欢花抗抑郁作用，结果《中国药典》收载品种合欢花能明显缩短两种行为绝望小鼠的不动时间，而其他品种的合欢花均未显示该效果。

合欢花（皮）抗抑郁作用有效成分或有效部位复杂，主要有合欢花总黄酮等。如李作平等[2]采用小鼠强迫游泳实验对合欢花水提物和醇提物及其各萃取部位进行抗抑郁活性筛选，合欢花醇提取物与水提取物的石油醚和醋酸乙酯萃取部位，均能显著缩短小鼠强迫游泳实验的不动时间，提示非极性成分及中等极性成分可能为合欢花抗抑郁作用的活性物质。李作平等[3]进一步研究表明，合欢花水提取物（生药 2～18g/kg）能明显缩短小鼠强迫游泳实验和悬尾实验的不动时间；在旷场实验中，减少小鼠自发活动。郭超峰等[4]应用孤养加慢性不可预见性应激抑郁大鼠模型研究发现，合欢花总黄酮不同剂量（0.1g/kg、0.05g/kg、0.025g/kg）均可明显提高旷场实验内水平运动、垂直运动得分，明显减少海马 CA3 区神经元凋亡细胞数及阳性细胞率。李万里等[5]采用合欢花黄酮对慢性应激抑郁模型大鼠干预研究发现，合欢花黄酮中、高剂量均显著降低大鼠海马细胞凋亡率，升高脑内 5-羟色胺和去甲肾上腺素含量；合欢花各剂量（20mg/kg、40mg/kg、80mg/kg）均可增加大鼠海马脑源性神经营养因子表达、减少凋亡诱导基因（Bax）表达。但亦有未发现其抗抑郁作用的报道，如胡霜等[6]通过小鼠自主活动实验、悬尾实验、强迫游泳实验来评价其抗抑郁效用，结果合欢花在上述实验中均没有观察到显著性改变。

合欢花单味药的抗抑郁作用通过临床研究获得证实。如宁侠等[7]运用花类药物合欢花、玫瑰花等治疗精神系统疾病，包括治疗抑郁障碍、广泛性焦虑障碍、双相情感障碍等，总结出花类药物具有质轻气香性升的特点，均有疏肝解郁的作用，其中合欢花擅解肝郁而悦心安神。施学丽等、蒋春雷等采用多中心随机平行对照设计，使用合欢花汤剂（合欢花 30 克）治疗抑郁症 50 例，疗程 6 周，总有效率为 76％，疗效与文拉法新缓释片接近（80％），血浆 5-羟色胺、去甲肾上腺素、多巴胺水平两组均较治疗前显著升高；合欢花组认知功能改善优于文拉法辛，不良反应程度量表评分明显低于文拉法辛。

二、合欢花在抗抑郁复方中的应用

合欢花通过配伍，运用于抑郁、睡眠障碍等取得了显著疗效。如雷燕妮等[8]将 60 例抑郁症患者随机分为合欢颗粒（合欢花、生龙骨、柏子仁、远志、缬草、陈皮）治疗组和刺五加片对照组各 30 例，疗程 6 周，治疗组总有效率为 90％，显著优于对照组（73.3％），表明合欢颗粒具有抗抑郁、改善睡眠的作用。陈书存等[9]将 76 例抑郁症随机分为合欢乐冲剂（合欢花、缬草、月季花、琥珀、炒酸枣仁）治疗组和蒲郁胶囊对照组各 38 例，疗程 6 周。两组治疗后均有显著性改善，无组间差异，对痊愈患者停药后半年随访比较，合欢乐冲剂疗效优于蒲郁胶囊，复发率低。

临床研究还发现，合欢花制剂与抗抑郁西药联合应用，可提高抗抑郁疗效。如王锦蓉[10]采用中药（佛手、合欢花、郁金）联合帕罗西汀治疗抑郁症 24 例，总有效率为 100％，显著优于单纯帕罗西汀组（87.5％）。张光茹等[11]将 200 例抑郁症患者随机分为治疗组予帕罗西汀联合解郁合欢汤（合欢花、柴胡、当归、白芍、丹参、浮小麦、栀子、酸枣仁、石菖蒲、茯神等），对照组单纯用帕罗西汀，治疗组总有效率为 98％，显著优于对照组（82％）。

动物实验研究表明,合欢花复方制剂具肯定的抗抑郁作用,其机制与提高脑内单胺类递质及神经营养因子等有关。如武丽等用解郁1号(半夏、竹茹、枳实、茯苓、柴胡、石菖蒲、合欢花等)对慢性不可预见性应激抑郁大鼠干预,中药可明显改善大鼠抑郁行为,上调海马、皮质区5-羟色胺、去甲肾上腺素水平,增强模型大鼠脑源性神经营养因子在额叶皮质、海马CA4区的表达。贾铷等研究表明,施奠邦验方解郁散(柴胡、枳实、白芍、炙甘草、合欢花等)对抑郁大鼠行为和糖水消耗有明显改善,提取有效部位进行抗抑郁作用筛选,发现乙酸乙酯和正丁醇部位有较明显的抗抑郁作用,其作用机制与抑制5-羟色胺再摄取和促进去甲肾上腺素释放作用相关。

三、合欢皮在抗抑郁复方中的应用

合欢皮通过配伍,在临床广泛应用,具有显著的抗抑郁疗效。如殷立荣等以自拟柴麦合欢汤(柴胡、淮小麦、合欢皮、白芍、枳壳、大枣、炙甘草、香附、川芎、僵蚕、天麻)治疗抑郁症60例,总有效率为达93%。姜林芳等[12]采用常规治疗的基础上服用清心安神颗粒(法半夏、胆南星、陈皮、茯苓、白术、枳壳、黄连、栀子、竹茹、远志、酸枣仁、合欢皮、生龙骨、郁金等)治疗抑郁症40例,总有效率为95.0%,显著优于单纯常规治疗对照组(77.5%)。陶建青[13]采用解郁丸(白芍、柴胡、当归、郁金、茯苓、百合、合欢皮、甘草、小麦、大枣)治疗抑郁症41例,与文拉法辛治疗45例对照,解郁丸治疗中度抑郁与文拉法辛缓释剂的疗效相当,治疗重度抑郁差于文拉法辛缓释剂,但不良反应少。张海林等[14]采用解郁清心安神汤(柴胡、炒枳实、广郁金、醋香附、陈皮、青皮、栀子、淡豆豉、炒酸枣仁、夜交藤、合欢皮、珍珠母)治疗失眠、头痛及抑郁等症状有显著疗效。

抗抑郁的合欢皮复方制剂与抗抑郁西药联合应用,可协同增效、减轻西药不良反应。如原杰等应用西酞普兰加服自拟中药解郁颗粒(党参、川芎、当归、丹参、香附、合欢皮)治疗老年抑郁症30

例与单纯西酞普兰治疗 28 例对照,疗程 8 周,经汉密顿抑郁量表评定,中药组总有效率为 90%,显著优于对照组(78.5%)。杨琳等采用加味逍遥散(柴胡、枳壳、当归、白芍、合欢皮等)配合氟西汀治疗肝郁气阻型中风后抑郁 30 例,治疗后在促进神经功能恢复和未发生不良反应上明显优于单纯氟西汀治疗对照组。张景玉使用随机平行对照方法,西酞普兰联合神衰宁丸(石菖蒲、夜交藤、柏子仁、酸枣仁、合欢皮、五味子、珍珠母、琥珀、朱砂、生地黄、墨旱莲、益智仁)治疗抑郁症 32 例,治疗 6 周,总有效率为 90.63%,显著优于单纯西酞普兰对照组(84.38%),治疗组汉密顿焦虑量表、抑郁自评量表评分改善优于对照组,不良反应发生率低于对照组。闫咏梅等采用醒脑解郁胶囊(石菖蒲、远志、郁金、柴胡、合欢皮、巴戟天、丹参等)联用黛力新治疗伴躯体形式障碍中风后抑郁 30 例,汉密顿焦虑量表、抑郁自评量表、症状自测量表评分均显著改善,疗效优于单纯黛力新治疗。

合欢皮复方制剂的抗抑郁作用通过动物实验进一步证实,并对其药效物质基础及作用机制进行了探索。如马行等用复方郁金胶囊(郁金、酸枣仁、合欢和茯苓)对抑郁和焦虑模型小鼠干预研究发现,复方郁金胶囊(1.8g/kg、3.6g/kg)可显著减少强迫游泳实验和悬尾实验小鼠不动时间,显著增加高台十字迷宫试验小鼠在开臂内停留的时间和进入开臂内次数,显著降低孤养小鼠应激实验体温升高,对小鼠自主活动次数无差异。唐岚等采用三生合欢饮(石膏、知母、生地黄、厚朴、合欢等 12 味)对慢性不可预见性刺激小鼠抑郁模型干预,14 日后三生合欢饮高剂量能显著增加慢性抑郁小鼠的体重;高、中、低剂量能显著提高慢性抑郁小鼠的糖水喜好,低剂量能明显减少慢性抑郁小鼠的游泳不动时间,中、低剂量显著增加小鼠自主活动次数,低剂量能显著增加抑郁小鼠脑内多巴胺含量。ERIC-PCR 指纹图谱分析发现抑郁症模型组小鼠的肠道菌群组成与正常小鼠相比发生了显著变化,三生合欢中、低剂量组小鼠肠道菌群结构与正常组小鼠接近。表明三生合欢饮有较好的抗抑郁作用，并能调节抑郁模型小组肠道菌群，使之趋于正常。任利妍等采用小鼠强迫游泳实验、悬尾实验、旷场实验和拮抗利血平所致的体温降低实验，初步确定总皂苷为酸枣仁合欢方(酸枣仁、合欢皮、白芍和柏子仁)的有效部位。胡占嵩采用小鼠强迫游泳实验、悬尾实验、旷场实验和拮抗利血平所致的体温降低实验，分别以小鼠不动时间、自主活动数和体温下降值作为评价指标，筛选酸枣仁合欢方抗抑郁最佳制备工艺。结果在小鼠悬尾实验和强迫游泳实验中，AB-8组(醇提法结合AB-8大孔吸附树脂)均能显著缩短小鼠不动时间，表现出抗抑郁作用。在利血平拮抗试验中，AB-8组在1小时、4小时时间点体温下降值均有显著性差异。旷场实验表明各组间小鼠自主活动无显著性差异。表明醇提法结合AB-8大孔吸附树脂提取工艺为酸枣仁合欢方最佳制备工艺。胡占嵩等应用均匀设计方法，采用上述指标对酸枣仁合欢方中4味中药的配伍进行优化研究，发现最佳配伍分别为酸枣仁24克，合欢皮14克，白芍6克，柏子仁10克。

四、结论与展望

综上所述，合欢花(皮)具有安神解郁，理气通络，活血消肿等功效。现国内外研究表明，合欢属植物中含有三萜及其苷类、黄酮类、生物碱、有机酸、甾醇类、木脂素、鞣质等主要化学成分。合欢属植物及其提取物具有镇静催眠、抗抑郁、抗焦虑、兴奋子宫、抗生育、驱虫、抗肿瘤、抑制金黄色葡萄球菌、抑制卡他球菌、抗变态反应、利尿等药理活性。关于合欢用量及疗程，《本草求真·卷一》曰：合欢"气缓力微，用之非止钱许可以奏效，故必须重用、久服，方有补益、怡悦心志之效矣"。目前对合欢的抗抑郁研究与应用，取得了一定进展，为今后进行拓展和深入奠定了基础。首先，临床上治疗抑郁症应用合欢花(皮)主要以复方制剂为主，因此合欢花(皮)与其他抗抑郁中药的协同作用及其机制的研究，将为阐明治疗抑郁症中药配伍规律、探讨抑郁症发病机制和提高抑郁症诊治水平起重要作用。其次,实验研究方面,目前已对合欢花(皮)的药效物质基础进行了初步研究,但其抗抑郁作用的筛选则多局限于经典"行为绝望"模型,以及中药对单胺递质水平的影响,其对抑郁相关下丘脑-垂体-肾上腺轴功能及神经免疫内分泌影响的研究涉足较少。另外,其对神经血管单元、神经可逆塑性及神经再生、细胞信号通路等研究,亦将是今后的拓展方向。

参考文献

[1]　向春,严铸云,李晓华,等. 5种川产合欢花抗抑郁作用比较研究[J]. 时珍国医国药,2006,17(7):1168-1169.

[2]　李作平,张嫚丽,毛知娟,等. 中药合欢花抗抑郁活性部位的初步筛选研究[J]. 时珍国医国药,2006,17(8):1388-1389.

[3]　李作平,赵丁,任雷鸣,等. 合欢花抗抑郁作用的药理实验研究初探[J]. 河北医科大学学报,2003,24(4):214-216.

[4]　郭超峰,夏猛,银胜高,等. 合欢花总黄酮的抗抑郁作用及其机制研究[J]. 中国实验方剂学杂志,2013,19(13):225-228.

[5]　李万里,王侠,高原,等. 合欢花黄酮对慢性应激模型大鼠抗抑郁作用[J]. 中国公共卫生,2013,29(4):515-517.

[6]　胡霜,马义泽. 石菖蒲等五味中药抗抑郁作用的实验研究[J]. 山东中医杂志,2009,28(11):799-800.

[7]　宁侠,毛丽军,周绍华. 花类药在精神疾病治疗中的应用[J]. 北京中医药,2012,31(6):461-463.

[8]　雷燕妮,张小斌,陈书存. 合欢颗粒治疗抑郁症和提高睡眠质量的临床及药物研究[J]. 四川中医,2010,28(2):66-68.

[9]　陈书存,张小斌. 合欢乐冲剂治疗抑郁症的临床研究[J]. 时珍国医国药,2009,20(2):472-473.

[10]　王锦蓉. 中药联合帕罗西丁治疗抑郁症48例观察[J].

实用中医药杂志,2009,25(9):616.

[11] 张光茹,孙巧,王界成,等. 解郁合欢汤治疗抑郁症的临床观察[J]. 青海医药杂志,2009,39(8):84-85.

[12] 姜林芳,张凤霞. 清心安神颗粒治疗抑郁症40例[J]. 新中医,2009,41(12):76-77.

[13] 陶建青. 中药解郁丸与文拉法辛缓释剂治疗不同程度抑郁症的比较[J]. 中国临床康复,2006,10(39):1-3.

[14] 张海林,曹晓岚. 曹晓岚解郁清心安神汤方证分析[J]. 江苏中医药,2013,45(1):63-64.

石菖蒲

石菖蒲是天南星科植物石菖蒲的干燥根茎。其性温,味辛、苦。归心、胃经。具有开窍豁痰,醒神益智,化湿开胃的功效。临床常用于抑郁症的治疗。段艳霞等[1]通过整理历年来发表的中药治疗中风后抑郁文献后发现,以石菖蒲为代表的开窍药物在治疗中风后抑郁的前10位,为5.31%,而石菖蒲更是位居单味中药治疗中风后抑郁的应用频次中的第三位。因此,石菖蒲为常用的抗抑郁中药。

一、石菖蒲活性成分抗抑郁作用

石菖蒲豁痰开窍、醒神益智,对中枢神经系统具备多种药理作用,包括抗抑郁、抗惊厥、镇静、催眠等,尤其是抗抑郁作用早已得到公认。戴建国等应用强迫游泳和悬尾实验分析6种安神药物的抗抑郁作用发现,盐酸氟西汀和石菖蒲水煎剂组的小鼠不动时间均显著缩短。胡霜等在通过小鼠自主活动实验、悬尾实验和强迫游泳实验评价药物抗抑郁作用研究中发现,石菖蒲组小鼠的悬尾实验不动时间显著缩短,说明石菖蒲具有一定的抗抑郁作用。

石菖蒲主要化学成分复杂,包括挥发油、有机酸、糖类、氨基酸,其他还有生物碱、醛、酰胺类和酮类等。现代药理学方法研究发现,不同的石菖蒲提取物对多种动物抑郁模型均有一定的抗抑郁作用,但发挥作用的活性成分和作用途径还存在分歧。

石菖蒲的挥发油主要成分包括β-细辛醚(含量为 39.4%～86.52%)和 α-细辛醚(含量为 19.8%～22.5%),活性均较强,是发挥药理作用的主要物质基础。有学者认为,石菖蒲主要通过其含有的挥发油发挥作用,其中β-细辛醚在大脑中分布广泛,极易通过血脑屏障,在大脑中的半衰期较其他器官长,具有调节中枢神经系统的作用[2]。高志影等在研究β-细辛醚发挥抗抑郁作用的实验中发现,建立慢性不可预见性应激刺激结合孤养抑郁大鼠模型,药物干预后与模型组相比,西药对照组和中药组的大鼠在敞箱实验中的水平运动和垂直运动得分及糖水偏爱实验中的糖水偏爱度均明显升高,海马区环磷酸腺苷反应元件结合蛋白 mRNA 和蛋白表达显著上调。其作用机制可能与促进海马区的环磷酸腺苷反应元件结合蛋白和基因活性和表达,从而减少神经细胞的凋亡相关。方永奇等研究也发现,石菖蒲及其挥发油主要成分为β-细辛醚,有显著抑制大鼠脑皮质神经细胞和海马神经细胞凋亡的作用。β-细辛醚能够抑制大鼠脑皮质神经细胞和海马神经细胞 Bax 的基因表达,石菖蒲的挥发油和β-细辛醚能增强大鼠脑皮质神经细胞的 Bcl-X 基因表达。

有学者对石菖蒲水煎剂和挥发油进行了抗抑郁作用的对比研究,结果显示石菖蒲抗抑郁活性成分在水煎剂而不在挥发油的部分[3]。李明亚等据此先验证石菖蒲水煎剂在行为绝望动物抑郁模型具有显著的抗抑郁作用,然后对石菖蒲的水煎剂进行了分离提取,并采用小鼠悬尾实验、大鼠强迫游泳实验和小鼠 5-羟色胺酸诱导的甩头实验模型,观察石菖蒲水提醇沉液和水提液的抗抑郁作用,结果显示两种提取液均能使动物在悬尾实验和强迫游泳实验的不动时间显著缩短,与抗抑郁西药氟西汀作用相当,水提醇沉液抗抑郁活性更佳,大剂量的石菖蒲水提醇沉液能增强 5-羟色胺酸诱导的小鼠甩头行为。季宁东等研究也发现,石菖蒲醇沉液能增强 5-羟色胺酸诱导的小鼠甩头行为,均提示石菖蒲抗抑郁作用可能是通过抑制中枢 5-羟色胺等单胺类递质的重摄取而发挥抗抑郁作用的。李腾飞等用盐水液提取方法去除挥发油成分,得到石菖蒲水提物,在获得性无助实验中,模型组动物在第 3~5 天的逃避失败次数比正常组动物显著增加,不同剂量的石菖蒲水提物治疗组均出现显著减少;在小鼠 5-羟色胺酸增强实验中,治疗组显著增加 5-羟色胺酸诱导的小鼠甩头次数,说明石菖蒲水提物具有抗抑郁作用,其抗抑郁活性可能与增强 5-羟色胺神经系统的功能相关。

石菖蒲除对单胺类递质系统发挥作用外,尚存在其他抗抑郁途径。如严美花等[4]研究发现,石菖蒲水煎剂可以改善疲劳性亚健康小鼠的行为学表现,提高小鼠力竭游泳时间且显著下调小鼠游泳后的血尿素氮和乳酸水平,降低骨骼肌内脂质过氧化产物的生成,提高超氧化物歧化酶活性和总抗氧化能力。唐洪梅等[5]研究发现,石菖蒲可降低小鼠脑组织兴奋性氨基酸的含量,对脑细胞起到很好的保护作用。

二、石菖蒲对药的抗抑郁作用

对药是中医药治疗的一大特色,通过发挥两种药物的协同作用来加强某一治疗作用。石菖蒲常常以对药的形式用于抑郁症的治疗。杨赶梅等[6]在临床对 69 例抑郁症患者使用石菖蒲配伍郁金治疗,使用抑郁量表进行评分,结果显示治疗后抑郁评分明显降低,说明石菖蒲和郁金对药治疗抑郁症疗效肯定。

柴胡和石菖蒲药对也常用于治疗抑郁症。药理研究发现,柴胡皂苷单独使用不能有效缩短小鼠悬尾实验和大鼠强迫游泳的不动时间,当把石菖蒲提取液和柴胡皂苷联合应用时,柴胡皂苷可显著增强石菖蒲水提液和醇沉液的抗抑郁作用,可见两者有协同作用。

陈文伟等在研究石菖蒲、赤芍醇提取物对实验性抑郁及脑肠肽影响的实验中发现,石菖蒲、赤芍醇提物 400mg/kg 可显著缩短悬尾和游泳的不动时间,对 5-羟色胺酸的毒性显著增强;320mg/kg 能显著升高慢性不可预知应激所致抑郁大鼠血浆、结肠、垂体血管活性肠肽含量和结肠 P 物质含量,提示石菖蒲、赤芍抗抑郁作用与此相关。

三、石菖蒲复方抗抑郁作用

1. 菖蒲郁金汤 菖蒲郁金汤最早见于清代·吴塘所著的《温病条辨》中,药物组成包括石菖蒲、郁金、鲜竹叶、炒栀子、连翘、木通、竹沥、牡丹皮等药物。具有清热化痰,开窍利湿的功效。主要用于伏邪风温。近年来,诸多医家使用该方治疗抑郁症,获得显著的疗效。于文亚等应用加味导痰汤合菖蒲郁金汤治疗中风后抑郁,216 例患者随机分为治疗组和对照组,使用脑血流灌注显像、临床神经功能缺损评分和巴塞尔(Barthel)指数记分等方法评估疗效显示,治疗 4 周后脑血流灌注放射性比值均较治疗前增高,两类评分均有较大改善,说明该方对治疗中风后抑郁发挥了较佳疗效。温红伟将 117 例脑中风后抑郁患者随机分为治疗组 58 例和对照组 59 例,使用菖蒲郁金汤为主方随症加减治疗,对照组选用盐酸帕罗西汀治疗,两组治疗后均有显著疗效,说明两药均可有效治疗抑郁症,但菖蒲郁金汤药物安全性更高。

药理实验研究方面,于文亚等[7]观察导痰汤合菖蒲郁金汤对中风后抑郁模型大鼠的行为学能力和脑内神经递质含量后发现,假手术组、中药组和氟西汀组的糖水消耗量均高于模型组,纯水消耗量低于模型组,去甲肾上腺素、多巴胺、5-羟色胺及 5-羟基吲哚乙酸含量均高于模型组,说明导痰汤合菖蒲郁金汤能够改善中风后抑郁大鼠的行为和脑内单胺类神经递质的含量。

张惠珍等[8]建立中等强度不可预见的慢性应激叠加长期孤养诱导的大鼠抑郁模型，并应用加味菖蒲郁金汤对其干预，结果与模型组相比，加味菖蒲郁金汤组合氟西汀组经治疗后的旷场实验评分升高，糖水的消耗量也有所增加，说明加味菖蒲郁金汤可改善抑郁样行为。

2. 开心散 开心散一方最早见于唐代·孙思邈所著《备急千金要方》中，药物组成包括石菖蒲、远志、人参和茯苓4味药物，主治善忘一病。近代医家临床应用开心散及所含的4味药物治疗抑郁症方面使用较多。

抑郁症的发生与脑内单胺类递质水平关联最为密切，开心散对单胺类递质水平的调控作用十分明显。董宪喆等[9]观察开心散对慢性应激大鼠脑匀浆液中各种酶含量或活性影响的实验中发现，与模型组相比，676mg/kg和338mg/kg剂量的开心散均能显著升高慢性不可预见性温和应激模型大鼠脑匀浆液中5-羟色胺的含量，同时升高色氨酸羟化酶、色氨酸的蛋白含量等，说明开心散对5-羟色胺重摄取和代谢无明显抑制作用，其可能是通过促进5-羟色胺的合成发挥抗抑郁作用。汪进良等研究发现，开心散可以提高慢性抑郁大鼠海马CA1、CA3和齿状回区的海马磷酸化含磷腺苷反应元件结合蛋白的表达，还可提高神经中枢的5-羟色胺、去甲肾上腺素含量，降低血浆皮质醇的含量，改善大鼠的抑郁样行为。

海马脑源性神经营养因子的表达与抑郁症呈现负相关，内源性的脑源性神经营养因子减少也会导致抑郁症的发生。开心散能显著拮抗RNA干扰沉默脑源性神经营养因子基因后所致的海马脑源性神经营养因子低表达，由此发挥其抗抑郁作用。刘明等研究发现，开心散能够改善慢性应激抑郁模型大鼠的糖水偏嗜度和旷场实验总路程，显著缩短Morris水迷宫定位导航的潜伏期，增加模型脑中5-羟色胺、多巴胺、去甲肾上腺素和乙酰胆碱的含量，还可升高海马内脑源性神经营养因子的水平，减少乙酰胆碱酯酶，说明其抗抑郁机制可能与增加全脑中单胺类递质水平和乙酰胆碱含量,以及提高海马神经营养能力相关。

褪黑素可以调节时间生物学节律和情绪行为,与抑郁症关系密切。包祖晓等开展开心散对抑郁症患者血浆中褪黑素影响的研究发现,抑郁症患者血浆褪黑素水平明显低于健康人对照组,且在治疗2周和4周两个时间节点,开心散对血浆褪黑素的影响优于西药组,这也可能是开心散治疗抑郁症的机制之一。

四、结论与展望

石菖蒲作为豁痰开窍、醒神益智的传统中药,近年国内外研究发现其具有抗惊厥、抗抑郁、抗痴呆、催眠镇静等多方面药理作用。对其抗抑郁作用的专项研究也证实石菖蒲具有较佳的抗抑郁作用,能够改善脑内单胺类递质和脑内神经营养因子水平、提高抗氧化能力、保护脑内神经元等,因服用安全、疗效明显使其具有较好的开发前景。同时,以石菖蒲为主的药对和中药复方抗抑郁作用也十分显著,作用途径研究也较为丰富,但针对石菖蒲单味药抗抑郁作用的发挥途径研究多以单胺类递质方面为主,其他途径尚无明显突破,发挥抗抑郁作用的主要活性成分也存在分歧,尚需进一步深入研究。对石菖蒲的毒性问题也须引起重视。

参考文献

[1]　段艳霞,李洁,史美育.中药治疗中风后抑郁症用药规律探讨[J].中华中医药学刊,2011,29(6):1419-1421.

[2]　魏刚,方永奇,柯雪红,等.石菖蒲开窍醒神物质基础的药学系列研究[J].中国中医药信息杂志,2005,12(8):51-53.

[3]　杨晓燕.石菖蒲水煎液化学成分的研究[J].中草药,1998,29(11):730-731.

[4]　严美花,谭为,刘艳艳,等.石菖蒲防治小鼠疲劳型亚健

康的实验研究[J]. 中药材,2012,35(6):970-973.

[5] 唐洪梅,席萍,吴敏,等. 石菖蒲对小鼠脑组织氨基酸类神经递质的影响[J]. 中药新药与临床药理,2004,15(5):310-311.

[6] 杨赶梅,岳双冰,朱庆伟,等. 对药菖蒲郁金治疗抑郁症的临床观察与病例分析[J]. 中医药导报,2008,14(10):25-26.

[7] 于文亚,郭金玲,赵立新,等. 导痰汤合菖蒲郁金汤对卒中后抑郁的实验研究[J]. 河北中医,2010,32(5):745-747.

[8] 张惠珍,孙林. 加味菖蒲郁金汤对抑郁大鼠模型行为学的影响[J]. 甘肃中医,2010,23(3):29-30.

[9] 董宪喆,李照亮,周小江,等. 开心散对5-羟色胺合成、代谢及重摄取的影响[J]. 中国药理学与毒理学杂志,2012,26(3):446.

珍 珠

珍珠母是蚌科动物三角帆、褶纹冠蚌或珍珠贝科动物马氏珍珠贝的贝壳。珍珠粉是此类贝壳受刺激形成的珍珠,通过水飞的方法得到的细粉。珍珠母味咸,性寒。归心、肝经。具有平肝潜阳,清肝明目,镇惊安神的功效。常用于头痛眩晕,烦躁失眠,肝热目赤,肝虚目昏等症。珍珠粉性寒,味甘、咸。归心、肝经。具有安神定惊,明目消翳,解毒生肌的功效。常用于惊悸失眠,惊风癫痫,目生云翳,疮疡不敛。珍珠母主要含有碳酸钙类成分,含量在90%以上,还含有其他无机盐类成分,如硫酸盐、磷酸盐等,同时含有丰富的微量元素和多种氨基酸。珍珠母还含有磷脂酰乙醇胺、半乳糖神经酰胺和羟基脂肪酸等氧化物[1]。有学者测定三角帆蚌贝壳珍珠层发现,珍珠层内含有类胡萝卜素成分[2]。关于珍珠母及珍珠粉单味药发挥抗抑郁作用的临床报道较少,但段艳霞[3]等总结历年来发表的中药治疗中风后抑郁临床研究文献后发现,平肝息风药(包括珍珠母)的应用频次为 22 次(3.44%),居所有中药种类的前 10 位,说明临床应用珍珠母具备一定的实践依据。

一、抗抑郁作用

抑郁症的发病机制多与神经、免疫、内分泌的多个系统的病理改变有关,其中尤以中枢神经系统生化功能的异常与之密切相关。经典的单胺类递质学说认为,其可能与中枢神经突触所释放的神经递质 5-羟色胺或肾上腺素减少关系密切,相关假说包括 5-羟色胺能低下假说、多巴胺能低下假说和去甲肾上腺素能低下假说。潘建新等[4]研究珍珠粉对动物中枢神经系统功能的影响,结果表明珍珠粉可使小鼠痛阈明显升高,可对抗咖啡因引起的惊厥,以及使小鼠脑内单胺类递质 5-羟色胺、5-羟基吲哚乙酸含量升高,珍珠粉对家兔脑皮质电活动具有抑制作用,说明珍珠粉具有潜在的抗抑郁作用,推测其机制可能是通过调节单胺类神经递质。李影等[5]研究发现,珍珠母生品、烘烤品、超微粉对小鼠抗抑郁作用研究中发现,在小鼠悬尾实验中,珍珠母生品高剂量组,烘烤品低剂量组、中剂量组和高剂量组,超微粉低剂量组、中剂量组和高剂量组均能减少小鼠悬尾的完全不动时间;同时,在酪氨酸诱导的小鼠悬尾实验中,3 种制品高剂量组均可减少小鼠悬尾完全不动时间,推测其作用机制可能与珍珠母蛋白能够抑制酪氨酸羟化酶,阻断酪氨酸合成多巴胺,从而抑制去甲肾上腺素的合成有关联。刘冬[6]等研究珍珠母镇静催眠作用及其不同炮制品对小鼠脑内 5-羟色胺浓度的影响发现,珍珠母生品、烘烤品和超微粉品均能减少小鼠自主活动的次数,延长小鼠睡眠的时间,能够增加小鼠脑干内 5-羟色胺浓度,其中尤以超微粉作用最强,说明珍珠母的镇静、催眠作用机制与增加小鼠脑干内的 5-羟色胺浓度相关。

氧化应激学说是抑郁症发病机制另一主要假说。机体在正常氧化代谢时会不断生成自由基,这些自由基参与免疫、信号转导等过程,维持正常生命活动。正常状态下,机体的氧化和抗氧化之间处于正常的动态平衡,自由基水平是正常的,当机体抗氧化能力下降,该平衡被打破后,自由基水平会明显升高,机体氧化过激。过量的自由基会破坏生物体内相关细胞的功能和结构,引发多种疾病。龙盛京等通过研究马氏珍珠母提取液在体内外抗氧自由基的作用时发现,马氏珍珠母提取液具有清除氧气和过氧化氢的能力,在人体内能显著提高超氧化物歧化酶和谷胱甘肽过氧化物酶的活性,在体外可抑制鼠肝均浆中丙二醛的生成,具有清除活性氧的能力和提高体内抗活性氧酶活性的作用,对延缓衰老有促进作用。

二、镇静作用

失眠是常见的一种睡眠障碍性疾病,通常指患者对睡眠时间和(或)质量不满足并影响白天社会功能的一种主观体验,同时伴有情绪障碍,最为常见的就是抑郁和焦虑。刘侗等研究珍珠母超微粉蛋白及寡肽对氯苯丙酸失眠小鼠模型镇静安眠作用时发现,模型组和正常组相比,血中促肾上腺皮质激素含量显著降低。睡眠症状明显改善,其中寡肽组>蛋白组>多肽组,说明珍珠母蛋白可能是通过调节促肾上腺皮质激素治疗失眠的。珍珠母可以通过调节睡眠的作用来改善抑郁症患者的症状,也是珍珠母发挥抗抑郁作用的另外一个途径。

三、复方应用

珍珠母是临床常用中药,存在于多种抗抑郁复方之中。其中,周梦煜以自拟疏肝解郁汤(柴胡、香附、郁金、白术、茯苓、石菖蒲、薄荷、珍珠母)联合西酞普兰治疗抑郁症患者 80 例,抑郁症患者按就诊先后顺序随机分为 2 组,每组 40 例,对照组给予西酞普兰 20 毫克。治疗组在对照组给予西酞普兰同剂量基础上,加服自拟疏肝解郁汤,观察时间为 6 周,使用汉密尔顿抑郁量表评价疗效,并使用中医症状记分量表观察患者躯体症状改善、不良反应量表评定药物不良反应,结果为有效率占 97.5%,显著高于对照组 85.0%。张景玉[7]随机平行对照研究神衰宁丸(石菖蒲、夜交藤、珍珠母、柏子仁、酸枣仁、合欢皮、五味子、琥珀、生地黄、朱砂、墨旱莲、益智仁等)联合西酞普兰治疗抑郁症 32 例,总有效率为 90.63%,对照组 32 例的总有效率为 84.38%。说明神衰宁丸的抗抑郁效果良好,与西酞普兰联合应用明显优于单用西药,克服了西药起效慢、不良反应多的缺点。

四、结论与展望

珍珠母(粉)是传统的镇肝息风、镇静安神的中药,临床应用广泛,尤以睡眠障碍患者应用最广。抑郁症是一类以情感障碍为主的精神类疾病,多表现为兴趣低下,病因较多,发病机制复杂,多数抑郁症患者都伴有睡眠障碍这一主要症状。珍珠母(粉)不仅具备一定的抗抑郁作用,而且镇静安神的作用调节抑郁症患者的睡眠障碍有很大帮助,是值得进行深入研究的。现在对珍珠母(粉)单味药发挥抗抑郁作用方面,以及珍珠母(粉)—睡眠障碍—抑郁症调控链条方面的研究十分有限,有待进一步深化。

参考文献

[1] 杨丽,刘友平,韦正,等.贝壳类药材牡蛎石决明珍珠母的研究进展[J].时珍国医国药,2013,24(12):2990-2992.

[2] 张刚生,谢先德,王英.三角帆蚌贝壳珍珠层中类胡萝卜素的激光拉曼光谱研究[J].矿物学报,2001,21(3):389-392.

[3] 段艳霞,李洁,史美育.中药治疗中风后抑郁症用药规律探讨[J].中华中医药学刊,2011,29(6):1419-1421.

[4] 潘建新,顾振纶,钱曾年,等.珍珠粉对中枢神经系统影响的研究[J].中成药,1999,21(11):44-45.

[5] 李影,孙佳明,张静,等.珍珠母不同炮制品对小鼠抗抑郁作用研究[J].吉林中医药,2014,34(4):388-389.

[6] 刘冬,代婷婷,查荣博,等.珍珠母镇静催眠作用及其不同炮制品对小鼠脑内 5-羟色胺浓度的影响[J].吉林中医药,2014,34(1):61-63.

[7] 张景玉.神衰宁丸联合西酞普兰治疗抑郁症随机平行对照研究[J].实用中医内科杂志,2013,27(1):95-96.

夜 交 藤

夜交藤又称首乌藤,为蓼科植物何首乌的干燥藤茎,是 2010 年版中华人民共和国药典中的收载品种。夜交藤性平,味苦。归心、肝经。具有养血安神,祛风通络的功效。主治失眠多梦、血虚身痛、风湿痹痛、皮肤瘙痒(外治)。

失眠是抑郁中很常见的症状之一,因此具有宁心安神功效的夜交藤常被应用于治疗抑郁症的中药处方之中。近年来,对夜交藤改善睡眠的活性成分及在各种失眠症中的应用进行了研究,其作用特点如下。

一、夜交藤改善睡眠的活性成分

夜交藤中主要含有大黄素,大黄素甲醚,β-谷甾醇,蒽苷,夜交藤乙酰苯苷等成分。李智欣等[1]将从夜交藤中分离纯化得到的夜交藤苷、夜交藤蒽醌及夜交藤黄酮 3 种成分,进行小鼠睡眠实验,结果表明 3 种成分均有改善动物睡眠的功效。汲广全等[2]采用反复硅胶柱层析和 Sephadex LH-20 凝胶柱层析从活性部位中分离化合物,波谱方法鉴定结构,分离并鉴定了大黄素甲醚、大黄素、大黄素甲醚-8-O-β-D-葡萄糖苷和大黄素-8-O-β-D-葡萄糖苷等 4 个化合物。通过改善小鼠睡眠试验确定大黄素-8-O-β-D-葡萄糖苷是夜交藤中改善睡眠的活性成分之一。

二、抗抑郁临床应用

1. 夜交藤在抑郁及失眠症中的应用　夜交藤作为镇静安神药物，在治疗抑郁症处方中广泛应用。如卢斌采用安乐片（柴胡、当归、川芎、茯苓、钩藤、夜交藤、炒白术、甘草）治疗抑郁症 108 例，服用该方 2 周，痊愈 60 例，显效 30 例，好转 12 例，无效 6 例，显效率为 94.5%。方中夜交藤具有养血安神、祛风通络之功效。高孟翠等应用含有夜交藤的处方治疗肝郁痰阻型及肝肾阴虚型抑郁症取得满意疗效。于天耀在临床治疗中发现，抑郁症伴有头痛、头晕患者中，92% 有鼻窦炎，是该病生痰之源。其自拟苍耳子散治疗抑郁症，方中苍耳子、白芷、辛夷宣通鼻窍，合欢皮、夜交藤、郁金解郁安神，栀子清利三焦，清心除烦，诸药相合，共奏清热开窍，祛痰解郁安神之功效，治疗抑郁症，疗效甚佳。张海林应用曹晓岚验方解郁清心安神汤（柴胡、炒枳实、广郁金、醋香附、陈皮、青皮、栀子、淡豆豉、炒酸枣仁、夜交藤、合欢皮、珍珠母）治疗失眠、头痛及抑郁等症状，均有显著疗效。刘玉洁等[3]认为，抑郁症的治疗，安神定志是必要的治疗方法，作为交通心肾的夜交藤，被应用于治疗抑郁症的处方中，达到养心安神之功效。张天华采用含有夜交藤的安神化痰方（姜半夏、夜交藤、陈皮、茯神、炒枳壳、竹茹、合欢皮、生龙骨、生牡蛎、甘草、酸枣仁、琥珀）治疗痰热内扰型失眠 39 例，有效率占 84.6%，疗效优于艾司唑仑。王立茹用自拟安神汤（夜交藤 30 克、珍珠母 30 克、茯神 30 克、远志 20 克、石菖蒲 20 克、知母 10 克、黄柏 10 克、炙甘草 6 克）治疗 90 例失眠，总有效率为达 95.56%。

2. 夜交藤在更年期失眠中的应用　更年期抑郁症归属于中医学的"郁病"等范畴，是以情感持续低落为基本特征的精神障碍。更年期妇女阴血亏虚，血少则肝无所藏，肝失所养，通畅条达之性受阻，形成郁滞之症，肝郁日久化热伤津耗伤阴血，血不养心而至心神失常,失眠多梦,月经紊乱。王连庆等应用夜交藤加柴胡舒肝散等药物治疗更年期抑郁症取得良好疗效。杨援朝自拟解郁安神汤治疗更年期失眠效果显著,方中重用解郁安神药合欢皮、百合为君药;柴胡、郁金、栀子疏肝解郁清热;酸枣仁、夜交藤、柏子仁养心安神;生地黄、当归滋阴养血。诸药合用,共奏疏肝解郁、滋阴清热、养心安神之效。李竞自拟疏肝安神汤(合欢皮 10～30 克,佛手 10～15 克,玫瑰花 6～10 克,麦冬 10～15 克,柴胡 10～15 克,香附 6～10 克,夜交藤 20～30 克,郁金 6～10 克,酸枣仁 10～30 克,当归 10～20 克,生地黄 10～20 克,栀子 6～10 克,柏子仁 10～15 克,女贞子 15～20 克,墨旱莲 15～20 克);刘臣等用鳖龙汤(鳖甲 20 克,龙骨 30 克,龟甲 20 克,牡蛎 30 克,当归 20 克,何首乌 20 克,丹参 20 克,牛膝 30 克,土茯苓 20 克,萆薢 15 克,夜交藤 30 克,黄芪 20 克);耿嘉玮用更安汤(玉竹 15 克,淫羊藿 10 克,夜交藤 30 克,钩藤 15 克,牡丹皮 10 克,白芍 10 克,白术 10 克,山药 15 克,莲子心 6 克);谢鸥用更年康 1 号(墨旱莲、女贞子、肥知母、炙龟甲、桑寄生、枸杞子、菟丝子、制黄精、夜交藤、牡丹皮、山茱萸各 15 克,川黄柏、杭白芍、大生地黄、桑葚各 10 克)等,也均在临床用含有夜交藤的处方辨证施治,用于更年期失眠取得很好疗效。

3. 夜交藤治疗皮肤瘙痒引起的焦虑失眠 中医学认为,情志内伤不仅可以引发许多皮肤病,而且在皮肤病的发展中患者如有精神紧张、忧虑、焦虑、烦躁易怒等不良情绪时,可使病情加重或恶化。谢泽初[4]在皮肤科临证实践中常配合用合欢皮、夜交藤、酸枣仁、珍珠母等安神定志类药物,在辨证论治的基础上,用于可引起剧烈瘙痒、疼痛难耐、焦虑不安等相关症状的皮肤病患,取得较好疗效。

参考文献

[1] 李智欣,杨中平,石宝霞,等. 夜交藤中改善睡眠成分的研究[J]. 食品科学,2007,28(4):327-331.

[2]　汲广全,杨娟,杨小生.夜交藤改善睡眠活性成分研究[J].中成药,2011,33(3):514-516.

[3]　王清贤,赵卫.刘玉洁辨治抑郁症经验[J].河北中医,2012,34(6):808-809.

[4]　谢泽初.安神法治疗皮肤病验案 4 则[J].江苏中医药,2011,43(5):63-64.

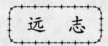

远志为常用抗抑郁中药,为远志科植物远志的干燥根。其性温,味苦、辛。归心、肾、肺经。具有安神益智,祛痰,消肿的功效。适用于心肾不交引起的失眠多梦、健忘惊悸,神志恍惚,咳痰不爽,疮疡肿毒,乳房肿痛等病症。

一、抗抑郁的临床应用

远志用于抑郁的治疗在古代就已经有所记载,周莺等[1]以古代医籍中的 153 例情志病证痰湿内停证医案为研究对象,运用频数分析法、关联规则方法进行统计分析,探讨古代情志病证医案中痰湿内停型的组方用药规律,结果显示:医案涉及的 253 种药物,关联分析得出陈皮、法夏、茯苓、甘草、远志、茯神为使用频数最高的药物组合。秦竹等[2]收集整理 386 首古方和 165 首现代方剂并进行分析和研究,探求治疗抑郁症方剂中药对使用和配伍规律,发现以人参、茯苓和远志为主药的药对是中医治疗抑郁症的常用药对。段艳霞等[3]通过计算机检索中英文数据库,收集发表的关于中药治疗中风后抑郁的随机对照试验和临床对照试验的临床文献,应用频次和构成比统计有效中药的种类和药物,分析其用药规律,总结历年来发表的中药治疗中风后抑郁临床研究文献中的常用方药,得出结果为在相关的 70 篇文献中,远志的应用频次居于前 10 位。王丽用当归健脑抗衰合剂(当归、远志、枸杞子、酸枣仁、白芍、石菖蒲等)观察对中风后抑郁患者生存质量的改善作用。在基础治疗上加用当归健脑抗衰合剂,于治疗前、治疗 6 周、治疗 12 周分别测量患者的汉密尔顿抑郁量表、神经功能缺损评分量表并进行评定,还进行了治疗前后比较。结果为治疗组汉密尔顿、神经功能缺损量表评分治疗后较治疗前均有显著下降。表明当归健脑抗衰合剂能明显改善患者的神经功能,提高中风后抑郁患者的生活。郭增元[4]结合辨证加减,治疗中风后抑郁 76 例,服药 4 周,在治疗前后分别对患者依据汉密尔顿抑郁量表进行检测评分,将所得的分数进行自身对照,治疗前后汉密尔顿评分显著下降,有效率为 67.5%。含有远志的醒脑解郁胶囊可明显改善脑中风后抑郁的躯体症状,闫咏梅等在神经内科常规治疗的基础上,予醒脑解郁胶囊(主要由石菖蒲、远志、郁金、柴胡、合欢皮、巴戟天、丹参等组成)联合黛力新治疗治疗 30 例伴躯体形式障碍的脑中风后抑郁患者,疗程均为 8 周,治疗组自第二周开始与治疗前比较差异有显著性,至第四周和第八周,差异有非常显著性。孔圣枕中丹为孙思邈所创,载于《备急千金要方》,由远志、石菖蒲、龟甲、龙骨 4 味药组成,主治读书善忘,久服令人聪明。临床报道孔圣枕中丹对失眠、老年性痴呆及中风痴呆、考前综合征、神经衰弱均有疗效。

二、抗抑郁现代药理研究

抑郁症与神经细胞功能和结构(主要是海马)变化有密切关联。抑郁症患者的边缘系统部分脑区结构改变、功能受损、神经元再生出现障碍,特别是成熟海马神经元的再生障碍导致的抑郁和情绪失控的研究日益受到关注。詹海涛等研究了香港远志乙酸乙酯提取对大鼠脑缺血再灌注后神经功能、细胞凋亡及一氧化氮合酶表达影响,结果发现与假手术组比较,脑缺血再灌注组在脑缺血再灌注后 2 小时、24 小时的一氧化氮合酶、神经元凋亡及一氧化氮合酶神经元型、一氧化氮合酶诱导型表达显著增高,与脑缺血再灌注组比较,远志治疗组在脑缺血再灌注 2 小时、24 小时的一氧化氮合酶、神经元凋亡及一氧化氮合酶神经元型、一氧化氮合酶诱导型表达显著降低,因而认为香港远志提取物对大鼠脑缺血再灌注损伤有保护作用。机制可能是下调一氧化氮合酶神经元型、一氧化氮合酶诱导型的表达,抑制细胞凋亡,延缓或阻止缺血后神经元凋亡进程,改善神经行为缺损症状,从而发挥有效的药理性预适应作用。香港远志黄酮苷对局灶性脑缺血再灌注大鼠大脑皮质有保护作用,机制可能是与下调基质金属蛋白酶-9 及水通道蛋白 4 的表达相关。

　　开心散出自孙思邈《备急千金要方》,是一个治疗健忘的古代名方,由人参、远志、茯苓、石菖蒲组成,历代医家又拓展应用于心境低落。近年来,国内学者围绕该方增强学习记忆,抗抑郁、抗痴呆做了大量的探索。刘明月研究发现,开心散可提高神经递质受体调控的下游神经信号通路中转录因子环磷酸腺苷效应元件结合蛋白和脑源性神经营养因子 mRNA 及蛋白的表达水平,且开心散的抗抑郁表观行为作用效果与脑源性神经营养因子表达水平呈现相关性,即开心散增加小鼠脑内脑源性神经营养因子越多,其抗抑郁的作用越明显。张晶研究发现,远志皂苷元对过氧化氢处理的海马神经元有一定的保护作用,其机制可能与远志皂苷元增强海马神经元抗氧化能力、调节细胞凋亡相关蛋白从而抑制凋亡有关。

　　寡糖酯类成分在远志抗抑郁作用的活性部位中占有相当比例。研究显示,抑郁症的发生与神经营养物质支持下降有关,酪氨酸激酶受体 B 是脑源性神经营养因子的一种高亲和力受体,酪氨酸激酶受体 B 下调可能是严重抑郁性障碍的主要发病机制。谢婷婷等发现远志醇提物 YZ-50(富含寡糖酯类)可显著提高慢性应激大鼠海马区脑源性神经营养因子及其受体酪氨酸激酶受体 B mRNA 的表达;同时,YZ-50 能调控慢性应激抑郁模型大鼠海马区 Bcl-2/Bax 比例,抑制神经细胞的凋亡,可使慢性应激大鼠血清中促肾上腺皮质激素释放激素、促肾上腺皮质激素和血清皮质醇 3 种激素浓度含量明显降低,提示远志 YZ-50 很可能是通过拮抗下丘脑-垂体-肾上腺轴功能亢进从而改善抑郁症状。3,6'-二芥子酰基蔗糖为远志抗抑郁活性部位中分离、鉴定得到的一个主要的寡糖酯类单体化合物。施政国等发现 3,6'-二芥子酰基蔗糖可以促进新生大鼠海马神经干细胞的增殖,从而促进神经元的再生。

三、结论与展望

远志作为宁心安神药在治疗抑郁症中的作用有着十分重要的地位,因此对于远志治疗抑郁症的作用机制进行深入研究,同时注意远志的皂苷部分和黄酮部分的应用,可以发挥其更好的疗效。

参考文献

[1] 周莺,邬珊志,林清叶,等.153 例古代情志病证痰湿内停证医案用药规律[J].江西中医学院学报,2011,23(3):19-20.

[2] 秦竹,徐薇,熊红艳,等.基于古今方剂药对统计分析的抑郁症配伍规律研究[J].辽宁中医杂志,2012,39(10):1898-1900.

[3] 段艳霞,李洁,史美育.中药治疗中风后抑郁症用药规律探讨[J].中华中医药学刊,2011,29(6):1419-1421.

[4] 郭增元.解郁活血化痰汤治疗中风后抑郁症[J].内蒙古中医药,2006(3):13-14.

第三章　抗抑郁成方制剂

第一节　扶正安神解郁剂

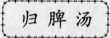

归脾汤

一、概　述

归脾汤为中医药经典之名方,出自宋·严用和《济生方》。明·薛立斋将当归、远志加入原方,共同组成现代临床常用的归脾汤。本方由白术9克,茯神9克,黄芪12克,龙眼肉12克,酸枣仁12克,人参6克,木香6克,炙甘草6克,当归9克,远志6克,生姜6克,大枣3枚组成。具有养血安神,补心益脾的功效。适用于心脾两虚,气血不足之证。症见思维迟缓,精神委顿,失眠,健忘,眩晕,心悸,怔忡,不思饮食,倦怠,消瘦等。用水220毫升,煎至180毫升,空腹时服。

二、抗抑郁研究

1. 理论探讨　心脾两虚是抑郁症中后期常见的证型。郁证大多由于情志失调,肝郁气滞所致。肝郁发生后,既易郁极化火伤阴液,又易郁逆克脾,或情志不畅,肝失条达,横犯脾土。脾为后天之本,人体气血生化之源,脾虚则气血生化不足,日久导致心失所养,神不守舍;或长期思虑太过,伤及心脾,一方面直接耗伤心血,心虚则神耗,同时也要影响脾的运化功能。脾伤则食少纳呆,生化之源不足,营血亏虚,导致心神失养,神无所主,最终形成心脾两虚。《证治汇补·郁证》云:"若夫思虑成郁,用归脾汤。"归脾汤健脾养心、补气生血,尤适用于抑郁症属心脾两虚者。方中黄芪味甘,性微温,补脾益气;龙眼肉甘温,既能补脾气,又能养心血,共为君药。人参、白术甘温补气,与黄芪相配,加强补脾益气之功;当归甘辛微温,滋养营血,与龙眼肉配伍,增加补心养血之效,均为臣药。茯神、酸枣仁、远志宁心安神;木香理气醒脾,与补气养血药相伍,使之补不碍胃,补而不滞,俱为佐药。炙甘草补气健脾,调和诸药,为使药,加姜、枣和脾胃,以资生化。

2. 临床研究 归脾汤已广泛用于抑郁症的治疗,疗效确切,且具有不良反应少等优势。已有大量关于归脾汤治疗抑郁症的记载及临床报道。常腾腾等通过总结病案发现,归脾汤治疗老年眩晕伴发抑郁具有显著效果。李海聪等观察归脾汤加减治疗老年抑郁障碍及改善患者生活质量的临床疗效,结果显示归脾汤能显著降低患者的17项汉密尔顿抑郁量表评分,在改善患者抑郁症状的同时,还能显著降低患者的汉密尔顿焦虑量表评分,减轻患者的焦虑症状,而且此作用优于氟西汀。洪伟等应用归脾汤治疗脑外伤后抑郁,疗效肯定,不良反应少、依从性高,明显优于单用氟西汀。李东阳应用归脾汤联合认知疗法治疗伴有自杀意念的抑郁症,疗效显著。徐兵等研究结果表明,采用归脾汤加减联合西酞普兰治疗脑中风后抑郁可以明显改善患者抑郁程度,还可降低西酞普兰引起的不良反应。长期服用抗抑郁药物及催眠药,会出现嗜睡乏力、心悸气短、头痛眩晕、胃脘胀满、腹痛便秘或大便溏泄等诸多药物不良反应,从而影响了抗抑郁药物的临床应用。在抗抑郁药物治疗的同时,应用归脾汤不但能降低药物的不良反应,提高抗抑郁药物的临床疗效,而且能有效地缩短抗抑郁药物的临床应用时间。

3. 基础研究 海马组织受损与抑郁症发病密切相关,归脾汤可通过保护海马 CA3 区神经元不受损伤而发挥抗抑郁作用。抑郁症海马损伤可能与下丘脑-垂体-肾上腺轴功能亢进、皮质醇分泌过多、神经营养因子合成减少等有关。女性患抑郁症还与雌激素分泌不足有关。这些因素相互影响，形成一个恶性循环，使抑郁症的发病机制十分复杂。陈宝忠等研究提示，归脾汤可降低抑郁模型大鼠血中促肾上腺皮质激素及皮质醇含量，并推测其抗抑郁机制可能是通过纠正下丘脑-垂体-肾上腺轴亢进降低皮质醇含量实现的。糖皮质激素水平持续升高可损伤海马结构，而雌激素对神经元具有保护作用，女性抑郁症患者血清中雌二醇含量明显降低，促卵泡激素、促黄体生成素含量显著升高。孙大宇等研究显示归脾汤能够维持雌激素正常分泌，保护海马。近年来，随着精神神经免疫学的飞速发展，许多报道提出血清白细胞介素-1β 在抑郁症的发病中起重要作用。白细胞介素-1β 是前炎症细胞因子，可导致下丘脑-垂体-肾上腺轴过度活跃，引起皮质醇的增高，通过损伤海马、蓝斑等处，而使抑郁症患者产生认识功能障碍、情绪低落、失眠等行为和学习能力改变。季颖等研究显示，归脾汤抗抑郁机制与维持正常的血清白细胞介素-1β 和海马神经元白细胞介素-1 受体Ⅰ型表达有关。

五羟色胺假说认为，抑郁症的发生是中枢神经系统中 5-羟色胺释放减少所致。脑内 5-羟色胺含量下降，出现抑郁、情绪焦虑、强迫行为、攻击行为、睡眠障碍和认知障碍等。甲状腺激素能调节脑中 5-羟色胺能神经递质系统，中枢 5-羟色胺有促进促甲状腺激素分泌作用，在甲状腺激素对促进促甲状腺激素的反馈调节中，5-羟色胺可能是中间环节。研究显示，归脾汤能提高四碘甲状腺素水平，从而调节 5-羟色胺的释放，这可能是归脾汤抗抑郁的作用机制之一。

此外，新昕等提出归脾汤对调节抑郁状态和调节应激状态下的免疫功能有积极作用，能有效提升因抑郁引起的白细胞介素-4 含量的减低。通过调节血清中白细胞介素-4 的含量来调节机体的免疫系统，维持免疫系统的功能正常。

地黄饮子

一、概 述

地黄饮子出自于《圣济总录》，由生地黄 12 克，巴戟天 15 克，山茱萸 15 克，肉苁蓉 15 克，石斛 15 克，五味子 10 克，肉桂 6 克，石菖蒲 10 克，远志 10 克，附子 10 克，白茯苓 10 克，麦冬 10 克组成。具有滋肾阴，补肾阳，化痰开窍的功效。适用于下元虚衰，痰浊上泛之喑痱证。症见舌强不能言，足废不能用，口干不欲饮，足冷面赤，脉沉细弱。用水 220 毫升，煎至 180 毫升，空腹时服。

二、抗抑郁研究

1. 理论探讨 地黄饮子常用于中风后抑郁的治疗。《医经溯回集》列有"五郁论"专篇，认为"凡病之起，多由乎郁。郁者，滞而不通之义，或因所乘而为郁，或不因所乘而本气自郁，皆郁也"。由此可以看出，气机郁滞不通乃郁证之病因。就其因果关系而言中风后的郁证，是在中风病的基础上，由于风、瘀、痰、火交搏郁结致使气血郁滞不畅，肝气失其条达，神明失其清展而情绪低落，出现抑郁。另一方面，脑卒中后情志不畅，肝失疏泄，气机失调，郁而不舒亦为本病发病原因。肝气郁结日久，气滞则血瘀，血瘀又加重肝气郁结，气滞与血瘀互为因果，形成了恶性循环。故中风后抑郁既有中风痰、瘀交阻经络的特点，又有郁病心肝受损、情志不舒、气机不畅的特点。病久则髓海空虚，元神不足，气郁日久则化火。地黄饮子方中生地黄、山茱萸滋补肾阴，填补肾精；肉苁蓉、巴戟天温养肾阳；附子、肉桂温助真元，摄纳浮阳，引火归原；麦冬、五味子、石斛滋阴敛液，育阴以配阳；石菖蒲、远志、白茯苓等交通心肾，开窍化痰。诸药合用，滋补肾阴，温养肾阳，交通心肾，开窍化痰。

2. 临床研究 抑郁症是中风后常见并发症之一，脑卒中幸存者中有 30%～50%伴有不同程度的抑郁状态，严重影响患者的治疗、康复及预后，使致残率及死亡率明显升高，对人类的生命与健康造成危害。临床上地黄饮子常被运用于中风后抑郁患者的治疗，其疗效显著。名中医赵锡武擅用地黄饮子治疗中风病，谓其凡中风之后出现舌萎、音喑、肢麻、饮食作呛、反应迟钝、情志抑郁，均宜投地黄饮子。黄宏敏以百忧解为对照观察地黄饮子合四逆散治疗中风后抑郁的临床疗效，结果治疗组 20 例中，显效 13 例，进步 2 例，稍好 2 例，无效 3 例，总有效率为 85%，临床疗效明显优于百忧解。

3. 基础研究 大脑 5-羟色胺等神经递质在神经突触间的浓度相对或绝对不足，是导致抑郁症发生的重要机制之一。地黄饮子可通过提高 5-羟色胺等单胺类神经递质含量来改善抑郁症状。另外，5-羟色胺 1A 受体与 5-羟色胺 2A 受体在抑郁症发病中起重要作用，分布在突触后膜的 5-羟色胺 1A 受体主要作用在于调节 5-羟色胺的释放。当突触后膜 5-羟色胺 1A 受体水平降低，就会抑制 5-羟色胺的释放，使其在细胞间隙内浓度降低，诱发抑郁。范文涛等采用实时荧光定量 RT-PCR 法，检测大鼠海马 5-羟色胺 1A 受体与 5-羟色胺 2A 受体的 mRNA 表达水平，探讨地黄饮子治疗中风后抑郁的可能作用机制，结果地黄饮子可上调 5-羟色胺 1A 受体 mRNA、下调 5-羟色胺 2A 受体 mRNA 在海马区的表达，推测地黄饮子抗抑郁机制可能与调控 5-羟色胺 1A 受体与 5-羟色胺 2A 受体的表达水平有关。

甘麦大枣汤

一、概 述

甘麦大枣汤出自张仲景《金匮要略》。由炙甘草 12 克，小麦

18克,大枣9枚组成。具有养心安神,补脾和中的功效。主治脏躁。上3味加水适量,水煎,早晚温服。

二、抗抑郁研究

1. 理论研究 抑郁症是一种以心境低落为主要特征的综合征。中医并无此病名,但症状与郁证、失眠、脏躁相似。主要临床表现为莫名的悲伤、消沉、忧愁、常见精神恍惚,时常悲伤欲哭,心中烦乱,睡眠不安,舌红少苔,脉细数。多由于情志抑郁或思虑过度,肝郁化火伤阴,致内脏阴液不足而发为脏躁。张仲景在《金匮要略·妇人杂病脉证并治第二十二》中云:"妇人脏躁,喜悲伤欲哭,如神灵所作,数欠伸,甘麦大枣汤主之。"组方中甘草泻心火,和胃而为君;小麦甘,微寒,入心,养心除烦为臣;大枣补脾益气,甘润缓急为佐。《素问》曰:"肝苦急,急食甘以缓之。"综观全方,所选药物性味平和,寒温配伍得当,不温不燥,共成安神解郁、养心除烦之剂。临床医生常用脏躁的主方甘麦大枣汤治疗抑郁症。实践证明,辨证运用甘麦大枣汤治疗抑郁症确有疗效。

2. 现代研究 抑郁症发病机制较为复杂,有关抑郁症的发病机制至今仍不十分清楚。单胺递质假说目前已被证实和公认,其中去甲肾上腺素、5-羟色胺与抑郁症的发生关系最为密切。此外,还与下丘脑-垂体-肾上腺轴、神经营养因子等有关。甘麦大枣汤的抗抑郁作用机制主要包括以下几点。

(1)提高单胺类递质:单胺类递质去甲肾上腺素、5-羟色胺缺乏是抑郁的生化病理基础。由甘草、小麦、大枣3味药组成的甘麦大枣汤至少可以通过以下3条途径增加脑内去甲肾上腺素、5-羟色胺浓度。

①增加单胺类合成。3味药中都含有单胺类前体——苯丙氨酸、酪氨酸和色氨酸,通过供给单胺类前体物质,提高脑内单胺水平。

②减少单胺类递质的降解。单胺氧化酶是单胺类递质的降解酶,方中的甘草可以通过抑制单胺氧化酶的活性,而使脑内去甲肾上腺素和 5-羟色胺降解减少,浓度增高。

③中药成分的配伍作用。高碳水化合物、低蛋白质成分有助于脑内酪氨酸、色氨酸水平的提高,以及去甲肾上腺素、5-羟色胺合成的增加。

秦竹等采用敞箱实验和糖水消耗实验观察大鼠行为学变化,酶联免疫法(ELISA)检测脑内去甲肾上腺素和 5-羟色胺含量变化,结果发现甘麦大枣汤具有改善慢性温和不可预知应激抑郁症模型大鼠行为学的特征,明显提高慢性温和不可预知应激抑郁症模型大鼠脑内去甲肾上腺素和 5-羟色胺的含量,提示甘麦大枣汤通过提高抑郁症大鼠脑内去甲肾上腺素和 5-羟色胺的含量或活性,从而达到治疗抑郁症的目的。

(2)调节海马、下丘脑-垂体-肾上腺轴:下丘脑-垂体-肾上腺轴在机体的应激反应中发挥着重要作用。海马对情绪反应起抑制作用,糖皮质激素受体在海马上表达最高,而海马正是通过糖皮质激素受体来抑制应激过程中亢进的下丘脑-垂体-肾上腺轴。长期慢性应激刺激持续激活下丘脑-垂体-肾上腺轴,导致糖皮质激素水平升高过量糖皮质激素极易造成富含糖皮质激素受体的海马受损,从而减弱海马对下丘脑-垂体-肾上腺轴的抑制作用,进一步加重下丘脑-垂体-肾上腺轴的亢进。张晟等采用孤养加慢性不可预见性温和刺激制成抑郁症模型,采用放免法检测促肾上腺皮质激素、糖皮质激素受体等指标,发现与模型大鼠比较,西药组与中药组大鼠血浆皮质醇含量显著下降,血浆促肾上腺皮质激素含量有下降趋势,海马糖皮质激素受体表达增高,提示甘麦大枣汤加味可能通过对海马保护,抑制下丘脑-垂体-肾上腺轴过度亢进,从而纠正模型大鼠行为学异常,起到抗抑郁作用。

(3)增加脑源性神经营养因子及其 mRNA 的表达:脑源性神

经营养因子属于神经营养因子家族,对神经元的存活、分化、生长和突触形成、突触连接及维持神经元正常的生理功能起着关键作用。有资料表明,重症抑郁患者血清脑源性神经营养因子水平较正常对照组明显降低,经抗抑郁治疗后,血清脑源性神经营养因子明显升高。在应激抑郁动物模型的研究中发现,长时间暴露于应激会减少脑源性神经营养因子表达,给予抗抑郁治疗可以上调海马区脑源性神经营养因子的生成。减少海马区内脑源性神经营养因子 mRNA,可以阻断抗抑郁药物的治疗作用,给予外源性脑源性神经营养因子也可以起到抗抑郁作用。张晟等研究结果显示甘麦大枣汤能提高脑源性神经营养因子 mRNA 表达,改善大鼠海马功能,起到抗抑郁作用。严余明、张学礼等采用慢性不可预见性温和应激制备抑郁症动物模型,并检测大鼠海马区脑源性神经营养因子表达,结果发现慢性应激可引起脑源性神经营养因子的减少,加味甘麦大枣汤组能增加应激后的脑源性神经营养因子的表达,说明加味甘麦大枣汤抗抑郁机制可能与增加脑源性神经营养因子表达有关。

(4)其他:随着细胞信号转导研究的进展,抑郁症的病理生理研究逐渐转向细胞内第二信使系统。其中与抑郁症相关的单胺类递质受体均为 G 蛋白偶联受体,它们通过不同亚型的 G 蛋白介导,激活或抑制胞内不同的信息传递途径,改变功能蛋白活性和基因表达模式。张学礼等研究甘麦大枣汤加味方对抑郁症模型大鼠海马信号转导 cAMP-蛋白激酶 A 途径的影响,结果 cAMP 含量显著下降,蛋白激酶 A mRNA 表达显著下降,且呈量效关系,说明甘麦大枣汤加味方下调抑郁症大鼠海马信号转导 cAMP-蛋白激酶 A 途径可能是该方发挥抗抑郁作用的环节之一。另有研究发现,甘麦大枣汤可能通过上调海马单胺类、氨基酸类、神经肽类受体亚型,改善细胞信号转导途径功能,增加脑源性神经营养因子表达,从而纠正模型大鼠行为学异常,达到抗抑郁疗效。

三、结论与展望

甘麦大枣汤作为从汉代流传下来并一直活跃于现今临床的经典方，在治疗抑郁方面确实有很好的疗效。例如，徐天舒等用加味甘麦大枣汤治疗观察 32 例抑郁症，取得了较好的疗效，发挥了中医药的优势，且不良反应少。周喜燕等用甘麦大枣汤治疗 30 例中风后抑郁，发现甘麦大枣汤能促进中风后神经功能的康复，具有较好的抗抑郁作用，且不良反应少。孟红旗等用甘麦大枣汤治疗脑中风后抑郁 90 例有明显的疗效，且可能促进脑卒中神经功能的恢复。

中药复方具有多成分、多环节、多靶点的特点，尽管单一成分含量低，作用不明显，但可通过多靶点起作用，产生协同效用，既弥补了有效成分含量低的欠缺，又降低了不良反应。因此，对中药复方的抗抑郁作用的研究开展得越来越广泛。目前对甘麦大枣汤的基础研究还很少，主要为临床疗效的观察，且多与其他复方合用，如百合地黄汤、酸枣仁汤、归脾汤、逍遥散、四逆散等，或与西药合用。甘麦大枣汤仅有 3 味药组成，成分相对单一，有助于科研人员深入研究，探寻其抗抑郁机制，为将来进一步研发抗抑郁新药奠定基础。

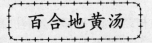

百合地黄汤

一、概　述

百合地黄汤方出自张仲景《金匮要略》，是治疗百合病专用方。全方由百合 7 枚，生地黄汁 1 000 毫升组成。具有滋阴清热的功效。主治百合病，症见阴虚内热，神志恍惚，沉默寡言，如寒无寒，如热无热，时而欲食，时而恶食，口苦，小便赤等。以水浸洗百合一宿,去其水,再以泉水 400 毫升,煎取 200 毫升,去渣,入生地黄汁,煎取 300 毫升,早晚温服。中病勿再服,服后大便色黑如漆。

二、抗抑郁研究

1. 理论研究 百合地黄汤是治疗中医郁证的经典方。《金匮要略》云:"百合病者,百脉一宗,悉致其病也。意欲食复不能食,常默然。欲卧不能卧,欲行不能行,饮食或有美时,或有不用闻食臭时,如寒无寒,如热无热,口苦,小便赤,诸药不能治,得药则剧吐利,如有神灵者,身形如和,其脉微数。"方中百合味甘,性微寒,入肺、心、胃经,润肺益气,清心安神;生地黄味甘、苦,性寒,入心、肝、肾经,清热凉血,养阴生津,配伍百合,共奏滋养心肺、清热凉血之效。抑郁症又称抑郁障碍,以显著而持久的心境低落为主要临床特征,临床上还表现为思维迟缓、抑制活动减退、认知功能损害及睡眠障碍、乏力、食欲减退等躯体症状。这些特点与《金匮要略》中百合病的"常默默、欲行不能行"类似。而抑郁症的自主神经和躯体功能紊乱症状,如睡眠障碍、食欲改变等又与百合病的"欲卧不能卧,欲饮食,或有美食,或有不用闻食臭时"类似。故临床医生常用百合病主方百合地黄汤治疗抑郁症。实践证明,辨证运用该方治疗抑郁症确有疗效。

2. 基础研究

(1)调节单胺类神经递质:抑郁症发病机制较为复杂,"单胺递质假说"作为抑郁症发病的经典学说目前已被广泛证实和公认。该学说认为,抑郁症主要是由脑内单胺类神经递质多巴胺和 5-羟色胺功能不足所致。管家齐等在观察百合地黄汤对小鼠孤养加慢性温和不可预知应激抑郁模型影响的实验中发现,百合地黄汤能显著增加脑组织内单胺类神经递质多巴胺、5-羟色胺含量,并能较好地改善抑郁模型小鼠的抑郁状态,提示百合地黄汤有很好的抗抑郁作用,其机制可能是通过增加脑内单胺类递质含量来实现,具体途径有待进一步研究。张萍等采用孤养加慢性轻度不可预见性应激方法建立大鼠抑郁模型，探讨百合地黄汤活性部位抗抑郁作用的机制，结果抑郁症大鼠体质量增加缓慢，水平及垂直活动明显减少，大脑皮质、下丘脑、海马和纹状体的多巴胺、5-羟色胺含量减少，提示百合地黄汤活性部位具有抗抑郁作用，对单胺类神经递质的调节作用是其疗效机制之一。

(2)下丘脑-垂体-肾上腺轴：下丘脑-垂体-肾上腺轴在抑郁症发病机制中发挥着重要的作用，慢性应激可引起人类及动物下丘脑-垂体-肾上腺轴功能亢进，而下丘脑-垂体-肾上腺轴功能亢进又可导致抑郁症。管家齐等在观察百合地黄汤对小鼠孤养加慢性温和不可预知应激抑郁症模型的影响中发现，模型组血清皮质醇、促肾上腺皮质激素水平明显高于正常对照组，与模型组比较，百合地黄汤高、低剂量组能明显降低小鼠血清中皮质醇、促肾上腺皮质激素的浓度，提示抑郁小鼠存在下丘脑-垂体-肾上腺轴亢进，与目前的研究结果一致，支持抑郁症发病时下丘脑-垂体-肾上腺轴功能亢进假说，百合地黄汤能较好地改善抑郁模型小鼠的抑郁状态，其机制可能与调节下丘脑-垂体-肾上腺轴有关。

3. 临床研究　临床上百合地黄汤加味或与其他药物合用共同达到抗抑郁作用，且取得了很好的疗效。金杰等采用加味百合地黄汤治疗抑郁性神经症 35 例，总有效率为 85.71%。全世建对 30 例抑郁症患者以百合地黄汤加减治疗，总有效率为 86.7%。李丽娜等观察百合地黄汤加味方(百合 20 克，生地黄 20 克，龙骨 30 克，牡蛎 30 克，合欢皮 15 克，夜交藤 15 克，茯神 10 克，郁金 10 克，龙胆草 6 克)治疗抑郁症的疗效及安全性，结果发现百合地黄加味方对郁而化火症状的抑郁起效快，安全性高。此外，百合地黄汤常与甘麦大枣汤联合应用治疗抑郁症，并取得了确切的疗效。另有报道，百合地黄汤加味联合西药治疗妇女更年期抑郁症疗效显著；若在药物治疗的同时，配合心理治疗，畅其情志，则能收到更好的效果。

三、结论与展望

　　临床上用百合地黄汤或其加减方治疗抑郁症取得很好的疗效,但有关百合地黄汤抗抑郁作用的药效物质基础研究较少,尤其是其抗抑郁活性成分的研究亦鲜有报道。张萍等选用小鼠行为绝望模型评价百合地黄汤醇提取物及其4个不同极性部位的抗抑郁作用,结果发现百合地黄汤醇提取物及其4个不同极性部位均有不同程度地缩短小鼠悬尾和强迫游泳的不动时间,其中以百合地黄汤醇提取物和正丁醇部位最为显著,提示百合地黄汤抗抑郁活性部位主要分布在正丁醇部位。该研究结果为抑郁症临床治疗提供了实验依据,但其具体作用机制有待进一步研究。

　　此外,通过查阅文献发现有关百合地黄汤抗抑郁作用机制的研究主要集中在单胺类递质和下丘脑-垂体-肾上腺轴两大方面,还可从抑郁症发病机制的其他角度入手,如神经血管单元、细胞免疫功能等,进一步探索百合地黄汤的抗抑郁作用。同时百合地黄汤仅有百合、生地黄两味中药组成,成分分析相对容易,相互化学反应相对简单,有利于药效物质的发现和作用机制的深入研究。

加味百合地黄汤

一、概　述

　　加味百合地黄汤是在百合地黄汤的基础上加味而成。百合地黄汤方出自张仲景《金匮要略》,全方由百合7枚,生地黄汁1 000毫升组成。具有滋阴清热,养心除烦的功效。主治气阴两虚、虚火内扰,症见精神恍惚、心悸、不寐、乏力等。水煎,早晚温服。

二、抗抑郁研究

1. 理论研究　抑郁症与中医百合病大致相似。病因:《医宗金鉴·订正仲景全书》云:"伤寒大病之后,余热未解,百脉未和";或"平素多思不断,情志不遂,或偶触惊疑,卒临异遇"。此类患者平素多性格懦弱,境遇不佳,不能自释,神思过度而耗伤气阴。病机:心主血、藏神,肺主气、藏魄,气阴两虚,神魄失守,则精神恍惚;心失所养,加之阴亏于下,水不济火,虚火扰动心神,则心悸、不寐、虚烦、乏力。总之,本病病机关键在于气阴两虚,虚火内扰,百脉失养,因此影响到精神、饮食、睡眠等多方面的功能。脏腑主要涉及心、肺、肾。治则:补益心肺,滋阴清热。

《金匮要略》原文云:"百合病者,百脉一宗,悉致其病也。意欲食复不能食,常默然。欲卧不能卧,欲行不能行,饮食或有美时,或有不用闻食臭时,如寒无寒,如热无热,口苦,小便赤,诸药不能治,得药则剧吐利,如有神灵者,身形如和,其脉微数。"方中百合味甘,性微寒,入肺、心、胃经,润肺益气、清心安神;生地黄味甘、苦,性寒,入心、肝、肾经,清热凉血,养阴生津,配伍百合,共奏滋养心肺、清热凉血之功。

加味百合地黄汤是在百合地黄汤的基础上加味而成,如若阴虚火旺,则加滑石、牡丹皮、知母等,以滋阴清热;若气阴两虚,则加黄芪、党参等,以补气养阴;若肝气郁结,则加柴胡、白芍等,疏肝理气;若痰火盛者,则加胆南星、礞石、半夏等,以清热豁痰。

2. 临床研究　百合地黄汤作为治疗中医郁证的经典方,现在临床仍广泛应用,并取得了很好的疗效。金杰等予加味百合地黄汤(百合30克,生地黄15克,麦冬30克,太子参30克,五味子10克,竹茹15克,甘草6克,浮小麦30克,大枣6枚)治疗抑郁性神经症35例。心烦不寐者,加黄连10克,生龙骨、牡蛎各30克;呕恶纳呆者,加陈皮15克,半夏15克;咳嗽痰黄者,加知母15克,川贝母 10 克。2 周为 1 个疗程,3 个疗程后进行评价疗效。结果发现:痊愈 25 例;有效 5 例;无效 5 例,总有效率为 85.71%。全世建用百合地黄汤加减(百合 18 克,生地黄、麦冬、五味子各 15 克,甘草 7 克)治疗抑郁症患者 30 例。若阴虚火旺伴口苦,小便赤者,加牡丹皮 10 克,滑石、知母各 15 克;若气阴两虚伴体倦乏力较重,食欲下降,头晕,脉细弱者,加黄芪、党参、白芍各 15 克。28 日为 1 个疗程,治疗 2 个疗程后统计治疗结果显示,显效 18 例,有效 8 例,无效 4 例。李丽娜等观察百合地黄汤加味方治疗抑郁症的疗效及安全性,采用百合地黄加味方治疗存在郁而化火症状的抑郁症与氟西胶囊同用起效快,安全性高。张士金等观察百合地黄汤加味联合西药治疗妇女更年期郁证的临床疗效,将 54 例更年期郁证患者随机分为治疗组(在对照组基础上加用百合地黄汤加味)27 例和对照组(口服帕罗西汀片)27 例,两组比较,治疗组临床症状改善情况优于对照组。结论:百合地黄汤加味联合西药治疗更年期郁证疗效显著。

此外,百合地黄汤还能有效改善因脑卒中后引起的抑郁状态(脑中风后抑郁)。随着人口老龄化加重,由心脑血管疾病引起的抑郁越来越引起人们的重视。由于西医治疗脑中风后抑郁的各种抗抑郁药已广泛应用,但成本高、不良反应多、作用靶点单一,因此抗抑郁中药的研发与应用才显得尤为必要。陈微等对百合地黄汤治疗脑中风后抑郁进行疗效观察,百合地黄汤能有效地改善其抑郁障碍,同时也加速患者神经功能与日常生活活动能力的康复。且中药治疗组恢复速度与西药对照组相比差异无显著性。

加味百合地黄汤治疗抑郁症多集中于临床疗效的观察,尽管疗效显著,但作用机制及作用途径尚未有研究,可从单胺类神经递质、下丘脑-垂体-肾上腺轴、细胞免疫功能、神经凋亡与损伤等方面探讨其抗抑郁机制。

小建中汤

一、概　述

小建中汤出自《伤寒论》，由饴糖 30 克，桂枝 9 克，白芍 18 克，生姜 9 克，大枣 6 枚，炙甘草 6 克组成。具有温中补虚，和里缓急的功效。主治中焦虚寒，肝脾不和证。症见腹中拘急疼痛，喜温喜按，神疲乏力，虚怯少气；或心中悸动，虚烦不宁，面色无华；或伴四肢酸楚，手足烦热，咽干口燥，舌淡苔白，脉细弦。水煎取汁，调入饴糖，文火加热溶化，分 2 次温服。

二、抗抑郁研究

1. 理论研究　郁证是由于情志不舒、气机郁滞所致，以心情抑郁、情绪不宁、胸部满闷、胁肋胀痛，或易怒喜哭，或咽中如有异物阻塞等症为主要临床表现的一类病症。主要病位在肝，涉及心、脾、肾。肝喜条达而主疏泄，长期肝郁不解，情怀不畅，肝失疏泄，可引起五脏气血失调。肝气郁结，横逆乘土，则出现肝脾失和之证。小建中汤温中补虚、和里缓急，主治中焦虚寒，肝脾不和证。方中重用甘温质润之饴糖为君，温补中焦，缓急止痛；臣以辛温之桂枝温阳气，祛寒邪；酸甘之白芍养营阴，缓肝急，止腹痛；佐以生姜温胃散寒，大枣补脾益气；炙甘草调和诸药，是为佐使之用。《金匮要略·血痹虚劳病脉证并治》云："虚劳里急，悸，衄，腹中痛，梦失精，四肢酸疼，手足烦热，咽干口燥，小建中汤主之。"其中提到心悸，腹痛，四肢酸疼、手足烦热，咽干口燥症状与抑郁证的躯体表现相似。小建中汤主要治疗肝脾不和引起的郁证。

2. 现代研究　单胺类神经递质学说是抑郁症发病的经典学说，其中主要的单胺类递质包括多巴胺、5-羟色胺、去甲肾上腺素。

劳万生等以孤养和慢性不可预见性应激建立动物模型,观察小建中颗粒对慢性应激抑郁大鼠自发活动的影响,并通过测定大鼠海马单胺递质水平,初步探讨小建中颗粒的抗抑郁作用机制。结果发现,小建中颗粒明显增加抑郁大鼠自发活动,且能明显升高慢性应激抑郁大鼠海马单胺类神经递质含量。提示小建中颗粒抗抑郁作用可能与提高单胺类神经递质含量有关。

尾崎哲等探讨了小建中汤的抗抑郁作用,考察诊断为轻、中度抑郁情绪,同时伴有食欲不振的 16 例患者的各种精神症状的作用,结果该方对精神症状有全面改善作用,尤其对抑郁情绪有效,且无不良反应。尾崎哲将诊断为重度抑郁症的 12 例患者给予小建中汤,结果发现抑郁情绪的有效病例在 2 周后、4 周后分别为 7/12 例、10/12 例,4 周后焦虑、焦躁的有效病例分别为 7/12 例、3/11 例,妄想倾向的有效病例为 7/11 例,对意志减退无明显作用,有效病例仅为 2/12 例。提示该方对抑郁情绪有效,且在 1～2 周出现效果,没有困倦乏力等不良反应。与抗抑郁药的不良反应相比,该方更易于抗抑郁的广泛临床应用,对伴有妄想症的患者疗效显著,但不适用于伴有意志减退的患者。此外,尾崎哲对小建中汤的抗抑郁作用与氯噻西泮进行比较研究,各给药组重症程度大致相同,在给药 2 周后,根据意志减退、焦虑、焦躁、自闭性进行评价。结果表明,小建中汤的抗抑郁作用与氯噻西泮相当,主要对抑郁情绪、焦虑有效,但对意志减退、焦躁无效。

三、结论与展望

有关小建中汤抗抑郁方面的研究不多,且以临床疗效观察为主,对其抗抑郁作用机制尚未有深入研究。尽管小建中汤不是抑郁症的主要治疗方剂,但从郁证的临床表现看,小建中汤确实可以治疗郁证,如神疲乏力、心悸、心烦不安、四肢酸楚,舌淡苔白,脉弦等。小建中汤的抗抑郁作用有待进一步深入研究。

二 仙 汤

一、概　述

　　二仙汤为20世纪50年代张伯讷教授验方,出自《中医方剂临床手册》,由仙茅9克,淫羊藿9克,巴戟天9克,当归9克,黄柏6克,知母6克组成。具有温肾阳,补肾精,泻肾火,调冲任的功效。适用于更年期综合征(头目昏眩、胸闷心烦、少寐多梦、焦虑抑郁、烘热汗出、腰酸膝软等),高血压,闭经及其他慢性病,症见肾阴阳两虚、虚火上扰者。每日1剂,水煎分2次服。

二、抗抑郁研究

　　1. 理论研究　抑郁症以肾精亏虚为本,而肾精为一身之根本,补阳开郁是关键。阳气充实,心肾相交则精神旺盛,气机畅达,故温肾阳,补肾精、交通心肾,条达气机为治疗抑郁症的基本方法。通过充实阳气,心肾相交以达到振奋神机,宁神定志之目的。方中仙茅性热,味辛,入肾、肝经,补肝肾之不足,温壮元阳;淫羊藿味辛、甘,性温,入肾、肝经,补肝肾之阴精不足;巴戟天味辛、甘,性微温,直入肾经血分,温养肝肾之精血,辅助仙茅、淫羊藿并启肾中真水上济于心;黄柏、知母泻火而滋肾保阴,并以助心火之下降;以当归之养血活血而调理冲任,兼以养肝。总之,二仙汤的主要功效是补肝肾之精气不足,温养肾阳真火,使火涵水中,弗与上炎,泻有余之肝阳相火,纳无根之火下潜,体现了中医理论中的"阴中求阳,阳中求阴"的治疗方法。"年过四十,阴气自半",更年期后肾气逐渐衰退,各脏腑功能随之降低,此为本病之本,亦为因病致郁的因素。

　　2. 现代研究　现代医学研究表明,抑郁症发病的因素包括遗传因素、生物化学因素、环境因素和应激、性格因素等。而抑郁症发病的确切机制仍不清楚。目前其病理主要有以下两大学说:神经递质学说认为,抑郁症病因为大脑神经递质在神经突触间的浓度相对或绝对不足;神经回路学说指出"皮质-纹状体-丘脑-皮质回路"出现信息传导不畅是神经症的病理原因。近10年来的研究表明,二仙汤及其拆方有不同的延缓下丘脑-垂体-性腺轴衰老和增强该轴功能的双重药效。最近实验研究采用血清药理学方法发现,二仙汤及其温肾和滋阴组拆方均能刺激下丘脑促性腺激素释放激素(GnRH)细胞系 GT1-7 释放 GnRH,以全方的作用最强。此外,从改善大脑神经递质的浓度及影响神经回路信息传导均有其显著的作用。现代药理研究表明,仙茅含有的石蒜碱、兰皂苷元、仙茅苷,可增加黄体功能,主要通过提高垂体对黄体生成素释放激素反应而实现。同时动物实验证实,仙茅有雄激素样作用,给去势大鼠灌注仙茅醇浸液,可增加去势大鼠精囊重量。淫羊藿含有淫羊藿苷、木兰碱、去氧甲基淫羊藿苷等,其水煎剂有类似雄激素样的作用,可促进精液分泌,提高性功能。动物实验发现,小鼠腹腔注射淫羊藿提取物每只 20～40mg,可增加前列腺、精囊、提肛肌的重量,其效果与雄激素 7.5mg 相当。巴戟天含有甲基异茜草素、大黄甲醚、水晶兰苷等,可增加大鼠的垂体、卵巢和子宫的重量,但血中促黄体生成素水平没有改变,卵巢中绒毛膜促性腺激素/促黄体生成素受体结合特异性结合力明显提高。

　　二仙汤主要治疗因更年期体内激素水平发生变化引起的抑郁症,包括男性更年期抑郁症和女性更年期抑郁症。男性至更年期,由于机体代谢和内分泌功能的减退,特别是睾酮水平的下降,引起一系列平衡失调,影响心血管系统、神经系统及大脑皮质等的功能,进而导致失眠、头痛、抑郁、乏力、性欲减退等症状。杨更生治疗男性更年期综合征 14 例,均取得了较满意的疗效。杨明等在二仙汤治疗肾虚证男性更年期综合征的疗效观察中发现,服药 2 周后有效率达 76%,但继续服药 12 周后统计,服中药有效患者有

50％失去药物作用,这可能与激素受体饱和作用有关,具体机制仍有待进一步研究。逢金岐用二仙汤治疗更年期综合征 40 例,全部治愈 40 例,其中 24 例服药 15 剂,9 例服药 20 剂,7 例服药 30 剂。此外,有关二仙汤加味及与中药复方合用在治疗抑郁症方面也取得了较好的疗效。彭海燕等研究二仙舒郁汤治疗更年期抑郁症 42 例,显效 18 例,有效 19 例,无效 5 例,显效率为 42.9％,总有效率为88.1％。说明中药二仙舒郁汤有改善更年期抑郁症患者临床症状的作用。张星平等用二仙汤合逍遥散治疗 37 例男性更年期综合征发现,痊愈 24 例,临床症状消失,随访一年未复发;显效 10 例,治疗后患者部分症状消失;无效 3 例,服药治疗后症状无改善。二仙汤合逍遥散治疗本病,取得较满意疗效。

三、结论与展望

二仙汤治疗更年期抑郁症虽有较好的疗效,但相关研究较少,在抗抑郁作用机制方面,以下丘脑-垂体-性腺轴为主,单胺类神经递质、神经回路信号传导较少涉及。此外,还可从神经血管单元、下丘脑-垂体-肾上腺轴、细胞免疫功能等多角度探索二仙汤抗抑郁机制。

第二节　理气活血解郁剂

柴胡疏肝散

一、概　述

柴胡疏肝散来源于明·张景岳所著《景岳全书·古方八阵·散阵》,其中记载:"若外邪未解而兼气逆胁痛者,宜柴胡疏肝散主之…柴胡疏肝散,治胁肋疼痛,寒热往来。"《中国医学大辞典》认为,本方出于《医学统旨》。原方由陈皮(醋炒)6克,柴胡6克,川芎4.5克,枳壳(麸炒)4.5克,白芍4.5克,香附4.5克,甘草(炙)1.5克组成。具有疏肝理气,和血止痛的功效。适用于肝气郁滞证,症见胁肋疼痛,胸闷善太息,情志抑郁易怒,或嗳气,脘腹胀满,脉弦者。用水220毫升,煎至180毫升,空腹时服。

二、抗抑郁研究

1. 理论探讨 理气开郁为治疗郁证的基本原则。《素问·六元正经大论》指出"木郁达之",用畅达肝气的方法治疗郁证,肝气调达,主疏泄功能正常,从而情志舒畅。《医方论·越鞠丸》方解中记载:"凡郁病必先气病,气得疏通,郁于何有"? 提示郁病的治疗关键在于疏通气机。《临证指南医案·郁》华岫云按指出,治疗郁证"不重在攻补,而在乎用苦泄热而不损胃,用辛理气而不破气,用滑润濡燥涩而不滋腻气机,用宣通而不揠苗助长"。《类证治裁·郁证》记载:"七情内起之郁,始而伤气,继必及血,终乃成劳"。所以,治疗时应以疏肝解郁、理气畅中为先。柴胡疏肝散方中白芍、柴胡相伍一散一收,助柴胡疏肝,两药相反相成共为主药;枳壳、柴胡同用一升一降,加强疏肝理气之功以达郁邪;白芍、甘草配伍缓急止痛,疏肝理气以和胃;川芎行气开郁活血止痛;香附、陈皮理气和胃止痛。诸药合用辛以散结,苦以通降,气滞郁结方可解除,故服后肝气条达,血脉通畅,痛止而诸症皆除。长于治疗情志不舒、郁怒忧思等肝气郁结证,临床常用于治疗肝郁型抑郁症。

2. 临床研究 本方为疏肝行气止痛的常用方。现代研究发现,柴胡疏肝散用于抑郁症的治疗,具有疗效确切、不良反应小、多靶点效应等优点,有极大的应用前景。例如,方学辉等观察柴胡疏肝散对45例恶性肿瘤伴抑郁症患者的临床疗效,结果抑郁症状显著改善,且比氟西汀对照组具有更好的疗效和安全性。杨光等运用柴胡疏肝散治疗慢性阻塞性肺疾病伴焦虑抑郁障患者40例,总有效率为达 85％。王虎德观察柴胡疏肝散治疗肝性脑病抑郁症患者 45 例,结果柴胡疏肝散可明显改善肝性脑病抑郁症患者临床症状,降低静脉血氨水平。赵泉霖临床常用此方治疗产后抑郁肝郁气滞证,每获良效。

3. 基础研究　现代医学认为,抑郁症的发病主要与生物化学因素(如 5-羟色胺、多巴胺、去甲肾上腺素),遗传因素,社会与环境等因素有关。神经递质学说堪称抑郁症发病的经典学说。该学说认为,抑郁症是由脑内单胺类神经递质(去甲肾上腺素和 5-羟色胺)功能不足所致。褟璇等观察柴胡疏肝散对肝郁证阿尔茨海默病病理模型大鼠行为学和海马神经递质等指标的影响,结果证明柴胡疏肝散煎剂可以改善实验动物模型的行为学,提高实验大鼠的记忆和学习能力,其作用机制可能是通过调节单胺类脑内神经递质(去甲肾上腺素、多巴胺和 5-羟色胺);刘英等将抑郁模型大鼠给予柴胡疏肝散饮片灌胃,结果柴胡疏肝散能明显升高应激所致的 5-羟色胺浓度,促进 5-羟色胺 1A 受体表达,推测这为其抗抑郁作用机制之一。

脑源性神经营养因子及其受体酪氨酸激酶受体 B 广泛分布于中枢神经系统,尤以大脑皮质及海马区域含量最高,对神经元的生存、生长、分化具有重要影响。目前普遍认为,脑源性神经营养因子和酪氨酸激酶受体 B 蛋白水平的降低与抑郁症的发生有关。邓颖等发现,抑郁模型大鼠的海马、杏仁核、额叶皮质神经营养因子、脑源性神经营养因子及其受体酪氨酸激酶受体 B 表达降低,而柴胡疏肝散能改善抑郁模型大鼠的抑郁状态机制,可能与增加海马、额叶、杏仁核区脑源性神经营养因子及其受体酪氨酸激酶受体 BmRNA 表达有关。

海马神经元损伤及可塑性障碍是抑郁症关键病机。徐爱军等指出,抑郁症大鼠的海马神经元存在凋亡和自噬增强现象,柴胡疏肝散抗抑郁作用机制可能与拮抗大鼠海马神经元凋亡和降低自噬有关。樊蔚虹等研究发现,柴胡疏肝散可调节抑郁模型大鼠海马Bcl-xs,Bcl-xl 基因表达,通过干预海马神经细胞凋亡而发挥抗抑郁作用。曹美群等观察柴胡疏肝散对抑郁模型大鼠海马内miRNA 表达的影响,结果提示柴胡疏肝散可调节 miR-125a 表达,通过代谢型谷氨酸受体信号通路激活突触后致密物质中风后抑郁-95 的 mRNA 转录,从而调控海马神经元树突和突触的形态,改善海马神经元的可塑性,达到抗抑郁作用。因此,这可能是中药柴胡疏肝散抗抑郁的重要途径之一。

下丘脑-垂体-肾上腺轴在抑郁症的发病机制中发挥着重要的作用,慢性应激可引起人类及动物下丘脑-垂体-肾上腺轴功能亢进,从而引起抑郁状态。李云辉等认为,柴胡疏肝散可调节慢性应激引起的下丘脑-垂体-肾上腺轴功能亢进,具有抗抑郁作用。董海影等研究发现柴胡疏肝散能明显提高大鼠海马乙酰胆碱转移酶和乙酰胆碱酯酶的表达与活性,认为胡疏肝散可能通过调节胆碱能神经系统抑制下丘脑-垂体-肾上腺轴激活,进而降低皮质醇水平,达到抗抑郁症的作用。

此外,抑郁症患者存在免疫功能的改变,可能是与一些淋巴细胞亚群,如 CD_3^+、CD_4^+、CD_8^+ 增加,免疫激活有关。刘兰英等提出柴胡疏肝散可以加速 CD_3^+、CD_4^+ 水平下降,改善抑郁症患者免疫功能,并推测这可能是柴胡疏肝散抗抑郁作用的机制之一。

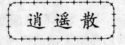

一、概　述

逍遥散来源于《太平惠民和剂局方》。原方由甘草 4.5 克,当归 9 克,茯苓 9 克,白芍 9 克,白术 9 克,柴胡 9 克组成。具有疏肝解郁,养血健脾的功效。适用于肝郁血虚脾弱证,症见两胁作痛,头痛目眩,口燥咽干,神疲食少,或月经不调,乳房胀痛,脉弦而虚者。上药加生姜 3 片,薄荷 6 克,水煎服;亦有丸剂,每次 6～9 克,每日 2 次。

二、抗抑郁研究

1. 理论探讨　肝性喜调达,恶抑郁,为藏血之脏,体阴而用阳。若情志不畅,肝木不能调达,则肝体失于柔和,以致肝郁血虚,木郁则土衰,肝病易传脾;脾属土,主中焦,主运化水谷精微,主升清,为后天之本,为气机升降之枢。脾藏意,其志为思,故多思易伤脾结气。《类经》曰:"脾忧愁而不解则伤意者,脾主中气,中气受抑则生意不申,故郁而为忧。"脾胃失司,气机升降不利,气机壅滞,化生痰饮,蒙蔽清窍而导致情志抑郁。《秘传证治要诀及类方》曰:"过于中者,其中气则常先四脏……而脾胃自受者,所以中焦致郁多也。"脾脏气机运化失职,则气血无以为化,精神失于所养,则见郁郁寡欢,心情抑郁,乏力倦怠等表现。逍遥散方中柴胡味苦,性平,入肝经,能疏肝解郁宣畅气血,使肝气得以调达为君药;当归味辛、苦,性温,入肝、心、脾经,能养血和血,以补肝之体,又有活血调血之功;白芍味酸、苦,性微寒,养血敛阴,柔肝缓急;当归、白芍与柴胡同用,既补肝之体,又和肝之用,体用并治,共为臣药;白术味苦、甘,性温,归脾、胃经,能益气补中,健脾燥湿;茯苓味甘,性平,入脾、胃经,能健脾补中、利水渗湿,以上两药合甘草,非但实土以御木侮,且使营血生化有源,共为佐药。诸药合用,可使肝郁得疏,血虚得养,脾弱得复,气血兼顾,肝脾同调。

2. 临床研究　临床上逍遥散已被广泛应用于抑郁症的治疗,目前已有多项临床试验证明逍遥散抗抑郁疗效肯定,且具有不良反应小、依从性好等明显优势。例如,龚时夏观察逍遥散治疗乳腺癌伴抑郁症患者 30 例,结果抑郁症状明显改善,且细胞免疫功能提高。伍靓等观察抗抑郁药舍曲林联合中成药逍遥散治疗产后抑郁症的临床疗效,结果疗效明显优于单用舍曲林,且能降低其不良反应。刘霞认为,肝气郁结为郁证的关键病机,运用逍遥散治疗25例帕金森病伴抑郁患者,疗效显著且不良反应少。吕敏等认为,妊娠期妇女在生理、病理和社会因素的作用下,易出现肝脾不和,表现为抑郁焦虑,烦躁易怒,运用逍遥散可明显改善患者抑郁症状。

3. 基础研究 抑郁症神经生物化学方面的研究是近几十年来的研究热点。临床上几乎所有的抗抑郁药都是通过增加突触间隙单胺类神经递质的利用率来发挥作用的,主要是通过以下 3 种机制:一是抑制单胺能神经元的再摄取;二是抑制单胺神经递质在神经元内的代谢;三是通过阻断单胺能神经元上的 A2 自身和异身受体来增加单胺类神经递质的释放。刘金伟等研究发现,逍遥散能提高嗅球摘除大鼠海马、皮质及血清中的去甲肾上腺素、肾上腺素、多巴胺、5-羟色胺等神经递质水平。孔梅等认为,逍遥散可通过上调海马 5-羟色胺 1A 受体,下调海马 5-羟色胺 2A 受体,调节 5-羟色胺而改善抑郁症睡眠障碍大鼠症状。

另外,神经肽类物质神经肽 Y、P 物质和生长抑素在中枢神经系统中的含量平衡对抑郁症的生理机制起着重要的作用。神经肽 Y 是脑内广泛分布的一种神经多肽,海马内神经肽 Y 的表达可以"缓冲"促肾上腺激素释放因子等应激促进信号的行为学效应,减轻机体对应激刺激过度应答造成的损害,而抑郁症患者血浆中神经肽 Y 含量明显低于正常人。生长抑素是神经系统内广泛存在的神经递质,它能增加胺能和胆碱能神经递质的更新率,刺激多巴胺和 5-羟色胺释放,并具有活化海马部位的突触功能。P 物质可与 5-羟色胺和去甲肾上腺素等神经递质发生交叉反应,调节人体的情感和认知。张福华发现,逍遥散的抗抑郁功效与降低血浆中神经肽 Y、生长抑素水平,升高 P 物质水平有关。

神经活性甾体是近年来发现的由中枢神经系统合成或来自外

周由中枢神经系统代谢衍生而成的具有调节神经活动的甾体物质的总称,包括孕烯醇酮、黄体酮、别孕烯醇酮、脱氢表雄酮和雌激素等。神经活性甾体功能紊乱可造成海马-杏仁核神经可塑性失调。重症抑郁症或慢性应激可导致中枢大多数神经活性甾体的减少。而胆固醇侧链裂解酶 P450scc 可以催化胆固醇碳链裂解,生成孕烯醇酮,后者是其他神经活性甾体的共同前体。逍遥散精制剂能有效逆转抑郁症大鼠海马区 P450scc 阳性表达的数量,其作用强度与氟西汀相似。研究发现,逍遥散治疗抑郁症的作用机制可能是通过调节海马区 P450scc,进而影响神经活性甾体及其限速酶来发挥抗抑郁作用的。

慢性心理应激可引起下丘脑-垂体-肾上腺轴兴奋导致糖皮质激素分泌增加,从而损伤海马神经元。糖皮质激素受体是下丘脑-垂体-肾上腺轴负反馈反应的主要调控者,有研究表明机体应激反应时,下丘脑-垂体-肾上腺轴兴奋而引起肾上腺大量分泌肾上腺皮质激素,后者通过下调海马糖皮质激素受体而抑制下丘脑-垂体-肾上腺轴过度兴奋。逍遥散可调节糖皮质激素受体 mRNA 表达,以改善慢性心理应激所致大鼠海马神经元凋亡。

脑源性神经营养因子是哺乳动物脑内分布最广、含量最高的神经营养因子家族成员,在中枢神经系统海马、大脑皮质等部位含量丰富,脑源性神经营养因子能促进多种类型的神经元分化、增殖、营养和促进成熟。应激抑郁症模型小鼠脑内海马和皮质脑源性神经营养因子的表达明显下降,而抗抑郁药物能逆转脑源性神经营养因子表达下降,且可通过增加脑源性神经营养因子的表达,激活下游级联信号通路中细胞外调节蛋白激酶、环磷腺苷效应元件结合蛋白等关键蛋白的表达,这一信号通路是抗抑郁药发挥效能的特异性靶点。研究发现,逍遥散能显著提高慢性温和不可预知应激小鼠海马部位环磷酸腺苷反应元件结合蛋白、脑源性神经营养因子 mRNA 及皮质部位脑源性神经营养因子 mRNA 的表达量,对皮质部位环磷酸腺苷反应元件结合蛋白 mRNA 表达、海马部位 pERK1/2 蛋白表达和血清脑源性神经营养因子水平有提高趋势。

此外,李艳丽提出逍遥散能降低海马肿瘤坏死因子-α 和癌基因 c-fos 的表达,其抗抑郁机制可能是与调节免疫系统功能、抑制海马神经元细胞凋亡和减少脑损伤有关。肿瘤坏死因子-α 等前炎症性细胞因子通过激活下丘脑室旁核中含促肾上腺皮质激素释放激素神经元,促使腺垂体释放促肾上腺皮质激素,从而活化下丘脑-垂体-肾上腺轴,导致抑郁症。有研究显示,当机体遭受疼痛、缺氧、寒冷等刺激时,使大脑海马的痛感受性神经元被激活,从而导致海马神经元细胞过度增殖,c-fos 蛋白的表达增加,启动含半胱氨酸的天冬氨酸蛋白水解酶级联反应,最终激活天冬氨酸蛋白水解酶,导致海马神经元细胞凋亡。

丹栀逍遥散

一、概　述

丹栀逍遥散来源于宋·陈自明《校注妇人良方》。原方由炙甘草 3 克,炒当归 6 克,芍药(酒炒)6 克,茯苓 6 克,炒白术 6 克,柴胡 6 克,牡丹皮 3 克,炒栀子 3 克组成。具有养血健脾,疏肝清热的功效。适用于肝郁血虚生热证。症见烦躁易怒,或头痛目涩,颊赤口干,月经不调,少腹胀满,或小便涩痛,舌红苔薄黄,脉弦虚数。用水 220 毫升,煎至 180 毫升,空腹时服。

二、抗抑郁研究

1. 理论探讨　郁证是由于情志不舒,气机郁滞引起的一类病证。肝为刚脏,体阴用阳,以血为本,以气为用。肝主疏泄,调畅全身气机,全身气机畅行无阻又依赖于肝的疏泄功能正常。中焦脾胃又为气机升降的枢纽,只有"脾主升清,胃主降浊"的生理功能正常才能保证清气得升,浊气得降,整个机体的代谢正常。《医宗金鉴·删补名医方论》中赵羽皇曰:"肝之所以郁,其说有二:一为土虚不能升木也,二为血少不能养肝也。盖肝为木气,全赖土以滋培,水以灌溉。若中土虚,则木不升而郁;阴血少,则肝不滋而枯"。清·何梦瑶亦强调"不论何脏腑郁结,皆关中土也"。肝脾二脏关系密切,肝之疏泄功能可协调脾胃气机升降,促进脾胃运化功能,同时脾气健旺,气血生化有源,肝体得以濡养而肝气冲和调达。若肝失疏泄,气机郁滞,易致脾失健运,形成胸闷抑郁,纳呆腹胀等肝脾不调之候。所以,治疗郁证宜从调肝胆、调脾胃入手,以疏肝健脾,行气解郁为基本大法。郁证往往病程日久,气郁化火,出现心烦不安,失眠多梦等症,故需兼以清热。丹栀逍遥散功擅养血健脾,疏肝清热,方中柴胡能入手足少阳、厥阴经,在经主气,在脏主血,宣畅气血,畅于阳而化滞阴乃能疏肝解郁;当归养血和血,且可理气;芍药养血敛阴,柔肝缓急;薄荷少许以疏散郁竭之气,透达肝经郁热;炙甘草益气补中,缓肝之急;牡丹皮解肌热,炒栀子清内热;白术、茯苓助土以升木;当归、白芍与柴胡同用,补肝体而助肝用,使血和则肝和,血充则肝柔;白术、茯苓、甘草健脾益气,既能实脾土以御木侮,又使营血生化有源,正合《内经》所谓"见肝之病,当先实脾"。诸药合用则肝郁得疏,脾运得健,郁热得清,郁证自除。

2. 临床研究　临床上丹栀逍遥散被广泛应用于抑郁症的治疗,大量临床报道提示其疗效确切,且具有不良反应小等优势。例如,罗和春等观察丹栀逍遥散治疗抑郁症患者 32 例的临床疗效,结果与马普替林对照组疗效相当,不良反应明显少于马普替林。马春用丹栀逍遥散治疗抑郁障碍失眠 40 例,总有效率为 92.5%,且无西药停药后的反跳现象。刘俊德观察丹栀逍遥散治疗混合性焦虑抑郁障碍患者 32 例,疗效显著且不良反应少。孙新刚等观察丹栀逍遥散联合拉米夫定治疗慢性乙型肝炎伴抑郁状态患者 32

例,治疗组抑郁症状明显改善,且具有降低丙氨酸氨基转移酶、抗病毒作用。张珂珂等观察丹栀逍遥散加味治疗 2 型糖尿病伴抑郁患者 31 例,结果患者的抑郁情绪及临床症状明显改善,且血糖水平更稳定。宋远瑛等予以丹栀逍遥散加减方治疗肝气郁结型郁症患者 32 例,治愈 9 例,显效 11 例,好转 10 例。陈德仁观察 28 例丹栀逍遥散加减治疗脑中风后抑郁患者,总有效率为达 85.71%。

3. 基础研究　抑郁症的生物学基础是单胺类神经递质 5-羟色胺和(或)去甲肾上腺素的缺乏。5-羟色胺参与情感、睡眠、警觉、记忆、食欲和性功能的调节,与人类的行为有密切关系,是抑郁症发病的重要神经递质。李红娅等研究发现,丹栀逍遥散可增加抑郁模型大鼠下丘脑内 5-羟色胺含量,而降低其代谢产物 5-羟吲哚乙酸含量。推断丹栀逍遥散胶囊治疗抑郁症的作用部位可能在下丘脑,通过调节 5-羟色胺及 5-羟吲哚乙酸而发挥抗抑郁作用。

下丘脑-垂体-肾上腺轴功能亢进是较为公认的抑郁症发病机制之一。近年来,神经内分泌学研究提示,抑郁症常伴有内分泌功能的改变,特别是下丘脑-垂体-肾上腺轴功能亢进,主要表现为中枢、外周及代谢产物中促肾上腺皮质激素分泌增强,皮质醇水平增高,昼夜分泌节律改变。许二平等通过观察抑郁模型大鼠血浆皮质醇和促肾上腺皮质激素含量的变化,发现丹栀逍遥散可以降低血浆中皮质醇和促肾上腺皮质激素的水平,拮抗应激导致的下丘脑-垂体-肾上腺轴功能亢进,从而发挥治疗作用。研究显示,海马不但是下丘脑-垂体-肾上腺轴的高位调节中枢,而且是应激损伤的敏感区,慢性应激下,下丘脑-垂体-肾上腺轴的亢进,导致糖皮质激素受体过度应激,损伤海马。同时,海马可通过盐皮质激素受体的基础性调节和糖皮质激素受体对高水平糖皮质激素的负反馈调节之间的平衡来维持下丘脑-垂体-肾上腺轴的合理水平。郭晓冬等研究发现,丹栀逍遥散加味可以通过调节海马内糖皮质激素受体和糖皮质激素受体的蛋白表达而起到抗抑郁的作用,其作用机制可能与海马内糖皮质激素受体和糖皮质激素受体之间的平衡有关。

李玉娟等研究发现,丹栀逍遥散不但可增加肝郁型抑郁模型大鼠外周单胺类递质 5-羟色胺水平,并且可提高海马脑源性营养因子水平,进而促进大脑神经元再生;可降低外周皮质醇水平,进而调节下丘脑-垂体-肾上腺轴;使外周细胞因子白细胞介素-6 水平降低,改善机体免疫功能。从而推测丹栀逍遥散抗抑郁机制可能是通过神经、免疫、内分泌等多个方面实现的。

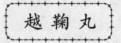

一、概　述

越鞠丸出自于《丹溪心法》卷 3:"越鞠丸,解诸郁。又名芎术丸。"本方由苍术 10 克,香附 10 克,川芎 10 克,神曲 10 克,栀子 10 克组成。具有行气解郁的功效。为治疗气、血、痰、火、湿、食六郁证之代表方。症见胸膈痞闷,脘腹胀满,嗳腐吞酸,恶心呕吐,饮食不消。水丸,每次 6~9 克,温开水送服;亦可按原方比例作汤剂煎服。

二、抗抑郁研究

1. 理论探讨　抑郁症总属中医情志类疾病,包括郁证、百合病、梅核气、脏躁等。抑郁症的病机为气机郁滞,脏腑功能失调。《杂病源流犀烛》中指出:"诸郁,脏气病也,其原本于思虑过深,更兼脏气弱,故六欲之病生焉。"《临证指南医案》明确指出:"因情志不遂,则郁而成病……郁则气滞,气滞久,则必化火热。"《古今医统》认为:"郁为七情不舒,遂成气结,即郁日久,变生多端。"此病初多为气滞,久则兼见瘀血、痰浊、化火、食滞等。朱丹溪据此提出六郁之说,《丹溪心法·六郁》云:"气血冲和,百病不生,一有怫郁,诸病生焉,故人身诸病,多生于郁。"朱丹溪综合了六淫、七情等内外致病因素,首倡"六郁"之说。其以气郁为先,其他郁证相因为病,谓气郁而湿滞,湿滞而成热,热郁而成痰,痰滞而血不行,血滞而食不化,而成湿郁、热郁、痰郁、血郁、食郁,既可单独致病,也可转化兼夹。其中以气郁为要,气机不畅是本病的根本。越鞠丸为通治六郁之剂,但以行气开郁、疏肝理脾而治气郁为主。《医学论·越鞠丸》认为"凡郁病必先气病,气得疏通,则何郁之有?"越鞠丸中香附行气解郁,其为"气病之总司",针对气郁而设;川芎活血祛瘀,针对血郁而施,且为血中之气药,可助香附行气之功,强化本方行气为主的思路;苍术味苦,性温,燥湿健脾,以除湿郁;栀子泻心肺之热,解三焦之郁火;神曲消食导滞,以消食郁。

2. 临床研究　越鞠丸为朱丹溪所用于治疗郁证之专方。近年来,运用本方治疗情志之郁的病案屡见报道,临床用其化裁治疗原发性及继发性抑郁症均有显著疗效。例如,张铁忠教授提出"老年多郁"的观点,认为老年抑郁症患病率高,常六郁并存,并以自拟"加味越鞠丸"(由香附、川芎、苍术、焦神曲、栀子、半夏曲、石菖蒲、炙远志、白蒺藜、生龙齿组成)来治疗老年郁病,疗效确切。成金汉等观察越鞠丸治疗 32 例中风后抑郁患者,结果症状明显改善。李淑芬以加味越鞠丸治疗中风后抑郁 46 例,总有效率为达 87.0%。临床上运用越鞠丸治疗抑郁症不但疗效肯定,而且相对于西药抗抑郁药物具有不良反应少,服药依从性好等优势。姚红军运用越鞠丸结合氟西汀治疗抑郁症 48 例,疗效显著且不良反应明显小于单用西药组。余英仪等运用越鞠丸治疗恶劣心境患者 45 例,疗效确切,且不良反应少。

3. 基础研究　现代研究表明,脑内单胺类神经递质 5-羟色胺、多巴胺、去甲肾上腺素及脑源性营养因子为抑郁症发病极为重要的影响因素。最近 20 年来,研究较多的新型抗抑郁药,主要通过抑制突触对 5-羟色胺的再摄取,来提高 5-羟色胺能神经传导发挥抗抑郁作用的。研究显示,越鞠丸能有效改善抑郁症模型小鼠自主活动减少、易受激惹等表现,升高抑郁症模型小鼠脑组织中的5-羟色胺含量,降低血浆皮质醇含量。其提取物 YJ－XCC1Z3 可以降低抑郁模型小鼠脑内 5-羟色胺的代谢从而增加脑内 5-羟色胺含量,改善抑郁状态。另外,脑源性神经营养因子对多种类型的神经元具有分化、增殖、营养、成熟的作用,能增强突触联系,影响神经元的可塑性和神经递质、神经营养因子的合成,且与长时增强效应及学习、记忆功能有关。越鞠丸可增加慢性应激大鼠抑郁模型海马脑源性神经营养因子的表达,这也是越鞠丸发挥抗抑郁作用重要机制之一。

有关抗抑郁药物活性成分的研究为近年来研究的热点。尉小慧等采用小鼠悬尾和强迫小鼠游泳实验两种行为绝望法复制小鼠抑郁模型,对越鞠丸全方及各单味药分别进行抗抑郁活性研究。结果越鞠丸全方及香附、苍术、川芎、栀子醇提取均有不同程度的抗抑郁活性,其抗抑郁活性成分可能主要存在于苍术、川芎两味药材之中。将两药提取后进行抗抑郁动物实验发现,川芎挥发油与两药水提取物混合具有明显的抗抑郁效果,而仅用两药的水提物或醇提取物抗抑郁作用并不明显。此外,研究发现越鞠丸中不同工艺的栀子(生栀子、炒栀子、焦栀子)醇提物均有不同程度的抗抑郁活性,而其中抗抑郁活性最高为焦栀子。

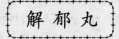

解郁丸

一、概 述

解郁丸由杨毓舒先生根据中医理论结合临床实践精心研制而成,是我国独家首研的抗抑郁症纯中药制剂。解郁丸以经典名方"逍遥散"及"甘麦大枣汤"为基础,主要由白芍、柴胡、当归、郁金、茯苓、百合、合欢皮、甘草、小麦、大枣组成。具有疏肝解郁,养心安神的功效。适用于肝郁气滞，心神不安证。症见胸肋胀满，郁闷不舒，心烦心悸，易怒，失眠多梦。丸剂，口服，每次4克，每日3次；亦可作煎剂，用水220毫升，煎至180毫升，空腹时服。

二、抗抑郁研究

1. 理论探讨 抑郁症属中医学"郁证"范畴。中医学认为，郁证的病机主要为肝失疏泄，脾失健运，心失所养，导致脏腑气血阴阳失调。治疗以疏肝解郁、宁心安神为主。《证治汇补·郁证》曰："郁病虽多，皆因气不周流，法当理气为先。"《医方论·越鞠丸》曰："凡郁病必先气病，气得流通，郁于何有？"可见疏肝解郁为郁证总的治则。心主神志，心具有主宰人的一切生理活动及精神意识思维情志活动的功能。《灵枢·邪客》篇记载："心者，五脏六腑之大主也，精神之所舍也"。唐代孙思邈在《备急千金药方·心脏脉论》记载："心气虚则悲不已，实则笑不休……悲忧思虑则伤心，心伤则若惊喜善忘"。因此，养心安神在抑郁症的治疗中十分关键，临床上心脑血管病合并抑郁症患者亦是极其常见。可见，疏肝解郁，养心安神为抑郁症的重要治法。解郁丸中白芍养血柔肝，柴胡疏肝理气解郁，共为君药；臣药为当归和郁金，郁金既入气分也入血分，能行气解郁，也凉血清心，配合当归养血活血解郁，君药与臣药相合共奏疏肝、解郁、宁心、安神之效，四药相合，组成经典名方"逍遥散"，疏肝解郁治疗胸肋胀满、郁闷不舒；佐使药为茯苓、百合、合欢皮、甘草、小麦、大枣，包含了治疗脏燥的名方"甘麦大枣汤"，能养心安神、解郁除烦，治疗心悸失眠，多梦等。全方以调为主，以补为辅，调补结合，标本兼治，诸药合用，共奏疏肝解郁、养心安神之效。

2. 临床研究 解郁丸治疗抑郁症疗效确切，不良反应小，患者耐受性及依从性好，是一种安全有效的抗抑郁药。研究显示，解郁丸联合西药抗抑郁药物治疗抑郁症具有增效减毒的作用。例如，杨秋霞等运用解郁丸联合氢溴酸西酞普兰片治疗老年抑郁症，能够有效缓解老年抑郁症残留期的焦虑和抑郁,减轻单纯使用西药产生的不良反应,提高患者的依从性。贾奎等观察解郁丸联合盐酸帕罗西汀治疗中风后抑郁患者临床疗效,结果显示解郁丸与盐酸帕罗西汀配合可起到增效减毒作用。李莉研究显示,解郁丸联合帕罗西汀对抑郁症患者有增效治疗作用和较好的安全性,比单用西药起效快、依从性好。此外,解郁丸对于失眠患者的治疗具有较好的临床疗效,如洪永波等观察解郁丸治疗失眠患者 31 例,提示解郁丸具有镇静催眠作用,用于失眠患者治疗疗效显著,不良反应少。张昭原等运用解郁丸配合乌灵胶囊治疗顽固性失眠疗效明显优于单纯应用乌灵胶囊,提示两者有协同增效作用。

3. 基础研究 动物行为学实验为解郁丸的抗抑郁作用提供了有力证据。在慢性应激动物实验中,糖水的消耗量或者糖水偏爱百分比通常作为测量快感缺乏的有效客观指标。慢性应激抑郁模型大鼠糖水的消耗量明显减少,而在给予不同剂量的解郁丸后,应激大鼠行为明显改善,糖水的消耗量出现不同程度的增加。同时有研究显示,慢性不可预知性应激大鼠抑郁模型在开场实验水平、垂直得分显著减少,而解郁丸能改善慢性应激大鼠在开场实验中的行为表现。

抑郁症的发病机制与神经递质、受体水平密切相关。多数学者认为抑郁症的发生原因之一是中枢多个神经递质系统紊乱所致。并且发现神经递质与神经内分泌系统、免疫系统和基因表达调节等多方面均有关系。研究显示,对于利血平化后的小鼠慢性给予解郁丸后,海马中 5-羟色胺及其代谢产物 5-羟吲哚乙酸明显升高,下丘脑中去甲肾上腺素明显升高。表明解郁丸可以调节海马和下丘脑等不同脑区的相关单胺类递质,从而起到抗抑郁作用。

郁可欣胶囊

一、概　述

郁可欣胶囊是中国人民解放军第 411 医院药学专科中心研制而成的中药制剂。由贯叶连翘、酸枣仁、合欢皮、石菖蒲等中药组成。在临床上主治肝气不舒及情志不畅所致的心神不宁、精神不振、郁郁寡欢等精神抑郁症。

二、抗抑郁研究

1. 理论探讨　郁证病机总属情志所伤，七情过极，刺激过于持久，超过机体调节能力，导致情志失调。若恼怒伤肝，肝失条达，气失疏泄，而致肝气郁结，气郁日久化火，则为火郁；气滞血瘀，则为血郁；肝气犯脾，或忧思过度，久郁伤脾，脾失健运，而生痰湿，则为湿郁、痰郁；郁证日久，气血不足，则心失所养。郁可欣胶囊方中合欢皮、酸枣仁养心安神、解郁活血；石菖蒲开窍豁痰，化湿和胃、理气活血；贯叶连翘清心活血。诸药合用具有疏肝解郁、理气宽中、宁心安神之效。

2. 基础研究　动物行为学实验显示，郁可欣胶囊具有显著抗抑郁作用。卞俊等采用小鼠强迫游泳、悬尾应激及利血平所致眼睑下垂小鼠抑郁模型，用郁可欣胶囊对其进行治疗观察。结果显示郁可欣胶囊可以对抗小鼠因强迫悬尾及强迫游泳造成的抑郁症状，并可对抗利血平所致的小鼠眼睑下垂。

抗抑郁胶囊

一、概 述

抗抑郁胶囊由深圳三九医药股份有限公司研发生产。主要由酸枣仁、远志、香附、郁金等组成。具有疏肝理气,调畅气机,定惊安神的功效。适用于老年抑郁症的治疗。症见精神恍惚,心神不宁,多疑易惊,悲忧善哭,喜怒无常。每次 2 粒,每日 3 次,空腹服。

二、抗抑郁研究

1. 理论探讨 抑郁症属于中医郁证范畴,其基本病机为肝失疏泄、脾失健运、心失所养、气血阴阳失调,郁证成因主要为七情所伤,情志不遂,或郁怒伤肝,导致肝气郁结而为病。《景岳全书·郁证》指出:"凡五气之郁,则诸病皆有,此因病而郁也。至若情志之郁,则总由乎心,此因郁而病也"。心主神志,为五脏六腑之大主。《灵枢·邪客》云:"心者,五脏六腑之大主也,精神之所舍也,其藏坚固,邪弗能容也,容之则伤心,心伤则神去,神去则死矣。"《灵枢·本神》曰:"心气虚则悲,实则笑不止。"郁证病机与心极为密切,故疏肝解郁,养心安神为其重要治法之一。抗抑郁胶囊中香附、郁金疏肝行气解郁,酸枣仁、远志宁心安神。尤适用于郁证肝气郁结、神失所养者。

2. 临床研究 临床上抗抑郁胶囊常用于老年抑郁症的治疗,其疗效显著,耐受性好。曹苏以阿米替林为对照,观察抗抑郁胶囊治疗老年性抑郁症的疗效、不良反应及安全性,结果治疗 6 周后抗抑郁胶囊组显效率为 72.22%,阿米替林组为 65%,不良反应评分结果显示,抗抑郁胶囊组不良反应明显少于阿米替林组。

郁 乐 疏

一、概 述

郁乐疏主要由柴胡、郁金、丹参、延胡索、栀子、石菖蒲等组成。具有疏肝解郁，活血化瘀，宁心安神，涤痰化浊的功效。适用于各种神经症。症见失眠，抑郁，焦虑，头痛等。用水 220 毫升，煎至 180 毫升，空腹服。

二、抗抑郁研究

1. 理论探讨 抑郁症属于中医郁证范畴，中医认为情志之郁以肝郁为主，其病机主要为郁怒不畅使肝失条达，气失疏泄，而致肝气郁结，肝郁犯脾则运化失司，痰浊内生；营血渐耗则心失所养，神失所藏；气郁则血瘀不行，久郁及肾则阴虚火旺，出现五脏气机不和诸症。郁乐疏原为刘福友教授为治疗脑中风后抑郁而设，他认为中风后抑郁患者情绪低落、兴趣减少、思虑过度、悲观失望等与中医学郁证表现相似，肝气郁结是其重要的病机。同时，患者临床又具有血瘀的主要病机特点。据此病机特点，总结出疏肝解郁、活血安神的治法。方中柴胡调达肝气而疏肝解郁；郁金既能疏肝行气以解郁，又能活血化瘀；丹参功能活血化瘀、凉血安神；石菖蒲芳香开窍，化湿除痰，宁心安神；栀子功能泻火解毒能防治病久而出现郁而化火的变证；延胡索既能活血又能行气。全方体现了疏肝解郁、活血化瘀、宁心安神、涤痰化浊的功效。

2. 临床研究 临床上郁乐疏常被运用于神志类疾病的治疗，疗效可靠，且不良反应小，尤适宜脑中风后抑郁患者的治疗。例如，刘福友等以百忧解为对照观察郁乐疏胶囊对脑中风后抑郁患者的疗效及安全性，6 周各进行一次汉密尔顿抑郁量表、Zung 抑郁自评量表、日常生活功能评估量表及斯堪的纳维亚神经卒中量表评定，并观察不良反应。结果郁乐疏胶囊组总有效率为85%，百忧解组总有效率为80%，提示郁乐疏胶囊可明显改善脑卒中后患者抑郁症状，且不良反应小。陈卫垠等通过观察郁乐疏与氟西汀对中风后抑郁患者抑郁症状和神经功能康复的影响，结果显示郁乐疏能有效治疗中风后抑郁、促进神经功能恢复，疗效与氟西汀相当。

3. 基础研究 郁乐疏对抑郁模型大鼠抑郁行为具有明显的改善作用，进一步证实了其抗抑郁作用。罗纯等研究显示，郁乐疏高、中剂量能显著增加抑郁大鼠的糖水消耗量和糖水偏爱百分比，增加大鼠敞箱实验中水平运动和垂直运动得分。刘福友等运用糖水实验、敞箱实验、被动躲避实验探索郁乐疏对脑中风后抑郁模型大鼠的兴趣感变化、自发活动和探究行为等抑郁行为的影响，并运用水平木棒法评定卒中大鼠神经功能恢复。结果郁乐疏对模型大鼠的抑郁行为学异常有显著的改善作用，且对卒中大鼠的神经功能恢复有促进作用；抑郁模型大鼠脑内单胺类神经递质显著下降。目前研究认为，郁乐疏抗抑郁作用与改善脑内单胺类神经递质有关。刘福友等采用线栓法制备局灶性脑缺血大鼠模型，在此基础上综合孤养、应激处理制备中风后抑郁大鼠模型，并观察郁乐疏对模型大鼠脑内单胺递质的影响，结果显示郁乐疏中、高剂量可显著增加模型大鼠脑内的去甲肾上腺素、5-羟色胺含量。

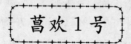

菖欢1号

一、概　述

菖欢1号主要由石菖蒲、合欢皮等药物组成。具有健脑益智，化痰通络，和肝解郁的功效。适用于各种神经症的治疗。用水

220 毫升,煎至 180 毫升,空腹时服;亦可服用胶囊,每次 2 粒,每日 3 次。

二、抗抑郁研究

1. 理论探讨 现代中医学研究多认为抑郁证属中医郁证范畴,其主要病机为肝失疏泄、脾失健运、心失所养、脏腑阴阳气血失调。其病位主要在于心、肝、脾、肾,与肝最为密切。肝主疏泄,性喜条达,若七情内伤,气机郁滞,则必然会导致肝失条达,气机不畅。《灵枢·本神》曰:"愁忧者,气闭塞而不行。"《素问·本病论》曰:"人或患怒,气逆上而不下,即伤肝也。"明代赵献可更是提出"凡郁皆肝病"。肝气郁结,横逆乘土,则出现肝脾不和之证。另外,忧思伤脾,思则气结,既可导致气郁生痰,又可因生化无源,气血不足,而导致心神失养。《医方论·越鞠丸》云:"凡郁病必先气病,气得疏通,郁于何有?"所以理气开郁、调畅气机为郁病的基本治则,根据病情兼以祛痰、化湿、降火、化瘀等法。菖欢 1 号中合欢皮味甘,性平,归心、肝经,有安神解郁之功,可使心肝安和,情志欢愉而收安神之效;石菖蒲味辛、苦,性温,归心、脾、胃经,具有开窍醒神、宁心安神、化湿和胃之功。全方健脑益智、化痰通络、和肝解郁。

2. 临床研究 菖欢 1 号应用于抑郁症的治疗临床疗效可靠。杨进等以阿普唑仑为对照观察菖欢胶囊治疗 54 例符合抑郁性神经症诊断标准的患者 8 周,结果痊愈 6 例(11.1%)、显效 14 例(25.9%)、进步 27 例(50.0%),无效 7 例(13.0%),有效率为 87%;阿普唑仑对照组 30 例,显效 8 例(26.7%),进步 16 例(53.3%),无效 6 例(20%),有效率为 80%。

3. 基础研究 动物行为实验表明,菖欢 1 号对抑郁模型动物的抑郁行为具有明显改善作用。谢忠礼等应用敞箱实验和糖水消耗实验对照观察菖欢胶囊对慢性利血平孤养抑郁性神经症模型大鼠行为的影响,结果显示菖欢胶囊可增加抑郁模型大鼠糖水消耗量,提高敞箱实验法水平运动和垂直运动评分,增加体重。进一步验证了菖欢 1 号具有显著抗抑郁作用。至于其抗抑郁机制,目前研究主要认为与调节脑内单胺类神经递质含量有关。杨进等用高效液相色谱电化学法检测抑郁模型大鼠脑内不同分区单胺类神经递质的变化,并以阿米替林为对照观察菖欢 1 号对其影响,结果显示菖欢 1 号组下丘脑、海马去甲肾上腺素升高,纹状体多巴胺含量升高,其产物二羟苯乙酸的含量下降,且二羟苯乙酸/多巴胺下降,大脑皮质多巴胺含量升高。并推测其机制可能与升高下丘脑、海马去甲肾上腺素,纹状体、大脑皮质多巴胺的含量并降低其代谢率有关。

醒脾开郁方

一、概　述

醒脾开郁方是北京中医药大学东方医院脑病二科用于治疗抑郁症伴学习记忆障碍者的常用方剂。本方由不换金正气散加减而来,主要由藿香、苍术、厚朴、半夏、陈皮、檀香、木香、香附、白豆蔻、草豆蔻、郁金等组成。具有健脾化湿,行气开郁的功效。适用于抑郁症伴有学习记忆障碍者。症见神气不舒,记忆下降,呆滞迟钝,消极厌世,怠倦嗜卧,懒言,乏力,纳呆等。以水 220 毫升,煎至180 毫升,空腹时服。

二、抗抑郁研究

1. 理论探讨　抑郁症属于中医学郁证范畴,肝气郁滞为其基本病机,而学习记忆过程在中医学多归属于“思、意”范畴,两者均与脾土功能密切相关,故认为抑郁症伴有记忆学习障碍者病位以肝、脾为主,脾主运化水湿,喜燥恶湿,中焦气郁则津液运化失职,湿从内生,聚湿成痰,阻遏气机,湿邪困脾,蒙蔽清阳,清阳不展,则神气不足,又因湿性重浊,黏滞,故临床表现一派神气不舒,凝滞迟钝之象。明·孙一奎所著《赤水玄珠》中指出,情志抑郁首先影响中焦脾胃的气机,"脾胃为水谷之海,五脏六腑之所受气者也。人之七情居处,不能一一中节,稍有悒郁,则气血凝滞,津液不行,痰斯生矣"。故肝郁脾湿为其基本病机,治宜健脾渗湿、行气开郁。脾喜燥恶湿,湿去则运化升清如常,则营血充盛,心神得养,神气得复,即"开发运动鼓舞中州",湿去则脾郁亦解,三焦气机枢纽即通畅,周身郁结则除。醒脾开郁方以苍术为君药,性能苦温燥湿,善除湿运脾;厚朴为臣,行气化湿,消胀除满,陈皮理气化滞,共起燥湿运脾,行气和胃之功;配以藿香和半夏更加强了行气化湿祛痰之功;辅以白豆蔻、香附、木香、草豆蔻、檀香等辛温香窜之药,流行三焦,温暖脾胃。纵观全方,性味以辛、苦、燥为主,能消能散,芳香行气,化湿开郁,脾燥则不滞,中焦气机如常则三焦枢纽畅通,郁结自除。

2. 临床研究 郭静等以氟西汀为对照,采用随机、单盲、对照的临床研究方法,观察醒脾开郁方治疗抑郁症患者 20 例,采用汉密尔顿量表评定标准,治疗组治愈率为 35%,总有效率为 75%,对照组治愈率为 40%,总有效率为 65%。可见,醒脾开郁方治疗抑郁症疗效肯定。

3. 基础研究 抑郁动物模型的行为学观察提示,醒脾开郁方具有明显抗抑郁作用。郭静等采用强迫游泳、慢性应激加孤养相结合两种抑郁大鼠模型,以强迫游泳不动时间和敞箱实验水平和垂直活动为指标,结果显示,醒脾开郁方可明显改善抑郁模型大鼠的消极行为。

神经递质失衡学说认为,抑郁症的发生与中枢单胺类神经递质的代谢失常有密切关系,大脑神经元之间的突触部位 5-羟色胺、去甲肾上腺素等代谢障碍,使神经递质的水平绝对或相对不足,而使精神活动全面性抑制。抑郁症可能由于单纯去甲肾上腺素能系统功能低下或单纯 5-羟色胺能系统功能低下所致,或者两者兼而有之。郭静等应用高效液相色谱-电化学检测器观察大鼠海马及皮质单胺类递质和其代谢产物的变化,以探讨醒脾开郁方对抑郁症大鼠模型海马及皮质的单胺类递质的影响。结果显示醒脾开郁方可降低海马和皮质 5-羟色胺及多巴胺的代谢,相对升高海马 5-羟色胺、多巴胺及皮质 5-羟色胺含量。

抑郁症细胞因子假说认为,抑郁症与免疫功能紊乱有关,炎性过程的激活可释放细胞因子,引起抑郁症状和相关的神经内分泌和生化变化,以及影响神经可塑性,从而进一步影响学习记忆能力。王椿野等采用 Morris 水迷宫实验评价不可预见性温和抑郁模型大鼠的空间学习记忆能力,并比较血清、海马炎性因子水平的变化,以探讨醒脾开郁方对抑郁模型大鼠的学习记忆行为和炎性因子水平的影响,结果显示醒脾开郁方可明显改善空间学习记忆能力,明显逆转血清及海马白细胞介素 1β、白细胞介素 6、肿瘤坏死因子-α 含量,这可能为醒脾开郁方抗抑郁另一重要机制。

血府逐瘀汤

一、概 述

血府逐瘀汤出自《医林改错》,是河北名医王清任潜心研制的一系列治疗瘀血证的名方之一。原方由桃仁 12 克,红花、当归、生地黄、牛膝各 9 克,川芎、桔梗各 4.5 克,赤芍、枳壳、甘草各 6 克,柴胡 3 克组成。具有活血化瘀,行气止痛的功效。适用于胸中血瘀证。症见胸痛,头痛,日久不愈,痛如针刺而有定处,或呃逆日久不止,或饮水即呛,干呕,或内热瞀闷,或心悸怔忡,失眠多梦,急躁易怒,入暮潮热,唇黯或两目黯黑,舌质黯红,或舌有瘀斑、瘀点,脉涩或弦紧。用水 220 毫升,煎至 180 毫升,空腹时服。

二、抗抑郁研究

1. 理论探讨 抑郁症属中医学"郁证"范畴，其病机为气机失调，由气及血，日久导致气血不和，肝郁血瘀，心神失养。叶天士《临证指南医案·郁》提出，郁则气滞，"初伤气分，久延血分"。气血是情志活动的物质基础，情志活动是否正常进行与气血的充足与否有关。《类证治裁·卷三·郁证论治》中云："七情内起之郁，始而伤气，继必及血，终而成劳。"由此可见，气机郁滞不通乃郁证之病因，肝气郁结日久，气滞则血瘀，血瘀又加重肝气郁结，气滞与血瘀互为因果，形成了恶性循环，而活血化瘀，行气止痛为郁证重要治法。血府逐瘀汤系桃红四物汤和四逆散加桔梗、牛膝而成，方中桃仁活血祛瘀为君药；当归、川芎、赤芍、红花、牛膝助君祛瘀之力，且牛膝能通血脉，引瘀血下行；柴胡、枳壳、桔梗疏肝理气，开胸行气，体现气行则血行之意；生地黄配当归祛瘀不伤正；甘草调和诸药。诸药配伍，调气和血，血活气行，化瘀清热，肝气舒畅，诸症自愈。

2. 临床研究 该方疗效确切，应用广泛，至今被中西医界广泛运用于抑郁症的治疗。临床上中风后抑郁患者既有中风痰、瘀交阻经络的特点，又有郁病心肝受损、情志不舒、气机不畅的特点，故本方尤适用于中风后抑郁患者的治疗。例如，黄梓平等观察血府逐瘀汤配合针刺百会穴治疗脑卒中后合并抑郁症患者36例的临床疗效，痊愈10例，显效13例，有效7例，无效6例，总有效率为83.33%。周广安等以帕罗西汀为对照观察帕罗西汀联合血府逐瘀口服液治疗中风后抑郁的疗效，结果显示其疗效明显优于单用帕罗西汀，且具有起效快、疗效好、安全性高等优势。马素娟等观察血府逐瘀汤治疗中风后抑郁状态33例，总有效率为90.9%；李显雄等采用汉密尔顿抑郁量表评分、汉密尔顿焦虑量表评分及不良反应情况探讨，运用血府逐瘀汤治疗中风后抑郁或焦虑的临床疗效及安全性，结果血府逐瘀汤治疗中风后抑郁或焦虑的临床疗效显著,与对照药氟西汀组类似,而不良反应少。韩辉等观察加减血府逐瘀汤联合帕罗西汀组治疗脑中风后抑郁,结果提示加减血府逐瘀汤治疗脑中风后抑郁有一定的临床疗效,且随着疗程延长,加减血府逐瘀汤联合帕罗西汀的疗效优于单用帕罗西汀。此外,贺建文等研究发现,将血府逐瘀汤与帕罗西汀配伍使用后,对可显著提高冠心病合并抑郁症患者的临床治疗疗效,优于单用帕罗西汀,联用后可显著降低患者汉密尔顿抑郁量表评分。

3. 基础研究　抑郁症的生物学基础是中枢神经系统突触间隙单胺类神经递质水平或功能下降,主要是5-羟色胺、去甲肾上腺素的水平低下,这是抑郁症研究中的最经典的假说。此外,脑源性神经营养因子在成年哺乳动物脑内广泛表达,在神经系统的发育和功能维持中起至关重要的作用,它与中枢神经系统神经元的生存及多巴胺能、胆碱能、5-羟色胺能神经元的可塑性密切相关。脑源性神经营养因子能通过多种途径调控神经细胞的发生、生存、生长、分化和凋亡,并直接参与了神经突触的可塑性和重构。吕玲玲等研究显示,血府逐瘀口服液干预可对抗抑郁引起的行为学改变,增加5-羟色胺含量,但对大鼠脑源性神经营养因子含量影响并不明显。皮质醇升高能诱导肝脏产生色氨酸吡咯化酶,降解血液中的色氨酸,色氨酸是5-羟色胺的前体,其降低可导致5-羟色胺合成不足,从而引起抑郁症及其相关症状。胡翠平等研究发现,加减血府逐瘀汤可降低血浆皮质醇水平,并推测其抗抑郁机制为通过降低血浆皮质醇水平,增加5-羟色胺含量,从而发挥抗抑郁作用。

半夏厚朴汤

一、概　述

《金匮要略·妇人杂病篇》曰:"妇人咽中如有炙肉,半夏厚朴汤主之。"本方由半夏 12 克,厚朴 9 克,茯苓 12 克,生姜 15 克,紫苏叶 6 克组成。具有行气散结,降逆化痰的功效。主治七情郁结,痰涎凝聚之梅核气。症见咽中如有物阻,咯吐不出,吞咽不下,胸胁满闷,或咳或呕等,苔白润或白滑,脉弦缓或弦滑。按原方比例酌情增减药量,水煎服。

二、抗抑郁研究

1. 理论探讨 《素问·举痛论》提出,"思则心有所存,神有所归,正气留而不行,故气结矣"。气机不畅是郁证病机的基本核心,由此导致了血瘀、痰蕴、气虚等一系列病态的反应,并且贯穿于郁证的全部过程中。根据病因病机辨证可将郁证分为肝气郁结、肝郁化火、血行郁滞、痰气郁结、心神惑乱、心脾两虚、心阴亏虚、肝阴亏虚、髓海不足、肝肾阴虚等证型。痰气郁结证多因情志异常,气机郁结,气郁则津液停聚而成痰,痰凝气滞多搏结于咽喉,也就是《金匮要略》中所论述的"梅核气"。《仁斋直指方梅核气》记载:"七情气郁,结成痰涎,随气积聚,坚大如块,在心腹间,或塞咽喉,如梅核粉絮样,咳不出,咽不下"。梅核气以咽中有异物感,梗阻不适,咽之不下,咯之不出,但饮食吞咽并无妨碍为主要特征。多由七情郁结,痰气凝滞而致。肝主疏泄而喜条达,脾胃主运化转输津液,肺主布散津液。若肝气郁结,情志不遂,肺胃升降失司,津液不得正常输布,聚而成痰,痰气相搏,互结于咽喉,则咽中如有物阻,吞之不下,吐之不出;气机郁滞,故胸胁满闷;痰气上逆,肺失宣降,则见咳嗽;胃失和降,则见呕吐;苔白滑或白润,脉弦滑或弦缓,均为气滞痰凝之证。方中半夏辛温入肺胃,化痰散结、降逆和胃为君药。厚朴苦辛性温,长于下气除满,助半夏散结降逆为臣药。两药相配辛温燥,痰气并治。紫苏叶辛温疏散、芳香行气、理肺疏肝,可助厚朴行气宽胸、宣通郁结之气为佐药。紫苏叶、厚朴同配,令逆气下行,又宣畅气机,一升一降中,使瘀滞的气机得以舒畅;茯苓渗湿健脾助半夏以除生痰之源,为佐药;生姜辛散郁结、宣散水气,解半夏之毒助半夏之功为佐药;大枣补脾、养血、安神。全方辛苦合用,辛以行气散结,苦以燥湿降逆,可使郁开气行,气顺则痰消结散。

2. 临床研究　临床上半夏厚朴汤被广泛运用于抑郁症属气滞痰阻者的治疗。温桂荣认为,抑郁症多由肝气郁结而引起,善于运用半夏厚朴汤加减治疗。并指出若症见胸闷,脘腹胀满,善太息,多痰涎,欲呕,大便溏,口不干渴者,本方合平胃散、四逆散加减化裁治疗;若症见心慌心悸,坐卧不安,疲倦乏力者,宜本方合远志丸(《济化方》)化裁为治;若症见心神不宁,悲忧善哭,胸闷,纳差者,本方合甘麦大枣汤,加酸枣仁、合欢花等调和肝脾,养心安神。大量临床报道证实,本方治疗抑郁症疗效显著,且不良反应少。例如,洪丽霞等观察半夏厚朴汤合并西酞普兰治疗产后抑郁症患者100例,提示可有效、快速改善产后抑郁症患者的抑郁及焦虑症状,疗效优于单用西酞普兰。周鹏等运用半夏厚朴汤加味联合盐酸氟西汀治疗青年抑郁症,与单用盐酸氟西汀相比较,疗效更为显著且不良反应少。李丽娜等运用半夏厚朴汤加味治疗伴躯体症状的抑郁症患者35例,疗效优于盐酸文拉法辛胶囊治疗,且起效快,不良反应小。陈晓鸥等观察半夏厚朴汤联合电针治疗癔球症45例,患者抑郁、焦虑和睡眠障碍等症状有明显改善,且未见明显不适反应,显示了良好的治疗耐受性。

3. 基础研究　小鼠强迫游泳和悬尾模型被广泛地应用于各种抗抑郁的药物筛选之中,动物实验显示半夏厚朴汤能显著减少小鼠强迫游泳不动时间,在小鼠悬尾模型中能缩短小鼠不动时间。旷场试验也证明半夏厚朴汤可改善抑郁造模所引起的行动迟缓,可增加其水平运动和垂直运动的行为得分。这些实验都证明了半夏厚朴汤可以有效地对抗抑郁状态,与临床治疗取得的疗效相一致。

中枢神经系统中单胺类神经递质的代谢紊乱被认为是抑郁症发病的主要神经生化机制,抑郁症患者脑内单胺类神经递质 5-羟色胺、多巴胺、去甲肾上腺素等功能不足。半夏厚朴汤提取物可显著提高纹状体中 5-羟色胺含量和皮质中去甲肾上腺素含量；石油醚提取物可显著提高纹状体中 5-羟色胺含量和皮质中去甲肾上腺素和多巴胺含量；氯仿提取物可显著提高皮质中多巴胺含量。半夏厚朴汤可能是部分地通过对单胺类神经递质系统的整合而达到抗抑郁目的。

免疫系统的异常为抑郁症发病的另一重要机制，自然杀伤细胞和淋巴激活杀伤细胞活性与抑郁有一定的关系，在临床上发现抑郁症患者体内两者活性降低，而增加两者活性可改善患者的抑郁状况。半夏厚朴汤醇提物能逆转抑郁模型大鼠免疫异常，显著增加自然杀伤细胞和淋巴激活杀伤细胞活性。

脑源性神经营养因子缺乏为抑郁症重要发病机制之一。脑源性神经营养因子属于神经营养素家族，是一类很重要的保护因子。主要在中枢神经系统中表达，尤以海马、皮质、下丘脑含量较高。近年来研究发现，脑源性神经营养因子对多种类型的神经元具有分化、增殖、营养、成熟的作用。脑源性神经营养因子下降可能是引起应激反应中神经元萎缩的重要因素，半夏厚朴汤可通过上调脑源性神经营养因子的表达，恢复神经元可塑性，促进神经元存活，从而缓解抑郁症状。

抑郁症的发生与氧化应激损伤关系密切。抑郁症是慢性的心理及生理应激过程，可引起体内神经内分泌系统的功能变化，并伴有氧化应激系统的激活、失衡，出现脂质过氧化损伤，引起中枢神经系统的氧化损伤。重度抑郁症患者体内超氧化物歧化酶的活性降低，而丙二醛的含量升高。半夏厚朴汤低、中、高剂量组可显著改善慢性抑郁模型大鼠抑郁症状，提高机体的抗氧化应激能力，减轻脂质过氧化损伤。

此外，程林江等研究表明，半夏厚朴汤对慢性应激抑郁模型大鼠下丘脑-垂体-肾上腺轴有积极影响。李建梅等指出，半夏厚朴汤可通过调节抑郁状态下脂代谢系统途径而发挥抗抑郁作用。

柴胡加龙骨牡蛎汤

一、概 述

《伤寒论》曰:"伤寒八九日,下之,胸满烦惊,小便不利,谵语,一身尽重,不可转侧者,柴胡加龙骨牡蛎汤主之。"原方组成为柴胡四两、龙骨、黄芩、生姜(切)、铅丹、人参、桂枝(去皮)、茯苓各一两半、半夏(洗)二合半、大黄二两、牡蛎(熬)一两半、大枣(擘)六枚。具有疏利肝胆,调和气血,化痰解郁,镇惊安神的功效。原方用于治疗伤寒误下之往来寒热,胸胁苦满,烦躁惊狂不安,时有谵语,身重难以转侧者。现多用于痫症,抑郁型精神分裂症(癫病),绝经期前后诸症,善恐,颈椎病,眩晕,冠心病(胸痹)等杂病的治疗。用水220毫升,煎至180毫升,空腹服。

二、抗抑郁研究

1. 理论探讨 中医学认为,郁证的主要病机为肝失疏泄,脾失健运,心失所养,脏腑气血阴阳失调。病位主要在肝,肝喜条达而主疏泄,长期的肝郁不解,肝失疏泄,引起五脏气血失调,或伤及肝,或伤及脾胃,或伤及心而发病。肝郁日久,化火生热,形成虚实夹杂之症。柴胡加龙骨牡蛎汤为张仲景治疗太阳表证失治、误治,邪热内陷所致"坏病"而设。吕村《伤寒寻源·下集》云:"此证全属表邪误下,阴阳扰乱,浊邪填膈,擅中之气,不能四布,而使道绝,使道绝,则君主孤危,因而神明内乱,治节不行,百骸无主,以致胸满烦惊,小便不利,谵语,一身尽重,不可转侧,种种皆表里虚实、正邪错杂之证。"古人除用该方治疗伤寒下后烦惊谵语证外,还治癫、狂、痫、多梦、少寐等证。《伤寒类方》中云:"治狂证,惊惧避人,兀坐独语,昼夜不眠,或多猜疑,或欲自死,不安于床者;又治痫证,时时寒热交作,郁郁悲愁,多梦少寐,或恶接人,或屏居暗室殆如疹擦。"《餐英馆疗治杂话》亦云:"此方用于痫症及癫狂,屡屡得效。当今之患者,气郁与肝郁者十有七八。肝郁者,为痫症之渐,妇人肝郁与痫症尤多。"方中以柴胡疏肝解郁为君药。龙骨、牡蛎镇惊安神定志;黄芩苦寒,清泄肝经郁热,柴胡和黄芩相伍,可使邪郁得透,气郁能达,火郁得清;小量大黄苦寒泄热,通降腑气,无峻攻伤正之弊,有导热引邪下行之功,四药共为臣药。茯苓健脾渗湿,以治生痰之源,并且有宁心安神之效;桂枝温通经络,通阳化气,助茯苓利水渗湿,助大黄活血通络;半夏降逆化痰;人参益气安神扶正,四味俱为佐药。生姜、大枣健脾益气,调和诸药为佐使药。诸药合用,标本兼治。使整方于疏肝解郁之时,兼具镇惊安神、泻热和胃、化痰通阳、活血通络、扶正祛邪之功。

2. 临床研究 临床上柴胡加龙骨牡蛎汤被广泛应用于抑郁症的预防及治疗,由于本方对抑郁症显示了良好的疗效,以致有"抑郁状态为柴胡加龙骨牡蛎汤之证"之说。柴胡加龙骨牡蛎汤对于脑中风后抑郁的预防与治疗有重要意义。戴淑青等以百忧解为对照,观察柴胡加龙骨牡蛎汤加减配合针刺治疗中风后抑郁,患者抑郁症状明显改善。柳云春以盐酸氟西汀胶囊为对照组,观察柴胡加龙骨牡蛎汤合孔圣枕中丹对脑中风后抑郁的疗效,结果显示患者症状明显改善。王春林教授认为,中风后抑郁为七情伤脑神,首伤气机后及血,致诸郁,并运用柴胡加龙骨牡蛎汤治疗本病疗效确切。王红胜等将柴胡加龙骨牡蛎汤用于中风患者,结果提示本方对中风后抑郁症具有预防作用。大量临床研究显示,运用柴胡加龙骨牡蛎汤联合西药抗抑郁药物治疗抑郁症能显著缩短病程,减轻抗抑郁西药的不良反应,依从性好,显效快,有利于提高远期疗效,减少复发率,具有良好的临床价值。如邓暖繁观察柴胡加龙骨牡蛎汤治疗 32 例肿瘤抑郁症患者,临床疗效与盐酸帕罗西汀片相当，且无胃肠道不良反应。王宝梅等研究显示，柴胡加龙骨牡蛎汤辅助文拉法辛可显著提高女性老年抑郁症患者的临床疗效。李鸿娜等观察柴胡加龙骨牡蛎汤联合拉莫三嗪治疗双相抑郁症，总有效率为达 86.7％，疗效优于单用拉莫三嗪。

3. 基础研究　动物行为学实验证明柴胡加龙骨牡蛎汤具有明显抗抑郁作用。小鼠强迫游泳实验和悬尾实验为经典的抑郁动物实验模型，小鼠的不动状态反映了行为的绝望状态及对应激的无反应状态，柴胡加龙骨牡蛎汤能显著缩短小鼠悬尾、小鼠强迫游泳等经典症状模拟抑郁模型的不动时间。

单胺神经递质假说认为，持续的压力或者大脑功能紊乱，使多巴胺、去甲肾上腺素和 5-羟色胺等单胺类神经递质浓度和活性下降，从而导致抑郁。瞿融等研究显示，孤养加慢性应激模型大鼠下丘脑、纹状体、边缘区和大脑皮质单胺类神经递质及其代谢产物的含量明显减少，而柴胡龙牡汤可使抑郁大鼠下丘脑、纹状体、边缘区和大脑皮质去甲肾上腺素、多巴胺含量普遍增加，纹状体和边缘区 5-羟色胺水平显著升高。孟海彬等采用小鼠强迫游泳、悬尾、高剂量阿扑吗啡拮抗、利血平拮抗、5-羟色胺酸诱导甩头等抑郁动物模型，观察柴胡加龙骨牡蛎汤的抗抑郁作用，结果表明柴胡加龙骨牡蛎汤的抗抑郁作用与阻断中枢 5-羟色胺、去甲肾上腺素等单胺类递质的重摄取有关。

下丘脑-垂体-肾上腺轴在抑郁症发病机制研究方面属于热点领域之一。慢性应激刺激下，下丘脑促肾上腺皮质激素释放激素及血清皮质酮水平增高，作用于促肾上腺皮质激素释放激素受体，促进腺垂体合成和释放促肾上腺皮质激素，进而促进糖皮质类固醇的分泌。应激时高水平的糖皮质激素会导致海马神经元受损，最终导致海马神经元凋亡。王晓滨等运用酶联免疫法测慢性应激结合孤养方法抑郁模型大鼠下丘脑促肾上腺皮质激素释放激素及 CS 的含量，结果显示柴胡加龙骨牡蛎汤可降低抑郁模型大鼠增高的促肾上腺皮质激素释放激素水平。陆洁等通过观察抑郁模型大鼠海马星形胶质细胞阳性表达和神经元形态结构的变化,发现柴胡加龙骨牡蛎汤可显著增加模型大鼠星形胶质细胞的表达,并且改善海马神经元的病理状态,以此推测其抗抑郁机制可能与保护海马神经元及提高星形胶质细胞的表达有关。康大力等通过测定强迫游泳小鼠脑内单胺氧化酶、超氧化物歧化酶活力和丙二醛含量及大鼠海马原代细胞培养探讨柴胡加龙骨牡蛎汤抗抑郁机制,结果显示其抗抑郁机制与抑制单胺氧化酶-A活力,降低丙二醛含量和保护海马神经元等作用有关。

此外,研究表明抑郁模型大鼠海马的脑源性神经营养因子蛋白表达降低,可导致海马神经元的萎缩甚至死亡加重,进一步加重抑郁症状。王晓滨等研究显示,柴胡加龙骨牡蛎汤可通过提高抑郁模型大鼠海马脑源性神经营养因子的表达而加强海马神经元的修复和再生,从而起到保护海马神经元的作用,进而改善下丘脑-垂体-肾上腺轴功能。这可能为柴胡加龙骨牡蛎汤抗抑郁的另一重要机制。

清脑安神汤

一、概　述

清脑安神汤由炒酸枣仁30克,茯苓、薏苡仁、葛根各20克,苦参、远志、合欢皮各15克,防风12克,柴胡10克,薄荷、郁金各8克,黄芩、生甘草各6克组成。具有疏肝解郁,养心安神,健脾化痰的功效。主治抑郁症和焦虑症。每日1剂,水煎,饭前服,每日3次。

二、抗抑郁研究

1. 理论探讨　抑郁症属于中医郁证范畴,其病位主要在肝,与心、脾、肾关系密切。情志不畅为发病的根本原因。郁怒不解则使肝失条达,肝气郁结;思虑忧愁过度则脾气郁结,脾失健运则成痰;气机郁结日久则化火、伤阴,从而出现肝火上炎以及肝阴不足之证;脾失健运,化源不足则心失所养,同时忧愁悲哀损伤心气,以致失眠心悸等。清脑安神汤具有清热、疏肝、健脾、宁心、安神等功效。方中黄芩、苦参、葛根清热生津;柴胡、薄荷、郁金疏肝解郁;合欢皮、酸枣仁、远志养心安神;茯苓、薏苡仁则健脾、化痰。诸药合用,肝气得疏,郁热得除,痰湿得化,心神得养,郁证自除。

2. 临床研究　临床上清脑安神汤尤适用于抑郁症、焦虑症中医证属肝郁化火者。其临床疗效可靠,不良反应少,用药依从性好。荣培红等以多塞平为对照观察清脑安神汤治疗神经衰弱和焦虑症属肝郁化火证者,结果治疗组 81 例,有效率为 95.06%;对照组 40 例,有效率为 87.50%。张涛等观察清脑安神汤治疗焦虑症患者 35 例,有效率为 95.06%,且无明显不良反应。

救肝开郁汤

一、概　述

救肝开郁汤为清代陈士铎《石室秘录》所载治疗气郁的方剂。本方由白芍 60 克,柴胡 3 克,甘草 3 克,白芥子 9 克,白术 15 克,当归 15 克,陈皮 6 克,茯苓 15 克组成。具有疏肝健脾,涤痰解郁之的功效。适用于抑郁症中医辨证为肝郁脾虚者。症见心情抑郁,头晕目眩,心悸易惊,夜寐多梦,或失眠,胁肋胀痛,胸脘痞闷,咳痰色白,恶心欲吐,不思饮食,嗳气,或周身窜痛,舌苔薄腻,脉弦滑。用水浸泡半小时后大火煮开,再小火煎煮 20 分钟即为头煎药,再如法煎煮为二煎药,将头煎、二煎混合,分 2~3 次饭后 30 分钟温热服,每日 1 剂。

二、抗抑郁研究

1. 理论探讨　抑郁症属中医"郁证"范畴,郁证的病因多由情志失调,使肝气郁结,心气不舒引起肝主疏泄和心主神明的正常功能受到影响,进而导致气血阴阳失调而致病。肝气郁结是最基本的病因病理,肝郁或横逆犯胃克脾,脾胃受制,纳谷运化失常。水谷不化,反生痰湿,或肝病及脾,肝脾气结,气滞脾精不布,聚湿生痰,有形无形之痰成为一种有害的病理产物,而又导致气机逆乱,形成各种各样的病证,故有"痰生百病,痰生怪病"之说。《石室秘录》云:"凡人有郁郁不乐,忽然气塞而不能言,苟治之不得法,则死矣。夫郁症未有不伤肝者也,伤肝又可伐肝乎?伐肝是愈助其郁,郁且不能解,又何以救死于顷刻哉。方用救肝开郁汤。"救肝开郁汤为养血疏肝开郁之方,方中重用白芍,直入肝经,以益阴养血柔肝,肝得养而逆气平,为君药。白术健脾资化源,当归养血柔肝,为臣药。柴胡疏肝解郁;白芥子辛温,既善消郁滞之痰,辛散又能达郁;茯苓和中健脾,养心安神,入心通窍,与白术为伍,能燥湿以杜生痰之源,其性渗利下行,又引郁气与痰涎尽归膀胱,从小便外解,为佐药。甘草和中调药为使。全方协同,共奏益阴养血,疏肝开郁,化痰安神之效。尤适用于郁证证属肝郁脾虚者。

2. 临床研究　本方现代临床上常用于抑郁性神经症、更年期忧郁症、心因性精神障碍、癔症性失语等病症的治疗。临床疗效可靠,且无明显不良反应。郑日新等观察救肝开郁汤治疗23例抑郁症患者,采用汉密尔顿抑郁量表进行疗效评定分析,结果痊愈5例,显效7例,有效8例,无效3例,总有效率为86.96%。并以汉密尔顿抑郁量表的因子分析反映靶症状群疗效,结果显示救肝开郁汤治疗抑郁症对7类因子均有效,其中对焦虑/躯体化、体重、日夜变化、睡眠障碍和绝望感的疗效达"显效"水平。